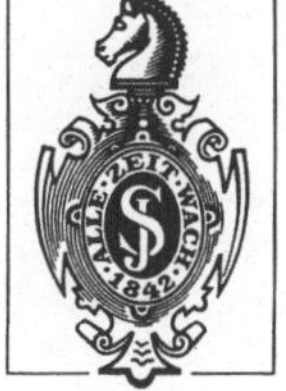
ALLE ZEIT WACH
1842

Nichtresezierende Ulcuschirurgie

Symposium anläßlich des 65. Geburtstages von Professor Dr. Fritz Holle

Herausgegeben von H. Bauer

Mit Beiträgen von
R. Arnold, H. Barth, H. Bauer, H. D. Becker, R. Bittner
W. Brückner, A. Doenicke, W. Domschke, S. Emås, G. Feifel
O. Hellerer, W. Heltzel, H. Heymann, G. E. Holle, Th. Junginger
H. Kaess, J. Klempa, B. Leisner, J. Lenz, M. M. Linder, J. Lissner
H. Loeweneck, W. Londong, L. Olbe, W. Rösch, G. F. Schmidt
V. Schumpelick, J. R. Siewert, F. Stelzner, H. Troidl, V. Zumtobel

Mit 113 Abbildungen

Springer-Verlag
Berlin Heidelberg New York 1980

Priv.-Doz. Dr. med. Hartwig Bauer
Chirurgische Poliklinik
der Universität
Pettenkoferstraße 8a
8000 München 2

ISBN-13: 978-3-540-10123-9 e-ISBN-13: 978-3-642-67685-7
DOI: 10.1007/978-3-642-67685-7

CIP-Kurztitelaufnahme der Deutschen Bibliothek:
Nichtresezierende Ulcuschirurgie / Symposium anläßl. d. 65. Geburtstages von Professor Dr. Fritz Holle. Hrsg. von H. Bauer. Mit Beitr. von R. Arnold . . . – Berlin, Heidelberg, New York : Springer, 1980.

NE: Bauer, Hartwig [Hrsg.]; Arnold, R. [Mitarb.].
Symposium anläßlich des Fünfundsechzigsten Geburtstages von Professor Doktor Fritz Holle < 1979, München >; Holle, Fritz : Festschrift

Druck u. Bindearbeiten: Offsetdruckerei Julius Beltz OHG, Hemsbach
2124/3140-543210

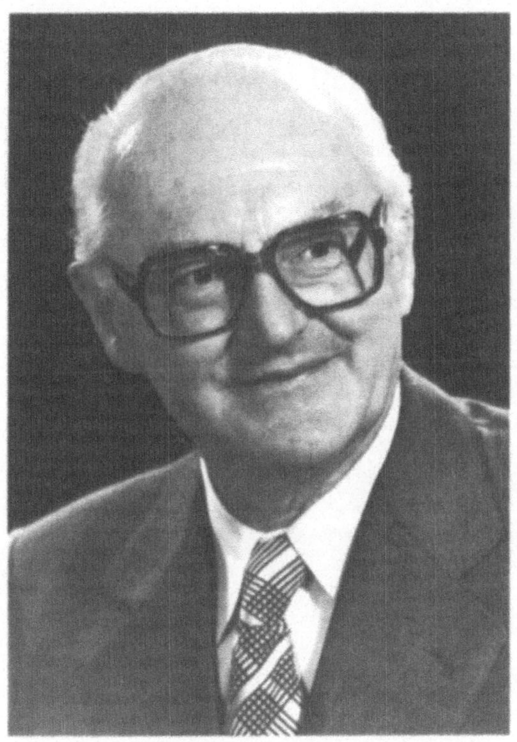

Professor Dr. med. F. Holle

Am 30. 4. 1914 wurde Fritz Holle in Neu-Ulm geboren. Das medizinische Staatsexamen legte er 1939 in Berlin ab, die Promotion zum Dr. med. folgte 1940 in München. Nach militärärztlicher Tätigkeit von 1940 bis 1945 als Sanitätsoffizier der Deutschen Armee und von 1945 bis 1947 als Medical Officer eines POW-Hospitals in England folgte 1950 die Facharztanerkennung für Chirurgie.

1952 habilitierte er sich bei seinem Lehrer W. Wachsmuth an der Chirurgischen Klinik der Universität Würzburg. 1958 erfolgte die Ernennung zum Professor für Chirurgie. Bis 1961 war er als leitender Oberarzt an der Chirurgischen Universitäsklinik Würzburg tätig.

Seit 1961 wirkte er als Direktor der Chirurgischen Poliklinik der Universität München auf dem Lehrstuhl für spezielle Chirurgie. 1967/68 war er Dekan der Medizinischen Fakultät der Universität München. Für das Jahr 1968 wurde er zum Präsidenten der Bayerischen Chirurgenvereinigung gewählt. Seit 1975 ist er Schriftführer dieser Gesellschaft. 1971/72 war er Mitglied des Präsidiums der Deutschen Gesellschaft für Chirurgie.

Als Mitglied zahlreicher wissenschaftlicher Gesellschaften ist er Ehrenmitglied des American College of Surgeons, Ehrenmitglied der Griechischen Gesellschaft für Chirurgie und Mitglied der Akademie für Naturforscher „Leopoldina". Von seinen Auszeichnungen ist der Braun-Jubiläumspreis 1973 der Deutschen Gesellschaft für Chirurgie, die Acrel-Medaille der Schwedischen Gesellschaft für Chirurgie sowie die Verleihung des Bundesverdienstkreuzes am Band zu nennen.

Sein wissenschaftliches Werk umfaßt 330 Publikationen aus allen Gebieten der Chirurgie. Einen langjährigen Forschungsschwerpunkt stellte die Problematik der nichtresezierenden Ulcuschirurgie dar, für deren heutige breite klinische Anwendung er das Fundament gelegt hat.

Inhaltsverzeichnis

III. Indikation und Verfahrenswahl

IV. Resultate

Verzeichnis der Referenten

Prof. Dr. med. R. Arnold
Med. Klinik und Poliklinik
der Universität Göttingen
Robert-Koch-Straße 40
3400 Göttingen

Priv.-Doz. Dr. rer. nat. Dr. med. H. Barth
Ringstraße 71
7750 Konstanz 19

Priv.-Doz. Dr. med. H. Bauer
Chirurgische Universitäts-Poliklinik
Pettenkoferstraße 8 a
8000 München 2

Prof. Dr. med. H.D. Becker
Klinik und Poliklinik für
Allgemeinchirurgie
Robert-Koch-Straße 40
3400 Göttingen

Dr. med. R. Bittner
Chirurgische Klinik der FU Berlin
Klinikum Charlottenburg
Spandauer Damm 130
1000 Berlin 19

Prof. Dr. med. W. Brückner
Chirurgische Universitäts-Poliklinik
Pettenkoferstraße 8 a
8000 München 2

Prof. Dr. med. A. Doenicke
Chirurgische Universitäts-Poliklinik
Pettenkoferstraße 8 a
8000 München 2

Prof. Dr. med. W. Domschke
Medizinische Universitätsklinik
Krankenhausstraße 12
8520 Erlangen

Emås, S., M.D.
Department of Surgery
Karolinska Hospital
S-10401 Stockholm 60

Prof. Dr. med. G. Feifel
Chirurgische Klinik im
Klinikum Großhadern
Marchioninistraße 15
8000 München 70

Dr. med. O. Hellerer
Chirurgische Universitäts-Poliklinik
Pettenkoferstraße 8 a
8000 München 2

Dr. med. W. Heltzel
Chirurgische Universitäts-Poliklinik
Pettenkoferstraße 8 a
8000 München 2

Prof. Dr. med. H. Heymann
Chirurgische Klinik der MHH
im Oststadt-Krankenhaus
Podbielskistraße 380
3000 Hannover 51

Dr. med. Gertrud Holle
Chirurgische Universitäts-Poliklinik
Pettenkoferstraße 8 a
8000 München 2

Priv.-Doz. Dr. med. Th. Junginger
Chirurgische Universitätsklinik
Joseph-Stelzmann-Straße 9
5000 Köln 41

Prof. Dr. med. H. Kaess
V. Medizinische Abteilung
Städt. Krankenhaus Schwabing
Kölner Platz 1
8000 München 40

Priv.-Doz. Dr. med. I. Klempa
Allgemein- und Abdominal-Chirurgie
Zentrum der Chirurgie
der Universität Frankfurt
Theodor-Stern-Kai 7
6000 Frankfurt/Main 70

Dr. med. B. Leisner
Klinik und Poliklinik für Radiologie
der Universität München
Ziemssenstraße 1
8000 München 2

Priv.-Doz. Dr. med. J. Lenz
Abt. II, Chirurgie des
Bundeswehrkrankenhauses
Rübenacher Straße 170
5400 Koblenz

Priv.-Doz. Dr. med. M.M. Linder
Chirurgische Universitätsklinik
Theodor-Kutzer-Ufer
Postfach 23
6800 Mannheim 1

Prof. Dr. med. J. Lissner
Klinik und Poliklinik für Radiologie
der Universität München
Ziemssenstraße 1
8000 München 2

Prof. Dr. med. H. Loeweneck
Anatomische Anstalt
der Universität München
Pettenkoferstraße 11
8000 München 1

Dr. med. W. Londong
Medizinische Klinik Innenstadt
Ziemssenstraße 1
8000 München 2

L. Olbe, M.D.
Surgical Clinic II
Sahlgrenska Hospital
S-41345 Göteborg

Prof. Dr. med. W. Rösch
Medizinische Klinik und Poliklinik
Krankenhausstraße 12
8520 Erlangen

Dr. med. G.F. Schmidt
Chirurgische Universitäts-Poliklinik
Pettenkoferstraße 8 a
8000 München 2

Priv.-Doz. Dr. med. V. Schumpelick
Universitätskrankenhaus Eppendorf
Martinistraße 52
2000 Hamburg 20

Prof. Dr. med. J.R. Siewert
Klinik und Poliklinik für
Allgemeinchirurgie
Goßlerstraße 10
3400 Göttingen

Prof. Dr. med. F. Stelzner
Chirurgische Universitätsklinik
5300 Bonn-Venusberg

Priv.-Doz. Dr. med. H. Troidl
Chirurgische Universitätsklinik
Hospitalstraße 40
2300 Kiel

Priv.-Doz. Dr. med. V. Zumtobel
Chirurgische Klinik
im Klinikum Großhadern
Marchioninistraße 15
8000 München 70

Eröffnung und Einführung

H. Bauer

Dieses Geburtstagssymposium, das zu einem etwas verspäteten Termin stattfindet – der eigentliche Geburtstag am 30. April wurde auf Wunsch des Jubilars im engsten Familienkreis gefeiert – sollte, dem Willen und der Einstellung unseres verehrten Chefs entsprechend, als Arbeitssitzung gestaltet und auf seine Bitte hin auch nicht mit Laudationes eingeleitet werden. Gestatten Sie mir dennoch, verehrter Chef, stellvertretend für alle Ihre Schüler, einleitend einige kurze Gedanken auszusprechen, welche, ausgehend vom Thema dieses Symposiums über die nichtresezierende Ulcuschirurgie, sich mit einem wesentlichen Teil Ihres Lebenswerkes befassen. Ich glaube, daß sich daraus auch Ihre ganze Einstellung zur Chirurgie, wie Sie sie uns als Operateur, Lehrer und Forscher praktisch und beispielhaft vorgelebt haben, ableiten läßt.

Die dabei von Ihnen geübte Konsequenz des Handelns und das unbeirrbare Weiterschreiten auf dem als richtig erkannten Weg, Eigenschaften, die Sie uns immer wieder in langen, oft väterlichen Gesprächen als wesentliche Handlungsmerkmale des chirurgischen Forscher herausgestellt haben, lassen sich gut an einem persönlichen Erlebnis darstellen. Für mich war es als Medizinalassistent ungeheuer eindrucksvoll, beim Besuch meines ersten Chirurgenkongresses 1968 mitzuerleben, wie Sie damals von dem Auditorium mit lauten Buhrufen bedacht wurden, als Sie Ihren Vortrag damit endeten, daß es heute in der Chirurgie des Ulcus-duodeni-Leidens keine Operation mehr ohne irgendeine Form der Vagotomie geben dürfe. Ich habe später auf keinem Kongreß mehr die Ablehnung einer detaillierten Äußerung eines Referenten in einer solch scharfen Form gehört. Der Wandel der Einstellung zu diesem Thema nun wird, wie ich meine, besonders klar daraus ersichtlich, daß 9 Jahre später auf dem gleichen Kongreß, ebenfalls zum Thema der Ulcuschirurgie, einer der Hauptredner, der die Resektionsverfahren darstellen sollte, sein Referat mit den Worten begann, daß es bei dieser Sitzung seine unangenehme Aufgabe sei, heute noch die alleinige Resektionsbehandlung beim Ulcus-duodeni-Leiden vertreten zu müssen! In diesem Zeitraum haben Sie bei konsequenter experimenteller und klinischer Arbeit an diesem Problem sehr viel, und auch dies ist ein Zitat, für die Vagotomie gelitten und gestritten. Die Bedeutung Ihrer Arbeit zeigt sich heute darin, daß nach den von Ihnen gesetzten Impulsen die nichtresezierende Ulcuschirurgie eine weite Verbreitung gefunden hat. Als äußeres Zeichen der Anerkennung sind die zahlreichen Ehrungen zu werten, die Ihnen nicht nur von wissenschaftlichen Gesellschaften zuteil wurden, sondern auch jüngst in der Verleihung des Bundesverdienstkreuzes ihren Ausdruck fanden.

Mehr Funktionalismus anstelle des Mechanismus in der Chirurgie zu tragen, war das Ziel, das Sie auf dem Gebiet der Ulcuschirurgie erreicht haben. Der Chirurg ist dabei, sofern er auch als Forscher und Lehrer tätig sein soll, einem Spannungsfeld zwischen Tradition und Fortschritt ausgesetzt, wie Sie es in Ihrer Dankadresse anläßlich der Ernennung zum Ehrenmitglied des American College of Surgeons herausgestellt haben. Geprägt von der klinischen Schule, also aus der Tradition heraus, haben seine speziellen Arbeiten dem Fortschritt der Chirurgie zu dienen. Moderne Chirurgie bedarf dabei zu ihrer Weiterentwicklung einer engen Verbindung von Experiment und Klinik. Beide müssen sich die Waage halten. So sollte jegliche Innovation auf chirurgisch-technischem Gebiet vor Anwendung beim Menschen experimentell abgesichert werden, wie es von Ihrem verehrten Lehrer Wachsmuth, der leider heute nicht hier sein kann, in seiner Arbeit über „Chirurgie zwischen Gesetz und Gewissen" betont wurde. Gerade diese notwendige Verbindung von Experiment und Klinik wurde uns von Ihnen immer wieder aufgezeigt. Trotz Ihrer enormen Arbeitsbelastung fanden Sie immer wieder Zeit, langwierige Tierexperimente selbst durchzuführen. Ihr Elan und Ihre Ausdauer, nicht nur bei Durchführung der experimentellen Entwicklungsarbeit, sondern auch im chirurgischen Routinebetrieb, waren dabei beispielhaft für uns, Ihre Mitarbeiter, die wir weite Strecken dieses Weges gemeinsam mit Ihnen gehen durften.

Verehrter Chef, betrachten Sie bitte dieses heutige Symposion über die nichtresezierende Ulcuschirurgie mit seinen von der Thematik her breitgestreuten Referaten als großen Geburtstags-Blumenstrauß. Daß er von Referenten gestaltet wird, die nicht nur aus der Chirurgie, sondern auch aus der Inneren Medizin, der Radiologie, der Anatomie, der Anästhesiologie und der Physiologie kommen, unterstreicht die breite Basis, auf der die nichtresezierende Ulcuschirurgie heute steht. Wir wollen das Thema in vier Schwerpunkten, nämlich mit Darstellung der pathophysiologischen Grundlagen, der notwendigen diagnostischen Verfahren, der Indikation und Verfahrenswahl sowie der Resultate abhandeln. Im Rahmen der letzten Sitzung wollen wir in Ergänzung zu den vorausgegangenen Referaten in einer Reihe von Kurzbeiträgen die experimentellen und klinischen Ergebnisse, die an unserer Klinik unter Ihrer Leitung erarbeitet wurden, zusammenfassen.

Allen Referenten, insbesondere unseren skandinavischen Freunden, sind wir zu großem Dank verpflichtet für ihre bereitwillige Teilnahme. Nicht zuletzt möchte ich mich bei den beiden Firmen, B. Braun Dexon GMB und Smith Kline Dauelsberg, für die großzügige Unterstützung bedanken, ohne die ein Symposion in diesem Rahmen nicht hätte gestaltet werden können. Der Springer-Verlag hat es dankenswerterweise ermöglicht, die wertvollen Beiträge in Form eines ansprechenden Kongreßbandes zu veröffentlichen.

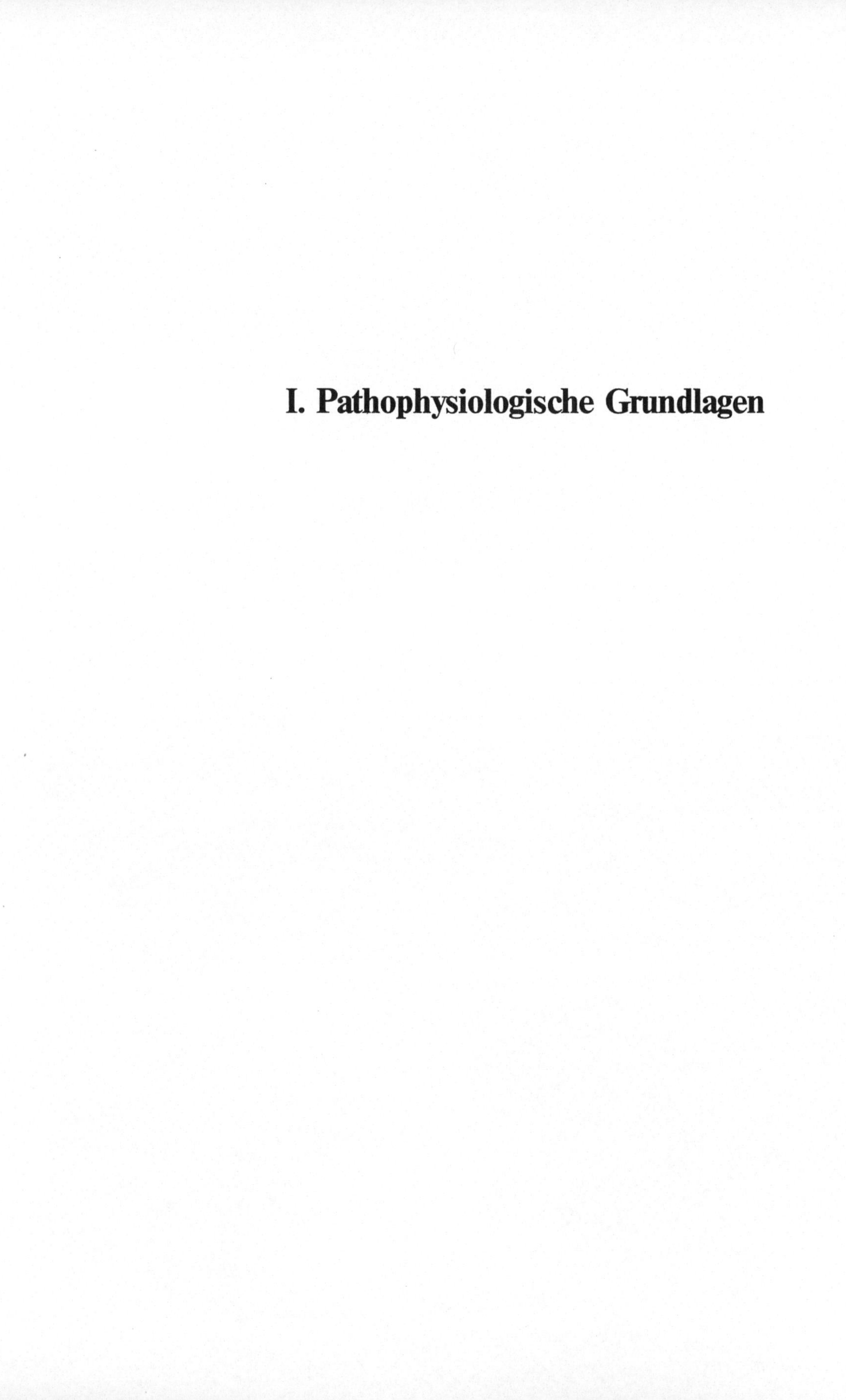

I. Pathophysiologische Grundlagen

Zur Bedeutung des N. Vagus in der Ulcuspathogenese

L. Olbe und B. Stenquist

Eine Bedeutung des Nervus vagus in der Ulcuspathogenese ist nur gesichert bezüglich der Vagusaktivierung als wichtigem Faktor für die Stimulierung der Säuresekretion. Die Säuresekretion des Magens ist bei Patienten mit Ulcus duodeni meist gesteigert und wird als eine der wesentlichen Ursachen für das Entstehen des Ulcus duodeni angesehen. Beim Ulcus ventriculi ist wahrscheinlich auch der erhöhte duodenogastrale Reflux von biliopankreatischem Sekret mit einer schädigenden Wirkung auf die Magenschleimhaut ein auslösender Faktor in der Ulcuspathogenese. Es ist unbekannt, ob der Nervus vagus eine Bedeutung für die alkalische Sekretion des Magens oder die Resistenz der Schleimhaut im Magen-Darm-Trakt hat.

Dragstedt hat behauptet, daß die Hypersekretion von Säure bei Patienten mit Ulcus duodeni zentral-nervös bedingt ist und durch die Vagusnerven hervorgerufen wird, da die Säureresekretion nach der Vagotomie stark reduziert wird [1]. Diese Hypothese bedeutet, daß Patienten mit Ulcus duodeni von einer vagalen Hyperaktivität gekennzeichnet sein sollten. Die basale efferente Impulsaktivität der Vagusnerven wird sich nicht direkt messen lassen. Die Freisetzung des Hormons Pankreas-Polypeptid wird aber in hohem Maße von der vagalen Aktivität geregelt [5]. Die basale Serumkonzentration von Pankreas-Polypeptid könnte daher indirekt Aufschluß geben über die basale vagale Aktivität. Die Serumkonzentration von Pankreas-Polypeptid ist mit zunehmendem Alter erhöht. In derselben Altersschicht bei Patienten mit Ulcus duodeni und bei Magengesunden wurden in etwa die gleichen Serumkonzentrationen des Pankreas-Polypeptid gefunden [6]. Diese Methode, die basale Vagusaktivität indirekt zu bestimmen, konnte also nicht die Hypothese stützen, daß eine vagale Hyperaktivität ein charakteristisches Merkmal der Patienten mit Ulcus duodeni ist. Die Höhe der basalen Serumkonzentration von Pankreas-Polypeptid und die basale Säuresekretion korrelieren jedoch deutlich [6]. Hieraus ergibt sich, daß die basale Vagusaktivität Einfluß auf die basale Säuresekretion ausübt.

Die Mechanismen, die eine zentralnervöse vagale Aktivierung der Säuresekretion unter physiologischen Bedingungen vermitteln, können experimentell nach Scheinfütterung studiert werden. Eine adäquate Scheinfütterung bedeutet, daß die Nahrung gekaut und auf normale Weise geschluckt wird, daß aber die Nahrung den Magen nicht erreichen darf, weil in diesem Falle auch eine chemische Aktivierung der Säuresekretion induziert würde. Die adäquate Scheinfütterung ist ein kompliziertes Verfahren [4]. Eine einfachere modifizierte Scheinfütterung bedeutet, daß der Patient mit einer gewöhnlichen Magensonde versehen ist und die Nahrung gekaut und ausgespuckt wird. Die adäquate und modifizierte Scheinfütterung führen zu derselben Säuresekretion [7]. Scheinfütterung während 15 min gibt einen Säurewert, dessen Maximum etwa 55% der maximalen Sekretionskapazität entspricht, bezogen auf die maximale Pentagastrinstimulation. Eine vagale Gastrinfreisetzung scheint bei Patienten mit Ulcus duodeni nur eine sehr geringe Bedeutung für die nervale Phase der Säuresekretion zu haben. Scheinfütterung beim Menschen führt zu keiner signifikanten Veränderung der Serumgastrinkonzentration, nicht einmal unter optimalen Verhältnissen für die Gastrinfreisetzung, d.h. bei neutralem pH im Antrum [9]. Ob diese Ergebnisse bedeuten, daß es bei vagaler Aktivierung zu einer gleichzeitigen Hemmung und Stimulation der Gastrinfreisetzung kommt, ist unbekannt. Eine cholinergische Hemmung der Gastrinfreisetzung ist jedoch im Tierexperiment festgestellt worden [11]. Die direkte vagale Stimulation der säureproduzierenden Drüsen scheint von dominierender Bedeutung für die nervale Phase der Säuresekretion beim Menschen zu sein. Eine komplette proximale gastrale Vagotomie eliminiert die Säuresekretion nach Scheinfütterung bei Patienten mit Ulcus duodeni völlig [10]. Eine humoral bedingte Hemmung der Säuresekretion durch vagale Aktivierung ist bei Tierversuchen festgestellt worden, der sog. Vagogastrone-Mechanismus. Dieser Mechanismus scheint beim Menschen ebenfalls zu existieren, er ist aber sicher nur von untergeordneter Bedeutung [8].

Eine Distension des Magens führt über eine reflexogene Stimulation ebenfalls zu einer vagalen Aktivierung der Säuresekretion. Die experimentelle Distension des Magens wird durch einen Ballon erzielt. Beim Menschen bewirkt eine schrittweise Dilatation des Fundus von 150, 300 und 600 ml eine steigende Säuresekretion. Eine Veränderung der Serumgastrinkonzentration wird bei Fundusdistension beim Menschen nicht beobachtet [2]. Nach der proximalen gastralen Vagotomie wird die Säuresekretion nach Distension wesentlich reduziert [3]. Die Säurestimulation nach Magendilation wird beim Menschen wahrscheinlich durch vago-vagale und intramulare Reflexe hervorgerufen.

Schließlich hat der Nervus vagus eine wohlbekannte potenzierende Wirkung auf die humorale Stimulation der Säuresekretion. Bei Patienten mit Ulcus duodeni ist nach proximal gastraler Vagotomie die maximale Säuresekretion nach Pentagastrinstimulation um 50–60% reduziert.

Zusammengefaßt läßt sich beim Menschen eine relativ starke vagale Aktivierung der Säuresekretion bei zentralnervöser Stimulation und bei Distension des Magens nachweisen. Die basale vagale Aktivität beeinflußt die basale und verstärkt die humorale Stimulation der Säuresekretion. Die direkte nervöse Stimulation der säureproduzierenden Drüsen scheint beim Menschen nach vagaler Aktivierung zu dominieren. Es gibt jedoch keinen Beleg für vagale Hyperaktivität bei Patienten mit Ulcus duodeni.

Literatur

1. Dragstedt, L.R.: An abnormality in gastric secretion. Amer. J. Surg. *117*, 143 (1969)
2. Grötzinger, U., Rehfeld, J.F., Olbe, L.: Is there an oxytopyloric reflex for release of gastrin in man? Gastroenterology *73*, 753 (1977)
3. Grötzinger, U., Bergegårdh, S., Olbe, L.: Effect of atropine and proximal gastric vagotomy on the acid response to fundic distension in man. GUT *18*, 303 (1977)
4. Knutson, U., Olbe, L.: Gastric acid response to sham feeding in the duodenal ulcer patient. Scand. J. Gastroent. *8*, 513 (1973)

5. Schwartz, T.W., Holst, J.J., Fahrenkrug, J., Lindkaer Jensen, S., Nielsen, O.V., Rehfeld, J.F., Schaffalitzky de Muckadell, O.B., Stadil, F.: Vagal cholinergic regulation of pancreatic polypeptide secretion. J. Clin. Invest. *61,* 781 (1978)
6. Schwartz, T.W., Stenquist, B., Olbe, L., Stadil, F.: Synchronous oscillations in the basal secretion of pancratic-polypetide and gastric acid. Gastroenterology *76,* 14 (1979)
7. Stenquist, B., Knutson, U., Olbe, L.: Gastric acid responses to adequate and modified sham feeding and to insulin hypoglycemia in duodenal ulcer patients. Scand. J. Gastroent. *13,* 357 (1978)
8. Stenquist, B., Knutson, U., Olbe, L.: The vagogastrone mechanism in man. Scand. J. Gastroent. *13,* 895 (1978)
9. Stenquist, B., Nilsson, G., Rehfeld, J.F., Olbe, L.: Plasma gastrin concentrations following sham feeding in duodenal ulcer patients. Scand. J. Gastroent. *14,* 305 (1979)
10. Stenquist, B., Rehfeldt, J.F., Olbe, L.: The effect of proximal gastric vagotomy anticholinergics on the acid and plasma gastrin responses to sham feeding in duodenal ulcer patients. GUT *20,* (1979)
11. Taylor, I.L., Walsh, J.H., Carter, D.C., Chew, P., Grossman, M.I.: Betanechol and atropine both inhibit the gastrin response to bombesin. Clin. Res. *25,* 574 A (1977)

Hypothesen zur Bedeutung des Histamins und der Prostaglandine in der Ulcuspathogenese

H. Barth

In einer kritischen Würdigung unseres bisherigen Wissens wies Wormsley [44] nach, daß keine der bisherigen Vorstellungen über die Ätiopathogenese des chronischen Ulcus duodeni befriedigen kann. Außer der Hypersekretion, für die eine Reihe schon länger bekannter möglicher Störungen in der lokalen und systemischen Regulation der Säuresekretion in Frage kommen, ist kaum etwas über andere systemische Faktoren aggressiver oder defensiver Art bekannt. Es wird vielmehr angenommen, daß lokale Störungen innerhalb der Magen- und Duodenalmucosa von wesentlich größerer Bedeutung sein müßten [45]. Interessanterweise wurden entsprechend diesem Konzept gerade in den letzten Jahren Fortschritte im Erkennen von biochemischen Störungen vor allem im Metabolismus der lokal in der Magenschleimhaut wirkenden Mediatoren Histamin [25, 26] und Prostaglandine [16] gewonnen.

Hypothesen zur Rolle des Histamins und der Prostaglandine in der Regulation der Magensäuresekretion

Zur Einordnung und Erklärung der Untersuchungsergebnisse soll ein Übersichtschema dienen, das verschiedene Hypothesen zur Rolle des Histamins und der Prostaglandine in der Regulation der Magensäuresekretion, bei der Entstehung peptischer Läsionen und bei deren chirurgischer und medikamentöser Therapie enthält (Abb. 1).
Dabei soll jeweils zunächst geprüft werden, ob die auf dem Gebiet des Histamins erarbeiteten Ergebnisse mit diesen Hypothesen vereinbar sind; weiterhin sollen dann auch beobachtete Veränderungen im Prostaglandinsystem der Magenmucosa kurz in diese Hypothesen eingefügt werden.
Im gesunden Magen (Abb. 1 – Normalzustand –) besteht zwischen der Säuresekretion aus den Belegzellen und der Sekretion von Glykoproteinen und Glykosaminglycanen aus sogenannten Nebenzellen ein Gleichgewicht [16]. Dabei wirken sekretorische Stimulantien über eine durch Histamin übertragene Stimulierung des Histamin H_2-Receptors an der Außenseite der Belegzelle, wodurch eine Adenylatcyclase (AC_1) aktiviert wird, unter deren Katalyse cAMP gebildet wird [15, 22]. Dieses initiiert über eine Proteinkinase [42] und die Carboanhydrase [28] die Magensäuresekretion.
Die ersten Hinweise auf das Bestehen eines zweiten prostaglandinabhängigen cAMP-Systems, das eine säuresekretionshemmende und cytoprotektive Wirkung hat [33], gaben Versuche, in denen gezeigt werden konnte, daß die bekanntermaßen magensaftsekretionshemmenden Prostaglandine die histaminabhängige Adenylatcyclase nicht zu

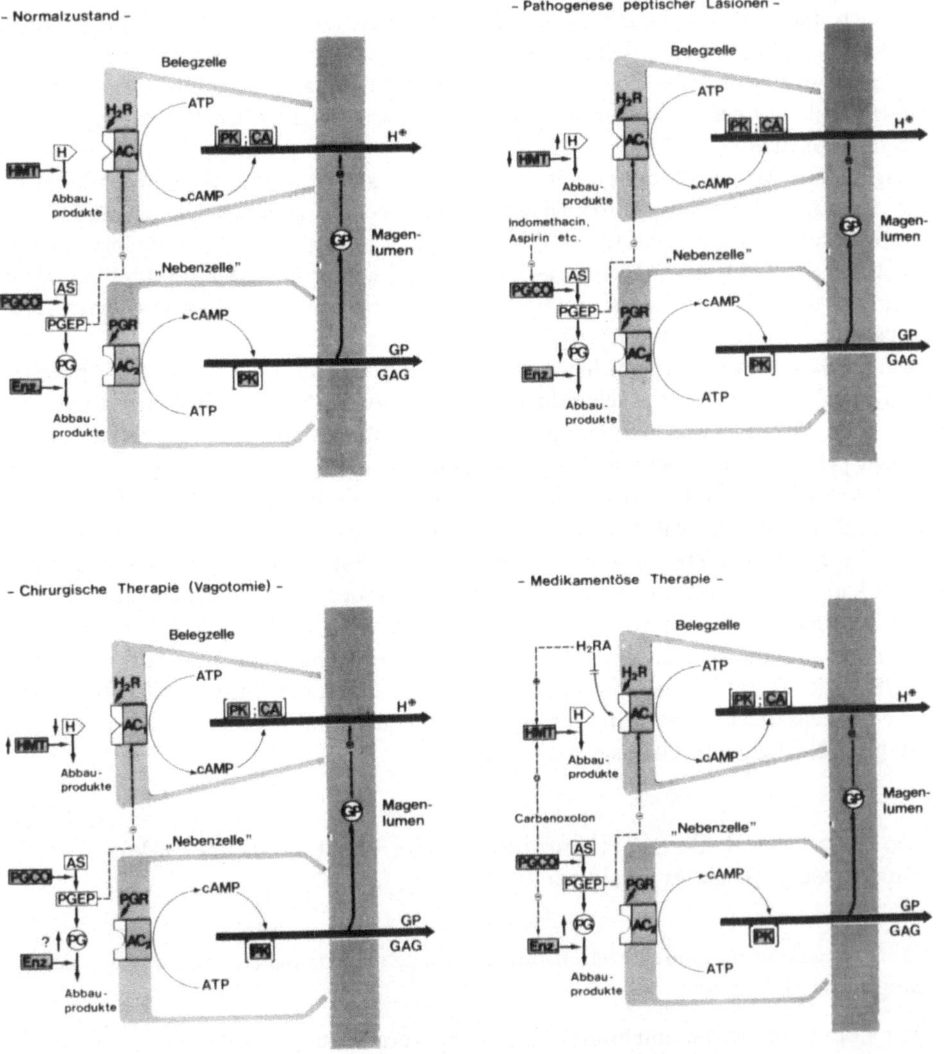

Abb. 1. Hypothesen zur Rolle von Histamin und Prostaglandinen in der Regulation der Magensäuresekretion. H = Histamin; PG = Prostaglandine; AS = Arachidonsäure; PEGP = Prostaglandinendoperoxide; HMT = Histaminmethyltransferase; PGCO = Prostaglandincyclooxigenase; Enz = Prostaglandinabbauende Enzyme; AC = Adenylatcyclase; PK = Proteinkinase; CA = Carboanhydrase; H_2R = Histamin-H_2-Receptor; PGR = Prostaglandin-Receptor; H_2RA = Histamin-H_2-Receptor-Antagonist; GP = Glykoproteine; GAG = Glykosaminglycane. – – – ⊖ – – – Hemmung; – – – ⊕ – – – Aktivierung; – – – ⊚ – – – kein Einfluß. (Grundschema nach [16])

hemmen vermögen, daß es im Gegenteil zu einer additiven Steigerung der Enzymaktivität bei gleichzeitiger Stimulierung durch Prostaglandine und Histamin kommt [43]. Während das histaminabhängige Enzym nur im Fundusteil des Magens vorkommt [21, 43] und immer mit den Belegzellen, auch mit den isolierten, vergesellschaftet ist [35],

findet sich die prostaglandinabhängige Adenylatcyclase (AC_2) im gesamten Magen und auch im Duodenum, wahrscheinlich gebunden an die sogenannten Nebenzellen [43]. Ebenso wie innerhalb einer Spezies mit die höchsten Histaminkonzentrationen in der Magenschleimhaut gefunden werden [24], weist diese auch die höchsten Prostaglandinkonzentrationen auf [10, 11].
Prostaglandine, die über Prostaglandinendoperoxide aus Arachidonsäure unter der Wirkung des Enzymkomplexes Prostaglandincyclooxigenase gebildet werden, lösen die Sekretion der Glykoproteine und Glykosaminglycane durch Stimulation spezifischer Receptoren aus [43]. Als „second messenger" wird wiederum cAMP gebildet, das über die Aktivierung einer weiteren Proteinkinase die Sekretion von Glykoproteinen und Glykosaminglycanen stimuliert [16].
Eine Interaktion zwischen dem histaminabhängigen, die Magensäuresekretion fördernden System, und dem prostaglandinabhängigen cytoprotectiven System ist auf der Ebene der Prostaglandinendoperoxide, welche unspezifisch alle Adenylatcyclasen hemmen [18], und der noch nicht in das Magenlumen freigesetzten Glykoproteine, die den Wasserstoffionentransport durch die Basalmembran der Belegzellen hemmen können [27, 31], gegeben. Während die Beteiligung des Histamins an der finalen Stimulation der Magensäuresekretion seit den Arbeiten von Soll [36] als bewiesen angesehen werden kann, ist es derzeit noch ungeklärt, ob dem cytoprotektiven Prinzip eine weitergehende Bedeutung zukommt, da noch nicht gezeigt werden konnte, daß Prostaglandine die finalen Chemostimulatoren für alle sekretionshemmenden Mechanismen sind. Lediglich die Tatsache, daß die durch alle bisher getesteten Stimulantien hervorgerufene Magensaftsekretion durch Prostaglandine gehemmt werden kann, weist auf einen grundsätzlichen Mechanismus hin [32].

Hypothesen zur Rolle des Histamins und der Prostaglandine in der Pathogenese peptischer Läsionen

Veränderungen im Histaminmetabolismus der Magen-Korpusschleimheit als pathogenetische Faktoren

Bisher konnte im Histaminmetabolismus zwei Veränderungen gefunden werden, die möglicherweise für die Ulcuspathogenese Bedeutung besitzen:

a) Eine erhöhte Histaminfreisetzung aus Mastzellspeichern der Magenschleimheit von Ulcus-duodeni-Patienten [38];
b) eine verminderte Histamininaktivierung durch eine erniedrigte Aktivität der Histaminmethyltransferase (HMT) [4], die praktisch als einziges Enzym für die Regulation der Histaminkonzentration an der Belegzelle Bedeutung besitzt [3].

Histaminkonzentration in der Magen-Korpusschleimhaut von Ulcus-duodeni-Patienten. Bei 21 männlichen Kontrollpersonen war der Median des Histamingehaltes der Magenschleimhaut 42,6 μg/g, während er bei 17 männlichen Ulcus-duodeni-Patienten auf 30,5 μg/g reduziert war (Abb. 2). Somit war der Mucosahistamingehalt von Ulcus-duodeni-Patienten im Vergleich zur Kontrollgruppe signifikant ($p < 0{,}025$; Mann-Whitney-Test bei nicht normal verteilten Stichproben) um 30% verringert. Da bei der

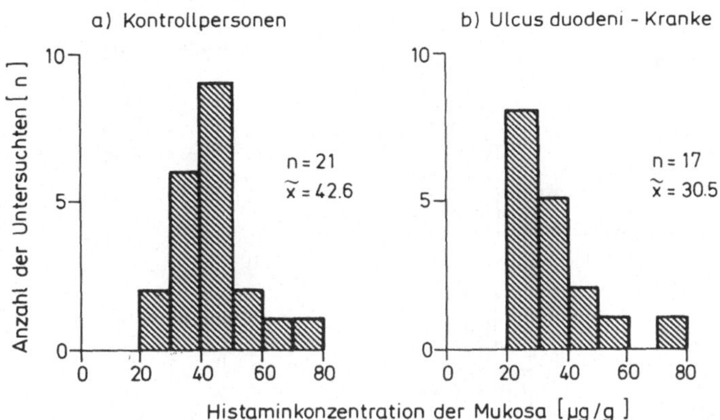

Abb. 2a, b. Histogramme der Histaminkonzentration in der menschlichen Magencorpusmukosa von Normalpersonen (**a**) und Ulcus-duodeni-Patienten (**b**) (nach [38]). Nur Männer; x = Median. Ulcus-duodeni-Patienten weisen einen signifikant ($p < 0{,}025$; Mann-Whitney-Test) geringeren Histamingehalt als Normalpersonen auf

Bestimmung des Histamins im Magengewebe praktisch ausschließlich der in den Mastzellen gespeicherte, biologisch nicht aktive Anteil erfaßt wird, bedeutet ein erniedrigter Histamingehalt eine stattgefundene Histaminfreisetzung, was gleichbedeutend ist mit einer hohen Histaminkonzentration um die Belegzelle.

HMT-Aktivität in der Magen-Korpusschleimhaut von Ulcus-duodeni-Patienten. Die Aktivität der HMT, welche die Konzentration des freien, an der Belegzelle wirkenden Histamins reguliert, betrug in der Corpusschleimhaut männlicher Kontrollpersonen 70,4 pmol/(min x mg Protein) (Abb. 3a). Bei Ulcus-duodeni-Patienten war die HMT-Aktivität signifikant ($p < 0{,}05$; Student's-Test bei normal verteilten Stichproben) auf Werte um 59,9 pmol/(min x mg Protein) erniedrigt (Abb. 3b). Die Bedeutung der HMT für die Regulation der Magensaftsekretion war schon früher durch Gabe des HMT-Hemmstoffes Amodiaquin an Heidenhein-Pouch-Hunden [3, 37] und in Stimulationsversuchen mit gastrointestinalen Hormonen [7] gezeigt worden. Seitenketten-methylierte Analoge des Histamins sind wahrscheinlich deshalb stärkere und länger wirkende Stimulatoren des H_2-Receptors [17], da sie wesentlich langsamer über eine durch HMT katalysierte Methylierung am Imidazolring inaktiviert werden als Histamin selbst [2, 9].

Bedeutung der beobachteten Veränderungen im Histaminmetabolismus für die Hypothese. In der Magen-Korpusschleimhaut von Ulcus-duodeni-Patienten findet man damit sowohl eine erhöhte Histaminkonzentration an der Belegzelle als auch eine erniedrigte HMT-Aktivität. Dies bedeutet, daß das vermehrt am H_2-Receptor vorhandene Histamin durch eine erniedrigte HMT-Aktivität auch langsamer abgebaut wird (siehe Abb. 1 – Pathogenese peptischer Läsionen –). Somit läßt sich die für die Entstehung peptischer Ulcera nötige erhöhte Säuresekretion durch eine erhöhte Histaminfrei-

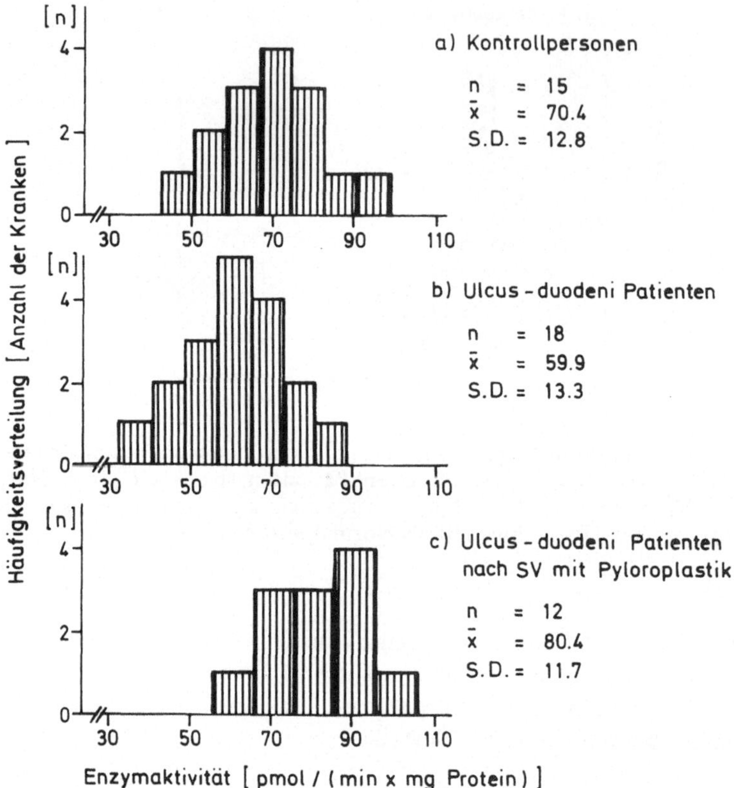

Abb. 3. Histogramme der Histaminmethyltransferase-Aktivität der Magenkorpusschleimhaut von Normalpersonen und Ulcus-duodeni-Patienten vor und nach Vagotomie (nach [4]). Nur Männer; x = arithmetischer Mittelwert, S.D. = Standardabweichung. Ulcus-duodeni-Patienten weisen gegenüber Kontrollpersonen eine signifikant ($p < 0{,}05$) erniedrigte, Ulcus-duodeni-Patienten 6–12 Monate nach selektiver Vagotomie mit Pyloroplastik (Heinecke-Miculicz) gegenüber Kontrollpersonen ($p < 0{,}05$) und Ulcus-duodeni-Patienten ($p < 0{,}001$; jeweils Student's t-Test) eine signifikant erhöhte HMT-Aktivität auf

setzung und einen verminderten Histaminabbau in der Magenschleimhaut erklären. Diese Befunde machen eine pathogenetische Rolle des Histamins wahrscheinlich und liefern die Erklärung bzw. Ansatzpunkte für schon bekannte und neue Therapiekonzepte.

Hinweise auf eine bedeutende Rolle der Prostaglandine in der Pathogenese peptischer Läsionen

Bis heute gibt es im Wesentlichen 3 Befunde, die darauf hinweisen, daß Veränderungen im prostaglandinabhängigen System (siehe Abb. 1) eine Bedeutung in der Pathogenese des peptischen Ulcus zukommt:

a) Ulcus-duodeni-Patienten weisen eine verminderte Konzentration von Prostaglandinen im Magensaft und im Plasma auf [19];
b) Prostaglandincyclooxigenasehemmstoffe wie Indomethazin, Aspririn, Phenylbutazon sind bekanntermaßen stark ulcerogen (Übersicht [33]; die Entstehung von Ulcera durch i.v.-Gabe von Aspirin zeigt, daß die durch diese Pharmaka bewirkte Schädigung der Schleimhautbarriere nicht ein direkter vom Magenlumen ausgehender chemischer Effekt ist [14]);
c) Prostaglandine oder deren Analoge beschleunigen nachgewiesenermaßen die Abheilung von Ulcera [23].

Therapiekonzepte, die eine Rolle von Histamin und Prostaglandinen bei der Ulcuspathogenese wahrscheinlich machen

Da für die Ulcuspathogenese alle Veränderungen bedeutsam sind, welche das histaminabhängige Prinzip zu stimulieren und das prostaglandinabhängige zu hemmen vermögen, kommen als rationale therapeutische Prinzipien alle Verfahren in Frage, die den ersten Mechanismus hemmen oder/und den letzteren aktivieren. Erfolge solcher Therapiekonzepte können dann als weitere Argumente für das Zutreffen und die Bedeutung solcher pathogenetischer Mechanismen dienen.

Chirurgische Therapie

Veränderungen der Histaminkonzentration und der HMT-Aktivität der Magen-Korpusschleimhaut von Ulcus-duodeni-Patienten nach Vagotomie. Als chirurgisches Verfahren der Wahl zur Behandlung des chronischen Ulcus-duodeni ist die Vagotomie nicht mehr umstritten. Es konnte nun gezeigt werden, daß diese Operation in das histaminabhängige Prinzip eingreift (siehe Abb. 1 – Chirurgische Therapie –). Dazu wurden wieder der Histamingehalt und die HMT-Aktivität im Biopsiematerial von vagotomierten Ulcus-duodeni-Patienten bestimmt.

Zeigten Ulcus-duodeni-Patienten vor der Operation einen signifikant erniedrigten Histamingehalt (siehe Abb. 2), so war dieser 6–12 Monate nach selektiver Vagotomie mit Pyloroplastik um 56% erhöht [39]. Zwischen postoperativem Histamingehalt und der gemessenen Säurereduktion bestand eine direkte lineare Beziehung: Je höher der Histamingehalt nach der Vagotomie war, desto größer war auch die durch diese Operation erzielte Säurereduktion [40]. An Stelle des Vergleichs unabhängiger Stichproben sollen als Beispiel für diesen durch die Vagotomie bedingten Histaminanstieg die Werte von 7 einzelnen Patienten, bei denen der Histamingehalt sowohl vor wie nach der Operation gemessen wurde, demonstriert werden (Abb. 4). Der in allen Fällen beobachtete erhöhte Histamingehalt des Magens nach Vagotomie bedeutet, daß mehr Histamin in den Mastzellen gespeichert ist und damit weniger liberiert und am Receptor wirksam wurde.

Parallel zum erhöhten Histamingehalt wurde auch eine auf 80,4 pmol/(min x mg Protein) erhöhte HMT-Aktivität (siehe Abb. 3c) gefunden, was eine Zunahme von 34% verglichen mit den bei Ulcus-duodeni-Patienten vor der Vagotomie gefundenen Werten bedeutet.

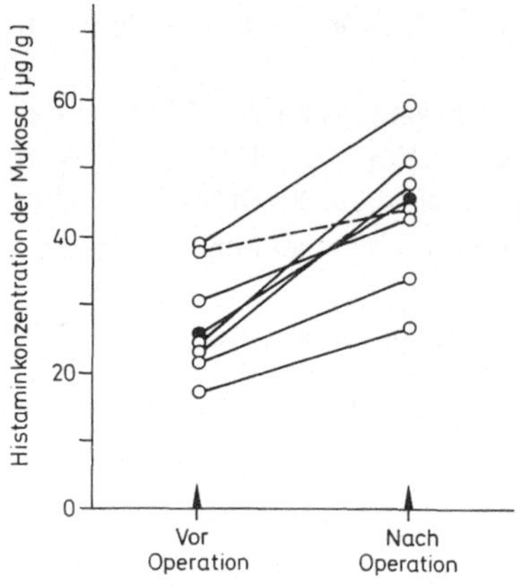

Abb. 4. Histaminkonzentration in der Magenkorpusmucosa von Ulcus-duodeni-Patienten vor und nach selektiver Vagotomie mit Pyloroplastik (nach [39]). Die Histaminwerte stellen den arrithmetischen Mittelwert aus drei Bestimmungen dar. ○——○, Einzelpatienten, ●——●, Median; ○- - - - ○, positiver Hollander-Test

Veränderungen in der Prostaglandinkonzentration der Magenschleimhaut durch Vagotomie. Über eine Beeinflußung der prostaglandinabhängigen Bildung von Glykoproteinen und Glykosaminglycanen durch die Vagotomie ist bisher nichts bekannt. Da durch vagale Stimulierung Prostaglandine aus der Magenschleimhaut freigesetzt werden, diese im Lumen erscheinen, und es infolgedessen zu einer Herabsetzung der prostaglandinstimulierten Glykoproteinsynthese kommt [11], könnte man vermuten, daß durch eine Vagotomie diese Prostaglandinverarmung der Schleimhaut verhindert werden könnte.

Medikamentöse Therapie

Histamin-H_2-Receptorantagonisten. Die Hemmung sämtlicher Formen unstimulierter und stimulierter Magensäuresekretion durch die von Black et al. [12, 13] entwickelten hochspezifischen H_2-Receptorantagonisten bekräftigen die Bedeutung des Histamins bei der Magensaftsekretion. Daß durch diese Stoffe der über Histamin laufende Stimulierungsweg nach einem kausalen Behandlungsprinzip direkt am H_2-Receptor gehemmt wird, ist nicht mehr umstritten.

Neben dieser hemmenden Wirkung der H_2-Receptorantagonisten konnte als zweiter Mechanismus eine Aktivierung der HMT nachgewiesen werden [1, 5, 6]: Cimetidin aktiviert bei in-vitro-Versuchen die HMT in niedriger, klinisch relevanter Konzentration und hemmt dieses Enzym nur in 10^{-2} Konzentration (Abb. 5). Die Relevanz dieser Aktivierung des Histaminmetabolismus bei der therapeutischen Anwendung von H_2-Receptorantagonisten konnte von Shepard et al. [34] gezeigt werden: Ulcus-duodeni-Patienten, die im Mittel 5,8 Tage mit Metiamid behandelt worden waren, schieden nach dieser Behandlung signifikant weniger Histamin im Urin aus, während die Konzentration des Histaminabbauproduktes N^{τ}-Methylhistamin von 263 µg/24 h auf 465 µg/24 h, angestiegen war. Dies unterstreicht, daß H_2-Receptorantagonisten Histamin nicht nur an seinem spezifischen Receptor kompetitiv verdrängen [12], sondern daß sie auch dessen Abbau beschleunigen.

Eigene Untersuchungen an Magenbiopsieproben von 6 mit Cimetidin behandelten Ulcus-duodeni-Patienten weisen darauf hin, daß die HMT-Aktivität in der Korpus-

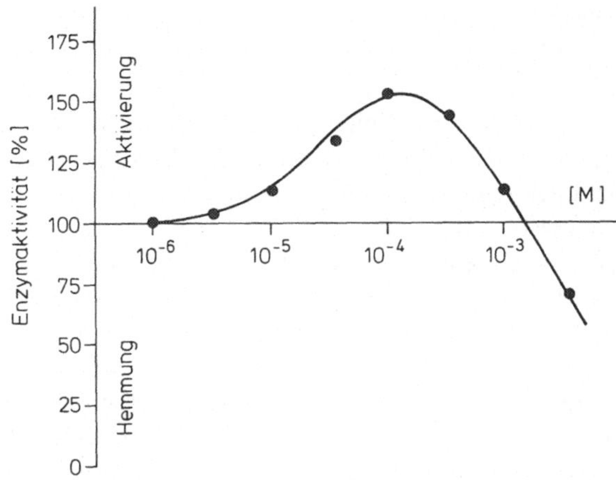

Abb. 5. Hemmung und Aktivierung der Histaminmethyltransferase durch den H_2-Receptorantagonisten Cimetidin (nach [5, 6]). Enzymaktivität ohne Zugabe von Cimetidin = 100%; die verwendeten Cimetidinkonzentrationen sind auf der Abscisse angegeben

schleimhaut tatsächlich gegenüber einer Vergleichsstichprobe signifikant erhöht ist (unveröffentlichte Beobachtungen).
Somit geht sowohl die chirurgische als auch die medikamentöse Therapie des peptischen Ulcus mit einer erhöhten HMT-Aktivität einher (vgl. Abb. 1).

Prostaglandinanaloge. Sollte eine Herabsetzung der Glykosaminglycan- und Glykoproteinsynthese die pathogenetische Ursache für die Entstehung eines Ulcus sein, so sollte die Gabe von Prostaglandinen oder von Prostaglandinanalogen, die nicht dem schnellen biochemischen Abbau unterliegen [33], sinnvoll erscheinen. Tatsächlich ist in mehreren klinischen Studien [20, 23, 29, 41] der therapeutische Effekt von Prostaglandinen und einiger iher Methylanaloge, die in 100fach geringerer Konzentration als reines PGE_2 und auch bei oraler Gabe eine länger andauernde Hemmung der Magensaftsekretion erzeugten [33], gezeigt worden.

Carbenoxolon. Auch die Wirksamkeit des schon länger in der Therapie des peptischen Ulcus verwendeten Carbenoxolons kann an Hand des Schemas erklärt werden: Carbenoxolon hemmt den Abbau endogener Prostaglandine durch Hemmung der 15-Hydroxy-Prostaglandin-Dehydrogenase und der Δ^{13}-Reduktase, während es auf die Aktivität der HMT keinen Einfluß hat [30].

Bedeutung der durch die verschiedenen Therapiekonzepte bewirkten Veränderungen im histamin- bzw. prostaglandinabhängigen System für die Hypothesen

Ulcus-duodeni-Patienten zeigten nach Vagotomie eine Umkehrung der vor der Operation beobachteten Veränderungen im Histaminmetabolismus: Die Menge freien, an der

Belegzelle wirksamen Histamins war jetzt vermindert, und dieses vermindert freigesetzte Histamin wurde zusätzlich durch beschleunigten Abbau reduziert (siehe Abb. 1 – Chirurgische Therapie –). Beide Veränderungen müssen eine Verminderung der Säuresekretion zur Folge haben. Somit kann die Veränderung des Histaminmetabolismus als biochemische Erklärung der Wirkungsweise der Vagotomie dienen [8], wobei natürlich eine starke Verminderung der direkten vagalen Stimulation der Belegzelle als wichtigster Effekt nicht in Frage gestellt werden soll.

Die zwanglose Erklärung der Wirkungsweise (siehe Abb. 1 – Medikamentöse Therapie –) der Histamin-H_2-Receptorblocker (direkte kompetivite Hemmung des Histamins am H_2-Receptor; Beschleunigung des Histaminabbaus durch Aktivierung der HMT), der Prostaglandinanalogen (vermehrte und verlängerte Stimulation des Prostaglandinreceptors) und des Carbenoxolons (Verlangsamung des Abbaus endogener Prostaglandine durch Hemmung der entsprechenden Abbauenzyme) ist ein weiterer bedeutender Hinweis für das Zutreffen der aufgestellten Hypothesen.

Die Bedeutung der klinischen Forschung für die Verifizierung der Hypothesen

Für kaum eine andere benigne gastrointestinale Erkrankung wurden so viele Hypothesen für deren Ätiopathogenese formuliert wie für das chronische Ulcus duodeni. Häufig – und dies trifft auch für einen großen Teil der hier vorgestellten Prostaglandinbefunde zu – wurden diese Überlegungen aus biochemischen Untersuchungen oder aus Tierexperimenten heraus entwickelt, konnten dann aber meist in der klinischen Forschung nicht bestätigt werden oder hatten für diese keine Relevanz. Um nicht ständig solche Fehlschläge hinnehmen zu müssen, muß die klinische Forschung schon zu einem sehr frühen Zeitpunkt mit in das Programm zu Verifizierung solcher Hypothesen einbezogen werden.

Literatur

1. Barth, H., Niemeyer, I., Lorenz, W.: Studies on the mode of action of histamine H_1- and H_2-receptor antagonists on gastric histamine methyltransferase. Agents Actions *3,* 138–147 (1973)
2. Barth, H., Lorenz, W., Niemeyer, I.: Inhibition and activation of histamine methyltransferase by methylated histamines. Hoppe-Seyler's Z. Physiol. Chem. *354,* 1021–1026 (1973)
3. Barth, H., Lorenz, W., Troidl, H.: Effect of amodiaquine on gastric histamine methyltransferase and on histamine-stimulated gastric secretion. Br. J. Pharmac. *55,* 321–327 (1975)
4. Barth, H., Troidl, H., Lorenz, W., Rohde, H., Glass, R.: Histamine and peptic ulcer disease: histamine methyltransferase activity in gastric mucosa of control subjects and duodenal ulcer patients before and after surgical treatment. Agents Actions *7,* 75–79 (1977)
5. Barth, H., Lorenz, W.: Structural requirements of imidazole compounds to be inhibitors or activators of histamin methyltransferase: investigation of histamine analogous and H_2-receptor antagonists. Agents Actions *8,* 359–365 (1978)

6. Barth, H., Lorenz, W.: Histamin und seine Rolle bei peptischen Magenerkrankungen: Die Entdeckung der Histamin-H_2-Rezeptorantagonisten. Acta Med. Austriaca *5,* 25–31 (1978)
7. Barth, H., Stenner, W., Lorenz, W.: Changes in gastric histamine acid secretion. In: Cimetidine. Creutzfeldt, W. (ed.), pp. 172–177. Amsterdam, Oxford: Excerpta Medica 1978
8. Barth, H., Troidl, H., Lorenz, W., Rohde, H., Glass, R.: Ein weiterer Mechanismus für den Erfolg der Vagotomie beim chronischen Ulcus duodeni: Aktivierung des Histaminkatabolismus in der menschlichen Korpusschleimhaut. Zbl. Chirurgie *103,* 1009–1010 (1978)
9. Barth, H., Crombach, M., Schunack, W., Lorenz, W.: Evidence for a less high acceptor substrate specificity of gastric histamine methyltransferase: methylation of imidazole compounds. Biochem. Pharmacol. (im Druck) (1980)
10. Bennett, A., Murraym J.G., Wyllie, J.H.: Occurrence of PGE_2 in the human stomach and the study of its effects on human isolated gastrict muscle. Br. J. Pharmac. *32,* 339–349 (1968)
11. Bennett, A., Fleshler, B.: Prostaglandins and the gastrointestinal tract. Gastroenterology *59,* 790–800 (1970)
12. Black, J.W., Duncan, W.A.M., Durant, C.J., Ganellin, C.R., Parsons, E.M.: Definition and antagonism of histamine H_2-receptors. Nature *236,* 385–390 (1972)
13. Black, J.W., Duncan, W.A.M., Emmett, J.C., Ganellin, C.R., Hesselbo, T., Parsons, M.E., Wyllie, J.H.: Metiamide – An orally active histamine H_2-receptor antagonists. Agents Actions *3,* 133–137 (1973)
14. Bugat, R., Thompson, M.R., Aures, D., Grossman, M.I.: Gastric mucosal lesions produced by intravenous infusion of aspirin in cats. Gastroenterology *71,* 754–759 (1976)
15. Dousa, T.P., Code, C.F.: Effect of histamine and its methyl derivatives on cyclic AMP metabolism in gastric mucosa and its blockade by an H_2-receptor antagonist. J. Clin. Invest. *53,* 334–337 (1974)
16. Dousa, T.P., Dozois, R.R.: Interrelationships between histamine, prostaglandins, and cyclic AMP in gastric secretion: a hypothesis. Gastroenterology *73,* 904–912 (1977)
17. Engler, H., Lennartz, H.-G., Schunack, W.: Über die Wirkung von 5-alkylsubstituierten Histaminen and N^{α}-Methylhistaminen auf die Magensekretion der narkotisierten Heidenhain-Katze. Drug. Res. *29,* 911–912 (1979)
18. Gorman, R.R.: Prostaglandin endoperoxides: possible new regulators of cyclic nucleotide metabolism. J. Cyclic Nucleotide Res. *1,* 1–9 (1975)
19. Hinsdale, J.G., Engel, J.J., Wilson, D.E.: Prostaglandin E in peptic ulcer disease. Prostaglandins *6,* 495 (1973)
20. Karim, S.S.M., Carter, D.C., Bhana, D.: Effect of orally administered prostaglandin E_2 and its 15-methyl analogues on gastric secretion. Br. Med. J. *1,* 143–146 (1973)
21. Katsumata, Y., Glick, D.: Effects of drugs influencing gastric secretion on the quantitative histological distribution of cyclic adenosine 3':5'-monophosphate in the rat stomach. Gastroenterology *69,* 409–415 (1975)
22. Kimberg, D.V.: Cyclic nucleotides and their role in gastrointestinal secretion. Gastroenterology *67,* 1023–1064 (1974)
23. Konturek, S.J., Kwiecień, N., Świerczek, J., Oleksy, J., Sito, E., Robert, A.: Comparison of methylated prostaglandin E_2 analogues given orally in the inhibitionof gastric responses to pentagastrin and peptone meal in man. Gastroenterology *70,* 683–687 (1976)
24. Lorenz, W., Matejka, E., Schmal, A., Seidel, W., Reimann, H.-J., Uhlig, R., Mann, G.: A phylogenetic study on the occurrence and distribution of histamine in the gastrointestinal tract and other tissues of man and various animals. Comp. Gen. Pharmac. *4,* 229–250 (1973)

25. Lorenz, W., Troidl, H., Barth, H., Rohde, H., Schulz, S., Becker, H., Dormann, P., Schmal, A., Kusche, J., Meyer, R.: Stimulus-secretion coupling in the human and canine stomach: role of histamine. In: Stimulus-Secretion Coupling in the Gastrointestinal Tract. Case, R.M., Goebell, H. (eds.), pp. 177–190. Lancaster: MTP Press Ltd. 1976
26. Lorenz, W., Troidl, H., Barth, H., Rohde, H.: Histamine, gastric secretion and peptic ulcer disease: an attempt to define special sources of errors and problems in clinical-biochemical trials. In: Cimetidine. Creutzfeldt, W. (ed.), pp. 6–36. Amsterdam, Oxford: Excerpta Medica 1978
27. Martin, F., Lambert, R.: Role des glycoproteines sulfatees dans les mechanismes de protection de la muqueuse gastrique. In: Protides of the Biological Fluids, pp. 429–433. London: Pergamon Press 1960
28. Narumi, S., Kanno, M.: Effects of gastric acid stimulants and inhibitors on the activities of HCO_3-stimulated, Mg^{2+}-dependent ATPase and carbonic anhydrase in rat gastric mucosa. Biochim. Biophys. Acta *311*, 90–97 (1973)
29. Nylander, B., Andersson, S.: Gastric secretory inhibition induced by three methyl analogs of prostaglandin E_2 administered intragastrically to man. Scand. J. Gastroent. *9*, 751–858 (1974)
30. Peskar, B.M., Holland, A., Peskar, B.A.: Effect of carbenoxolone on prostaglandin synthesis and degradation. J. Pharm. Pharmac. *28*, 146–148 (1976)
31. Prino, G., Paglialunga, S., Lietti, A., Niada, R.: A sulfate glycopeptide (GLPS) as inhibitor of histamine gastric and duodenal ulcers. Eur. J. Pharmac. *17*, 279–282 (1972)
32. Robert, A., Nezamis, J.E., Phillips, J.P.: Effects of prostaglandin E_1 on gastric secretion and ulcer formation in the rat. Gastroenterology *55*, 481–487 (1968)
33. Robert, A.: Antisecretory, antiulcer, cytoprotective and diarrheogenic properties of protaglandins. In: Advances in Prostaglandin and Thromboxane Research. Vol. 2, Samuelsson, B., Paoletti, R. (eds.), pp. 507–520. New York: Raven Press 1976
34. Shepherd, D.M., Thjodleifsson, B., Turnbull, M.J., Wormsley, K.G.: Effect of metiamide on histamine metabolism in man. Digestion *11*, 307–310 (1974)
35. Soll, A.H., Wollin, A.: The effect of histamine (H), Prostaglandin E_2 (PGE_2), and secretin (S) on cyclic AMP in separated canine fundic mucosal cells. Gastroenterology *72*, 1166–1166 (1977)
36. Soll, A.H.: The interaction of histamine with gastrin and carbamylcholine on oxygen uptake by isolated mammalian parietal cells. J. Clin. Invest. *61*, 381–389 (1978)
37. Troidl, H., Lorenz, W., Barth, H., Rohde, H., Feifel, G., Schmal, A., Goecke, K., Reimann-Huhndt, A., Seidel, W.: Augmentation of pentagastrin stimulated gastric secretion in the Heidenhein pouch dog by amodiaquine: inhibition of histamine methyltransferase in vivo? Agents Actions *3*, 157–167 (1973)
38. Troidl, H., Lorenz, W., Rohde, H., Häfner, G., Ronzheimer, M.: Histamine and peptic ulcer: A prospective study of mucosal histamine concentration in duodenal ulcer patients and in control subjects suffering from various gastrointestinal diseases. Klin. Wschr. *54*, 947–956 (1976)
39. Troidl, H., Rohde, H., Lorenz, W., Häfner, G., Hamelmann, H.: Effect of selective gastric vagotomy on histamine concentration in gastric mucosa of patients with duodenal ulcer. Br. J. Surg. *65*, 10–16 (1978)
40. Troidl, H., Lorenz, W., Rohde, H., Hamelmann, H.: Säurereduktion und Ulkusheilung durch Vagotomie: Ist eine Hemmung der Histaminfreisetzung hierfür eine wesentliche Ursache? Langenbeck's Arch. Chir., Suppl. Chir. Forum 1978, 19–23 (1978)
41. Wilson, D.E., Winnan, G., Quertermus, J., Tao, P.: Effects of an orally administered prostaglandin analogue (16,16-dimethyl prostaglandin E_2) on human gastric secretion. Gastroenterology *69*, 607–611 (1975)

42. Wollin, A., Barnes, L.D., Hui, Y.S., Dousa, T.P.: Activation of protein kinase in the guinea pig fundic gastric mucosa by histamine. Life Sci. *17*, 1303–1306 (1975)
43. Wollin, A., Code, C.F., Dousa, T.P.: Interaction of prostaglandins and histamine with enzymes of cyclic AMP metabolism from guinea pig gastric mucosa. J. Clin. Invest. *57*, 1548–1553 (1976)
44. Wormsley, K.G.: The pathophysiology of duodenal ulceration. Gut *15*, 59–81 (1974)
45. Wormsley, K.G.: Aggression and protection in the pathogenesis of duodenal ulceration – perspectives. In: Peptische Läsion im Lichte von Aggression und Protektion. Demling, L., Rösch, W. (Hrsg.), pp. 21–30. Baden-Baden, Köln, New York: Verlag Gerhard Witzstrock 1978

Zur Bedeutung der gastrointestinalen Hormone für die Ulcuspathogenese

R. Arnold

Die Integrität des oberen Gastrointestinaltraktes wird durch eine Reihe von Faktoren gewährleistet, deren Aufgabe es ist, die Magen-Darmschleimhaut vor potentiell toxischen Substanzen wie Säure, Pepsin, Gallensäuren, Lysolecithin und anderen Faktoren zu schützen. Überwiegen die aggressiven Faktoren, weil sie entweder in erhöhter Konzentration vorliegen oder weil ein Mangel an defensiven Schutzmechanismen besteht, kann es zu einer Schädigung der Magen-Darmschleimhaut kommen. So führt man das Ulcus ventriculi auf einen vermehrten Reflux toxischer Substanzen aus dem Duodenum in den Magen zurück, wofür eine Pylorusinkompetenz verantwortlich gemacht wird. Diese toxischen Substanzen begünstigen das Entstehen einer Gastritis, auf deren Boden sich in Gegenwart von Säure und anderen konditionierenden Faktoren (Motilitätsstörung des Antrums, pyloroantrale Wandabnormität) ein Ulcus entwickeln kann [1]. Das Ulcus duodeni wird ebenfalls auf ein Überwiegen aggressiver Faktoren, zu denen im besonderen eine zu hohe Konzentration von Säure und Pepsin im Bulbus duodeni gerechnet wird, und auf fehlerhafte Schutzmechanismen, worunter man die Summe aller Faktoren versteht, welche die Duodenalschleimhaut vor der aggressiven Wirkung der Säure und des Pepsins schützen, zurückgeführt [2].

Die Bedeutung der gastrointestinalen Hormone für die Pathogenese des peptischen Ulcus ergibt sich aus ihrem Wirkungsspektrum:

- Sie beeinflussen die Säure- und Pepsinbildung;
- sie sind für die Neutralisation der Säure und damit für die Inaktivierung des Pepsins mitverantwortlich;
- sie beeinflussen die Motorik des Gastrointestinaltraktes und können damit sowohl zu einem beschleunigten Säure- und Pepsintransport aus dem Magen in das Duodenum als auch umgekehrt zu einem vermehrten Reflux alkalischen Duodenalinhaltes in den Magen führen;
- sie besitzen gefäßaktive Wirkungen und beeinflussen die Schleimhautdurchblutung und damit indirekt die Regenerationsfähigkeit des Epithels.

Im folgenden soll die Bedeutung der gastrointestinalen Hormone für die Säurebildung und -inaktivierung beim Ulcus duodeni besprochen werden. Hierzu liegt eine Fülle gut fundierter Daten vor, während der Stellenwert der gastrointestinalen Hormone hinsichtlich ihrer Beeinflussung der Motorik des Magens und Duodenums sowie der Durchblutung der Schleimhaut, der Epithelregeneration und Schleimbildung in der Ulcuspathogenese noch weitgehend ungeklärt ist.

Der mehrfach nachgewiesene erhöhte Säure- und Pepsingehalt im Bulbus duodeni bei Patienten mit Ulcus duodeni (Lit. bei [2]) kann entweder Folge einer vermehrten Säuresekretion oder bei normaler Säure- und Pepsinbildung Folge einer beschleunigten

Magenentleerung bzw. Folge einer fehlerhaften Säureneutralisation sein. Hierfür sind die in Tabelle 1 dargestellten endokrinologischen Ursachen denkbar.

Vermehrte Stimulation der Parietalzellen durch Gastrin

Autonome Gastrinbildung

Zollinger-Ellison-Syndrom. Das Zollinger-Ellison-Syndrom ist das klassische Beispiel einer gastrointestinalen Endokrinopathie. Die Gastrinhypersekretion ist Folge eines autonom sezernierenden, meist im Pankreas und Duodenum, seltener im Magen gelegenen Gastrinoms und führt über einer Hyperplasie der Parietalzellen zur Säurehypersekretion und zur Ulcusentstehung [3, 4, 5]. Bei 24 von uns beobachteten Gastrinom-Patienten wiesen aber zwei Fälle trotz massiver Säurehypersekretion weder zum Zeitpunkt der Untersuchung noch in der Vorgeschichte peptische Ulcera auf (Tabelle 2). Die Ulcusentstehung hängt demnach auch beim Gastrinom-Patienten von der Gegenwart eines „Schleimhautfaktors" ab.

Wir untersuchten bei 15 Gastrinom-Patienten die Gastrinkonzentration im Serum und im Tumorextrakt und verglichen diese Ergebnisse mit den Serum-Gastrinspiegeln und der Gastrinkonzentration der Antrumschleimhaut von Patienten mit gewöhnlicher Ulcuskrankheit (Abb. 1). Vier Patienten hatten duodenale Gastrinome. Im Gegensatz zu den bei allen Gastrinom-Patienten, verglichen mit den Ulcus-Patienten, zum Teil extrem erhöhten Serum-Gastrinspiegeln war die Hormonkonzentration der Gastrinome

Tabelle 1. Mögliche endokrinologische Ursachen für den erhöhten Säure- und Pepsingehalt im Bulbus duodeni bei Patienten mit Ulcus duodeni

1. Vermehrte Stimulation der Parietalzellen durch Gastrin
1.1 Autonome Gastrinbildung
  Gastrinom
  Antrale G-Zellhyperplasie
1.2 Vermehrte Stimulation der antralen G-Zelle
  Hyperparathyreoidismus
  Magenausgangsstenose
  Erhöhter Vagotonus
1.3 Fehlerhafte Hemmung der Gastrinfreisetzung
  „excluded antrum"
  „Syndrom des kurzen Darms"
  Somatostatinmangel

2. Ungenügende Hemmung der Parietalzellfunktion
2.1 Endokrine Faktoren
  Mangel an Sekretin, GIP, Enterogastron, Glucagon, Calcitonin
2.2 Parakrine und neurokrine Faktoren
  Mangel an Somatostatin, VIP

3. Fehlerhafte Säureneutralisation im Bulbus duodeni
3.1 Bikarbonatmangel infolge verminderter Sekretion von Sekretin
3.2 Beschleunigte Magenentleerung durch Motilin

Tabelle 2. Klinische Symptomatik bei 24 Patienten mit Zollinger-Ellison-Syndrom (Göttinger Krankengut)

Abdominalschmerzen	100%	
Säurehypersekretion	100%	
rezidivierende Ulcera	92%	(22/24)
Erbrechen	75%	(18/24)
Diarrhoen	65%	(15/23)
Erhöhte Harncorticoide	58%	(11/19)
Steatorrhoe	50%	(8/16)
Urolithiasis	29%	(7/24)
Atypische Ulcuslokalisation	21%	(5/24)
Spontanhypoglykämien	4%	(1/24)

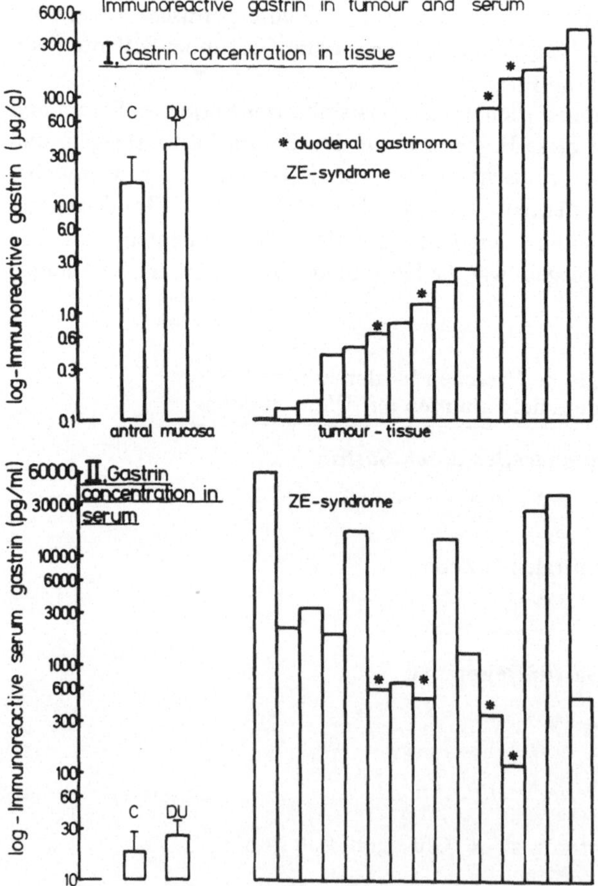

Abb. 1. Gastrinkonzentration im Tumor und im Serum von 15 Gastrinom-Patienten im Vergleich zum antralen Gastringehalt und den Serum-Gastrinspiegeln beim unkomplizierten Ulcus duodeni

überraschend niedrig und überstieg nur in wenigen Fällen die Gastrinkonzentration in der Antrumschleimhaut, die etwa 1–3% G-Zellen enthält. Unter Berücksichtigung seiner Fläche enthält das Antrum eines Magengesunden mehr Gastrin als ein Gastrin-produzierender Tumor, der selten schwerer als 1 g ist. In den von uns untersuchten Fällen bestand im Einzelfall keine Beziehung zwischen dem Tumor-Gastringehalt und der Höhe des Serum-Gastrinspiegels. Duodenale Gastrinome unterscheiden sich weder im Hormongehalt noch in den peripheren Serum-Gastrinspiegeln von Trägern pankreatischer Gastrinome. Diese Befunde zeigen, daß die Hypergastrinämie des Gastrinom-Patienten auf dem Unvermögen der Tumorzelle beruht, Gastrin intracellulär zu speichern. Dies führt zur unkontrollierten Gastrinfreisetzung.

Antrale G-Zellhyperplasie. Ein weiteres Beispiel einer vermehrten Stimulation der Parietalzellen durch eine autonome Gastrinsekretion stellt die antrale G-Zellhyperplasie dar. Dieses Krankenheitsbild scheint jedoch noch seltener als ein Gastrinom zu sein.

Wir glauben, bislang viermal dieses Krankheitsbild diagnostiziert zu haben (Tabelle 3). Alle Patienten hatten eine schwere, rezidivierende Ulcuskrankheit, eine gering bis stark erhöhte basale und stimulierte Säuresekretion und mäßiggradig erhöhte Serum-Gastrinspiegel. Die antrale G-Zelldichte war bei allen vier Patienten deutlich erhöht. Bei zwei Patienten wurde eine Billroth-II-Resektion durchgeführt, die zu einer Reduktion der Säuresekretion und zu einem Abfall der Serum-Gastrinspiegel auf nicht meßbare Hormonspiegel führte. Die Patienten Su. und Fr. stehen derzeit unter einer Cimetidine-Dauertherapie und sind wie die beiden resezierten Patienten beschwerdefrei. Die Bestimmung der antralen G-Zelldichte ist daher eine diagnostische Maßnahme mit hohem Stellenwert bei Patienten mit nachgewiesener Hyperazidität und -gastrinämie, weil im Falle des Nichtansprechens einer Cimetidine-Therapie bei Patienten mit nachgewiesener G-Zellhyperplasie wahrscheinlich eine Antrektomie die optimale Therapieform darstellt.

Da die G-Zellen bei der antralen G-Zellhyperplasie trotz Säurehypersekretion vermehrt Gastrin freisetzen, muß man annehmen, daß diese G-Zellen dem Regelkreis: Säure-Gastrin nicht unterliegen und somit ähnlich wie die Zellen eines Gastrinoms autonom sind.

Tabelle 3. Befunde bei 4 Patienten mit antraler G-Zellhyperplasie

	Geschlecht	Alter	BOA (mMol/h)	MAO (mMol/h)	Serum-Gastrin (pg/ml)	Antrale G-Zellzahl (pro Fläche)
Du.	m	17	16,1	37,6	105	94
Ha.	m	27	10,3	44,0	269	100
Su.	m	39	5,0	24,6	224	120
Fr.	m	21	6,5	31,7	270	94
				Normalbereich:	60	20–60

Sekretin-Injektion führt bei Patienten mit antraler G-Zellhyperplasie nicht zu einem ähnlich dramatischen Gastrinanstieg wie bei Gastrinom-Patienten (Abb. 2), [6]. Wir verglichen den Effekt einer Sekretin-Injektion bei drei Patienten mit G-Zellhyperplasie mit dem Verhalten des Gastrins bei einem Patienten mit duodenalem Gastrinom und einem Patienten mit „excluded antrum". Alle Patienten hatten vergleichbar erhöhte basale Gastrinspiegel. Nur bei dem Gastrinom-Patienten stieg das Gastrin nach Sekretin um mehr als 100% an. Bei den Patienten mit G-Zellhyperplasie, „excluded antrum" und Patienten mit gewöhnlicher Ulcuskrankheit betrug der unmittelbar nach der Sekretin-Injektion zu beobachtende Gastrinanstieg weniger als 50%, im weiteren Verlauf fiel das Gastrin bei diesen Patienten deutlich unter den Basalwert ab. Die Diagnose einer antralen G-Zellhyperplasie basiert daher auf Grund unserer begrenzten Erfahrungen auf einem negativen Sekretin-Test und dem immunhistologischen Nachweis einer G-Zellhyperplasie.

Vermehrte Stimulation der antralen G-Zellen

Neben der autonomen Gastrinhypersekretion könnte auch eine permanente Stimulation der antralen G-Zellen über eine Hypergastrinämie zur Säurehypersekretion und damit zur Ulcusentstehung beitragen. So führen eine Langzeitbehandlung mit Gluko-

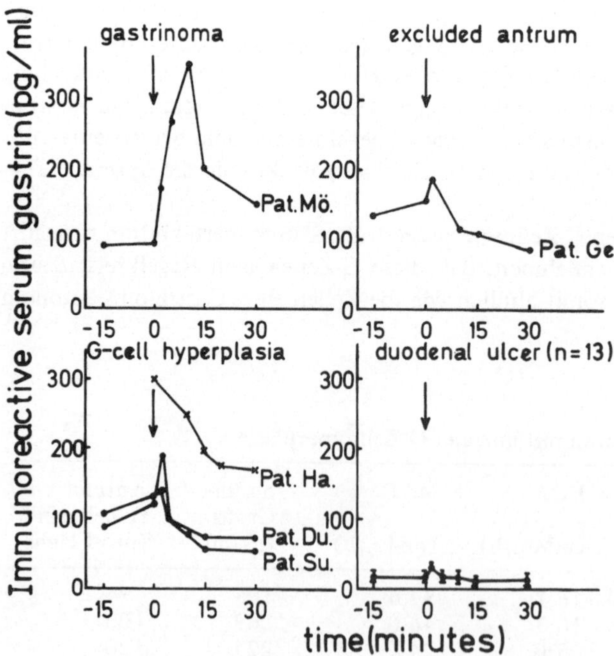

Abb. 2. Verhalten des Serum Gastrins nach i.v. Injektion von 75 KU Sekretin bei einem Patienten mit Zollinger-Ellison-Syndrom, drei Patienten mit antraler G-Zellhyperplasie, einem Patienten mit „excluded antrum" und 13 Patienten mit Ulcus duodeni

kortikoiden [7], die Verabfolgung von Katecholaminen [8, 9] und Calcium [10] zur Hypergastrinämie.
Die erhöhte Ulcusinzidenz beim Hyperparathyreoidismus dürfte daher einmal Folge der direkten Stimulation der Parietalzellen durch Calcium sein, die durch die ebenfalls durch Calcium vermittelte Hypergastrinämie noch verstärkt wird.
Die gesteigerte Säuresekretion beim Ulcus-Patienten mit Magenausgangsstenose wurde bisher als ein vom Gastrin unabhängiger Mechanismus aufgefaßt und auf den Dehnungseffekt selbst bezogen, da die Dehnung des Magens beim Magengesunden nur zu einem geringen Gastrinanstieg führt [11]. Der Befund, daß bei Patienten mit Magenausgangsstenose sowohl basal wie auch postprandial erhöhte Serum-Gastrinwerte vorliegen und diese Patienten auch nach exogener Gabe von Tetragastrin vermehrt Säure freisetzen [12], läßt aber auch die Deutung zu, daß entsprechend dem ursprünglichen Konzept von Dragstedt die Säurehypersekretion beim Vorliegen einer Magenausgangsstenose wenigstens zum Teil Folge der antralen Stase und der dadurch bedingten vermehrten Gastrinfreisetzung ist.
Ungeklärt ist weiterhin die Frage, ob das gewöhnliche Duodenalulcus ebenfalls eine „Gastrinkrankheit" ist. Bei Patienten mit Ulcus duodeni wurden sowohl erniedrigte, normale als auch erhöhte Serum-Gastrinwerte gefunden (Lit. bei [13]). Im Gegensatz dazu führt Nahrungsaufnahme, Insulin-Hypoglykämie oder eine Scheinfütterung bei Ulcus-Patienten nach den Befunden der überwiegenden Zahl der Autoren im Vergleich zu magengesunden Kontrollpersonen zu einer signifikant gesteigerten Gastrinfreisetzung (Lit. bei [13]). Nun ist die Zahl der antralen G-Zellen bei Ulcus-Patienten nicht vermehrt [14], und auch der antrale Gastringehalt des Ulcus-Patienten ist nicht [14] oder nur gering [15] gegenüber dem magengesunder Kontrollen erhöht. Elektronenoptische Befunde haben jedoch gezeigt, daß die Gastrinzellen des Ulcus-Patienten wesentlich weniger elektronendichte Sekretgranula aufweisen als die Gastrinzellen von Magengesunden [14]. Viele G-Zellen von Ulcus-Patienten weisen „leere" Sekretgranula auf. Dies wurde als Hinweis auf eine vermehrte funktionelle Aktivität gedeutet, was erklären würde, warum diese G-Zellen einen bestimmten Stimulus (z.B. Nahrungsaufnahme) mit einer verstärkten Hormonfreisetzung beantworten [14].
Die Ursache dieser erhöhten funktionellen Aktivität der antralen G-Zellen beim Ulcus duodeni ist unbekannt. Ob sie Ausdruck einer fehlerhaften Hemmung durch die Säure [16] oder Ausdruck eines erhöhten Vagotonus ist, wie er seit langem in der Ulcuspathogenese postuliert wird, muß derzeit noch offenbleiben.

Fehlerhafte Hemmung der Gastrinsekretion

„Excluded antrum". Wird nach einer Magenresektion nach Billroth II versehentlich am Duodenalstumpf ein Antrumschleimhautrest belassen, werden die darin befindlichen Gastrinzellen nicht mehr durch die Säure gebremst, weil diese über die Anastomose direkt in den abführenden Jejunalschenkel gelangt. Diese ungebremsten G-Zellen vermehren sich ähnlich wie die G-Zellen bei perniziöser Anämie und bedingen erhöhte Serum-Gastrinspiegel, die für die Säurehypersekretion dieser Patienten und der dem Zollinger-Ellison-Syndrom vergleichbaren Ulcusdiathese verantwortlich sind. Für die

Differentialdiagnose zwischen „excluded antrum" und Zollinger-Ellison-Syndrom hat sich das Verhalten des Gastrins nach Sekretin-Injektion als hilfreich erwiesen [6] (siehe Abb. 2).

„Short bowel syndrome". Seit langem ist bekannt, daß es nach ausgedehnter Dünndarmresektion zu einem Anstieg der Säuresekretion und zu einem gehäuften Auftreten von peptischen Ulcera kommt [17]. Da bei diesen Patienten sowohl die basalen als auch postprandialen Gastrinspiegel erhöht sind, liegt ein Zusammenhang mit der gesteigerten Säuresekretion nahe [18]. Ursache der Hypergastrinämie nach Dünndarmresektion dürfte ein gestörter Gastrinabbau sein, da der Dünndarm neben der Niere den wichtigsten Ort darstellt, in dem Gastrin abgebaut wird.

Fehlerhafte Hemmung der Parietalzellen

Endokrine Faktoren

Zahlreiche Hormone führen, parenteral verabfolgt, zu einer Hemmung der Säuresekretion. Hierzu zählen die im oberen Dünndarm gebildeten Hormone Sekretin, das „gastric inhibitory polypeptide" (GIP) sowie andere Enterogastrone, worunter man noch unvollständig charakterisierte, in Duodenalextrakten enthaltene Peptide versteht, welche die Säuresekretion hemmen. Auch das in den Langerhansschen Inseln gebildete Glucagon und das aus der Schilddrüse stammende Calcitonin hemmen die Magensekretion. Wie weit die aus pharmakologischen Befunden abgeleitete Beeinflussung der Säuresekretion durch diese Hormone auch in-vivo stattfindet, ist für die genannten Hormone noch nicht restlos geklärt, ebenso nicht die Frage, ob beim peptischen Ulcus diese Hormone vermindert freigesetzt werden. Widersprüchlich sind die Befunde über die basalen und stimulierten Sekretinspiegel beim Ulcus duodeni: So wurden sowohl erniedrigte basale [19] und stimulierte [20] wie auch erhöhte Serum-Sekretinspiegel [21] beschrieben. Eine Sekretinresistenz der Parietalzellen liegt jedoch beim Ulcus duodeni nicht vor. Exogen verabfolgtes Sekretin vermindert dosisabhängig die Säuresekretion von Ulcus-duodeni-Patienten im gleichen Ausmaß wie bei Magengesunden [22]. Dagegen darf als gesichert gelten, daß ein GIP-Mangel als Ursache für die Säurehypersekretion des Ulcus-Patienten ausscheidet, da die basalen Serum-GIP-Spiegel bei Ulcus-Patienten nicht erniedrigt, die postprandialen Spiegel sogar erhöht sind [23].

Parakrine und neurokrine Faktoren

Im Gegensatz zu den „klassischen" Hormonen Sekretin, Gastrin, GIP, die in die Blutbahn freigesetzt werden und so ihre Zielzelle erreichen, wird für das Hormon Somatostatin ein „parakriner" Sekretionsmodus, für das „vasoaktive intestinal polypeptide" (VIP) ein „neurokriner" Sekretionsmodus angenommen. Beide Hormone sind, exogen verabfolgt, potente Hemmer der Säuresekretion des Magens und beeinflussen darüber hinaus auch die Freisetzung von Gastrin [24, 25]. Aus einer parakrin sezernierenden Zelle gelangt das Hormon über Diffusion ins umgebende Gewebe zur eng benachbarten Zielzelle. Für die in unmittelbarer Nachbarschaft zu den antralen G-Zellen und den

Parietalzellen der Korpusschleimhaut lokalisierten Somatostatin-produzierenden D-Zellen wird ein solcher parakriner Sekretionsmodus angenommen. Vorläufige Befunde über die D-Zelldichte in der Antrumschleimhaut [24] sowie über die Somatostatinkonzentration in der Antrum- und Korpusschleimhaut [24, 26] lassen den Schluß zu, daß ein Somatostatinmangel bei Ulcus-duodeni-Patienten nicht vorliegt.
Über das im gesamten Gastrointestinaltrakt vorkommende, ausschließlich in Nerven lokalisierte und von diesen als Neurotransmitter freigesetzte VIP liegen keine Befunde vor, die die Annahme eines VIP-Mangels beim Ulcus duodeni rechtfertigen.

Fehlerhafte Säureneutralisation im Bulbus duodeni

Eine effektive Neutralisation des Bulbus duodeni hängt von der zeitgerechten Bereitstellung ausreichender Mengen von Bikarbonat ab, dessen Freisetzung durch die Hormone Sekretin und VIP gesteuert wird. Beide Hormone werden durch die ins Duodenum gelangende Säure freigesetzt [27, 28]. Auf die widersprüchlichen Angaben in der Literatur hinsichtlich der basalen Serum-Sekretinspiegel sowie über den Sekretinanstieg nach intraduodenaler Säureapplikation wurde bereits hingewiesen [19, 20, 21]. Ebenso widersprüchlich sind die Angaben in der Literatur über die Bikarbonatsekretion Patienten nach Säureapplikation, verglichen mit Kontrollpersonen [29, 30], wie auch über eine vermehrte Bikarbonatsekretion nach Stimulation mit exogen verabfolgtem Sekretin [31] berichtet. Angaben zum duodenalen VIP beim Ulcus duodeni liegen derzeit noch nicht vor. Die Frage, ob beim Ulcus duodeni über endokrine Mechanismen eine fehlerhafte Säureneutralisation im Bulbus duodeni zu erklären ist, kann demnach derzeit noch nicht endgültig beantwortet werden.
Inwieweit die bei Ulcus-duodeni-Patienten beschriebene beschleunigte Magenentleerung, die eine erhöhte Säure- und Pepsinkonzentration im Bulbus duodeni auch ohne gesteigerte Sekretion dieser Faktoren im Magen erklären würde, auf eine endokrinologische Ursache zu beziehen ist, muß ebenfalls offenbleiben. Zu den wenigen, hormonalen Faktoren, welche die Magenentleerung beschleunigen, zählt das Motilin [32], über dessen Verhalten beim peptischen Ulcus keine Angaben vorliegen.

Literatur

1. Halter, F.: Pathogenese des Ulcus ventriculi und der chronischen Gastritis. In: Ulcus-Therapie; Blum, A.L., Siewert, J.R. (Hrsg.), pp. 12–27. Berlin, Heidelberg, New York: Springer 1978
2. Arnold, R.: Pathogenese des Ulcus duodeni. In: Ulcus-Therapie; Blum, A.L., Siewert, J.R. (Hrsg.), pp. 28–29. Berlin, Heidelberg, New York: Springer 1978
3. Ellison, E.H., Wilson, D.: The Zollinger-Ellison syndrome: reappraisal and evaluation of 260 registered cases. Ann. Surg. *160,* 512 (1964)
4. Isenberg, J.I., Walsh, J.H., Grossman, M.I.: Zollinger-Ellison syndrome. Gastroenterology *65,* 140 (1973)
5. Creutzfeldt, W., Arnold, R., Creutzfeldt, C., Track, N.S.: Pathomorphologic, biochemical, and diagnostic aspects of gastrinomas (Zollinger-Ellison syndrome). Hum. Pathol. *6,* 47 (1975)

6. Arnold, R., Creutzfeldt, W.: Präoperative Untersuchungen bei Rezidivulkus im operierten Magen. Dtsch. Med. Wschr. *46,* 1684 (1977)
7. Seino, S., Seino, Y., Matsukura, S., Kurahachi, H., Ikeda, M., Yawata, M., Imura, H.: Effect of glucocorticoids on gastrin secretion in man. Gut *19,* 10 (1978)
8. Stadil, F., Rehfeld, J.F.: Release of gastrin by epinephrine in man. Gastroenterology *65,* 210 (1073)
9. Brandsborg, O., Brandsborg, M., Christensen, N.J.: Plasma adrenaline and serum gastrin: studies in insulin-induced hypoglycemia and after adrenaline infusions. Gastroenterology *68,* 355 (1975)
10. McGuigan, J.E., Colwell, J.A., Franklin, J.: Effect of parathyroidectomy on hypercalcemic hypersecretory peptic ulcer disease. Gastroenterology *66,* 269 (1974)
11. Soares, E.C., Zaterka, S., Walsh, J.: Acid secretion and serum gastrin at graded intragastric pressures in man. Gastroenterology *72,* 676 (1977)
12. Tani, M., Shimazu, H.: Meat-stimulated gastrin release and acid secretion in patients with pyloric stenosis. Gastroenterology *73,* 207 (1977)
13. Mayer, G., Arnold, R., Feurle, G., Fuchs, K., Ketterer, H., Track, N.S., Creutzfeldt, W.: Influence of feeding and sham feeding upon serum gastrin and gastric acid secretion in control subjects and duodenal ulcer patients. Scand. J. Gastroenterol. *9,* 703 (1974)
14. Creutzfeldt, W., Arnold, R., Creutzfeldt, C., Track, N.S.: Mucosal gastrin concentration, molecular forms of gastrin, number and ultrastructure of G cells in patients with duodenal ulcer. Gut *17,* 745 (1976)
15. Malmström, J., Stadil, F.: Measurements of immunoreactive gastrin in gastric mucosa. Scand. J. Gastroenterol. *10,* 433 (1975)
16. Walsh, J.H., Richardson, C.T., Fordtran, J.S.: pH dependence of acid secretion and gastrin release in normal and ulcer subjects. J. Clin. Invest. *55,* 462 (1975)
17. Osborne, M.P., Sizer, J., Frederick, P.L.: Massive bowel resection and gastric hypersecretion. Am. J. Surg. *114,* 393 (1967)
18. Straus, E., Gerson, C.D., Yalow, R.S.: Hypersecretion of gastrin associated with short bowel syndrome. Gastroenterology *66,* 175 (1974)
19. Bloom, S.R., Ward, A.S.: Failure of secretin release in patients with duodenal ulcer. Br. Med. J. *I,* 126 (1975)
20. McLoughlin, J.C., Green, W.E.R., Buchanan, K.D.: Gastric emptying of ingested acid and its effects on plasma gastrin and secretin in duodenal ulcer subjects. Scand. J. Gastroenterol. *13,* 313 (1978)
21. Straus, E., Yalow, R.S.: Hypersecretionemia associated with marked basal hyperchlorhydria in man and dog. Gastroenterology *72,* 992 (1977)
22. Dalton, M.D., Eisenstein, A.M., Walsh, J.H., Fordtran, J.S.: Effect of secretin on gastric function in normal subjects and in patients with duodenal ulcer. Gastroenterology *71,* 24 (1976)
23. Arnold, R., Creutzfeldt, W., Ebert, R., Becker, H.D., Börger, H.W., Schafmayer, A.: Serum gastric inhibitory polypeptide (GIP) in duodenal ulcer disease: relationship to glucose tolerance, insulin and gastrin release. Scand. J. Gastroenterol. *13,* 41 (1978)
24. Creutzfeldt, W., Arnold, R.: Somatostatin and the stomach – exocrine and endocrine aspects. Metabolism *27,* (Suppl. 1) 1309 (1978)
25. Said, S.I., Makhlouf, G.M.: Vasoactive intestinal polypeptide: spectrum of biological activity. In: Endocrinology of the Gut; Chey, W.Y., Brooks, F.P. (eds.), pp. 83–87. Thorofare, New Jersey: Charles B. Slack 1974
26. Chayvialle, J.A.P., Cescos, F., Bernard, C., Martin, A.: Lambert, R.: Somatostatin-like immunoreactivity in the stomach and proximal duodenum in controls and patients with peptic ulcer. Gastroenterology *72,* 1037 (1977)
27. Isenberg, J.I., Cano, R., Bloom, S.R.: Effect of graded amounts of acid instilled into the duodenum on pancreatic bicarbonate secretion and plasma secretin in duodenal ulcer patients and normal subject. Gastroenterology *72,* 6 (1977)

28. Schaffalitzky de Muckadell, O.B., Fahrenkrug, J., Holst, J.J., Lauritzen, K.B.: Release of vasoactive intestinal polypeptide (VIP) by intraduodenal stimuli. Scand. J. Gastroenterol. *12,* 793 (1977)
29. Wilhelmj, C.M., Sachs, A., Slutzky, B., Barak, A.: The acid reducing mechanisms of the normal human duodenum and on observation on duodenal ulcer. Gastroenterology *16,* 731 (1950)
30. Wormsley, K.G.: Response to duodenal acidification in man. III. Comparison with the effects of secretin and pancreozymin. Scand. J. Gastroenterol. *5,* 353 (1970)
31. Petersen, H.: Relationship between gastric and pancreatic secretion in patients with duodenal ulcer. Scand. J. Gastroenterol. *5,* 321 (1970)
32. Christofides, N.D., Modlin, I.M., Fitzpatrick, M.L., Bloom, S.R.: Effect of motilin on the rate of gastric emtying and gut hormone release during breakfast. Gastroenterology *76,* 903 (1979)

Zur Bedeutung protektiver Schleimhautfaktoren für die Pathogenese des Ulcus ventriculi

W. Domschke

Aus theoretischen Überlegungen sollte die Magenschleimhaut geschützt werden durch
1. eine normale Durchblutung,
2. regelrechten Epithelzellumsatz und
3. ausreichende Schleimproduktion.

Im folgenden wird zu diesen protektiven Faktoren einzeln und synoptisch Stellung genommen.

Durchblutung

Es liegt nahe, eine verminderte Magenschleimhautdurchblutung mit der Entstehung peptischer Ulcera ursächlich in Verbindung zu bringen. Weniger einfach ist der experimentelle Nachweis eines solchen Zusammenhanges. Jedenfalls haben Guth et al. [1] in ausgedehnten Untersuchungen beim Menschen bisher keine überzeugenden Hinweise auf eine derartige Bedeutung der Magenschleimhautdurchblutung liefern können. Neuerdings sind als mögliche Regulatoren der Magenschleimhautdurchblutung endogene Prostaglandine interessant geworden. Diese Substanzen besitzen neben einer antisekretorischen und schleimbildungsfördernden [2] auch eine durchblutungssteigernde [3] Wirksamkeit. Diese Eigenschaften der Prostaglandine lassen sich als Grundlage ihres cytoprotektiven Effekts [4] auf die Magenschleimhaut diskutieren und sollten sich auch therapeutisch nutzbar machen lassen. Es ist vorstellbar, daß ein Mangel an endogenen Prostaglandinen die Entstehung peptischer Läsionen begünstigt. Insgesamt gesehen aber muß die Bedeutung der Prostaglandine als protektives Prinzip für die Magenschleimhaut noch weiter experimentell abgesichert werden.

Epithelzellumsatz

Beim Ulcus-ventriculi-Patienten ist der gastrale Epithelzellumsatz (gemessen an der Desquamationsrate DNS-haltiger Zellen ins Magenlumen [5]) wesentlich höher als beim Gesunden [6] (Abb. 1). Eine 4wöchige Therapie mit Carbenoxolen führt zu signifikanter Reduktion der Zelldesquamationsrate. Gleichzeitig nimmt die gastrale Produktion N-Acetyl-Neuraminsäure (NANA)-haltiger Schleimstoffe zu [6] (Abb. 2).

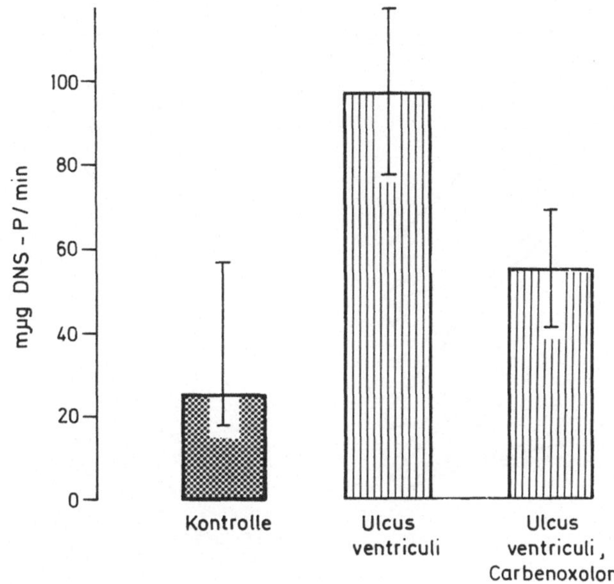

Abb. 1. Gastraler Epithelzell (DNS)-Verlust bei 19 gesunden Kontrollpersonen und 17 Ulcus-ventriculi-Patienten vor und nach 4wöchiger Therapie mit Carbenoxolon. DNS = Desoxyribonucleinsäure, P = Phosphor. Mittelwerte ± Standardabweichungen bzw. Mediane mit 95% Vertrauensgrenzen

Schleimproduktion

Unter den vom Magen gebildeten Schleimstoffen nehmen N-Acetyl-Neuraminsäure (NANA)-haltige Glykoproteine eine besondere Stellung ein. Das wird verständlich aus den wesentlichen Funktionen der NANA-Reste im molekularen Gefüge: einmal können die NANA-Seitenketten den Angriff proteolytischer Enzyme am Polypeptidanteil des Schleimmoleküls sterisch behindern [7], zum zweiten ist die freie Carboxylgruppe der NANA wesentliche Trägerin der Ionenaustauscherfunktion der Glykoproteine [8], und schließlich ist die Viskosität des Schleims direkt von der Zahl der NANA-Reste abhängig [7]. Beim Ulcus ventriculi-Patienten ist im Vergleich zu gesunden Kontrollen die gastrale Sekretion NANA-haltiger Glykoproteine signifikant reduziert. Nach 4wöchiger Therapie der Ulcus-Patienten mit Carbenoxolon findet sich eine deutliche Steigerung der Sekretionsraten, die dann sogar Normwerte übertreffen [9]. Es liegt daher nahe, die kurative Wirkung des Carbenoxolon mit einer besonderen protektiven Funktion NANA-haltigen Magenschleims in Verbindung zu bringen. Untersuchungen in diesem Zusammenhang haben ergeben, daß Veränderungen der Durchlässigkeit der „gastric mucosal barrier" für H^+-Ionen von Qualitätsänderungen des Magenschleims begleitet werden: aus Abb. 3 ist ersichtlich, daß die gastrale Säurerückdiffusion mit der gastralen Produktion NANA-haltiger Glykoproteine reziprok korreliert ist [10]. Oder mit anderen Worten: es ist diskutabel, daß Carbenoxolon die gastrale Säurerück-

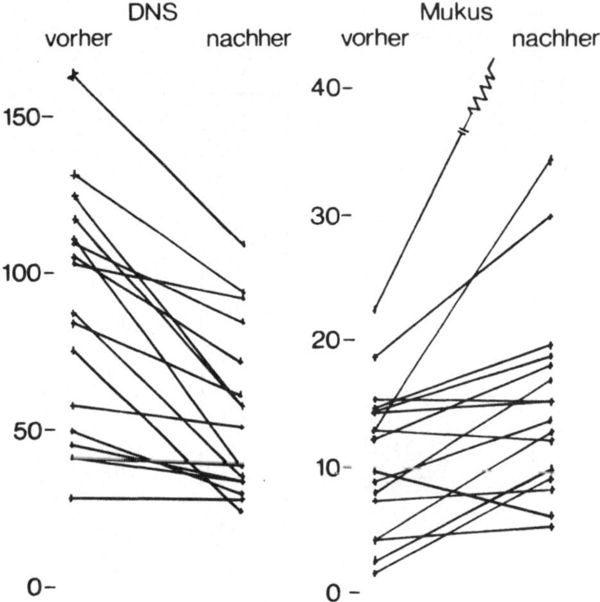

Abb. 2. Gepaarte Einzeldaten von 17 Ulcus-ventriculi-Patienten vor und nach 4wöchiger Carbenoxolon-Therapie. Links: gastraler Epithelzell (DNS)-Verlust in mμg DNS-P/min, rechts: gastrale Schleimsekretion in μmol NANA/h

diffusion über eine Stimulation der Schleimproduktion hemmt und so seine günstigen therapeutischen Wirkungen begründet.

Epithelzellumsatz und Schleimproduktion

Aus Abb. 4 ist ersichtlich, daß zwischen gastralem Epithelumsatz und gastraler Schleimproduktion eine negativ lineare Korrelation besteht [6], d.h. je größer die Desquamationsrate an Epithelzellen, desto weniger NANA-haltiger Schleim wird sezerniert. Oder anders ausgedrückt: Epithelzell-Proliferation (entspricht dem „turnover") und -Reifung (entspricht der Fähigkeit zu regelrechter Schleimbildung) stehen in einem inversen Verhältnis zueinander. Beim Ulcus ventriculi-Patienten ist die Zellreifung zugunsten einer gesteigerten Proliferation vermindert, die überschnell wechselnden Zellen haben offenbar nicht genügend Zeit zu ordnungsgemäßer Schleimsynthese. Unter Carbenoxolon-Therapie normalisieren sich die Verhältnisse: die Epithelzellen reifen besser aus, produzieren mehr Schleim, stabilisieren die „gastric mucosal barrier" und begründen so die günstigen therapeutischen Wirkungen des Carbenoxolon. Es ist diskutabel, daß Carbenoxolon diese Effekte über eine gesteigerte Bildung endogener Prostaglandine realisiert. Dementsprechend läßt sich auch von der therapeutischen Gabe bestimmter Prostaglandinverbindungen einiges für die Zukunft erwarten.

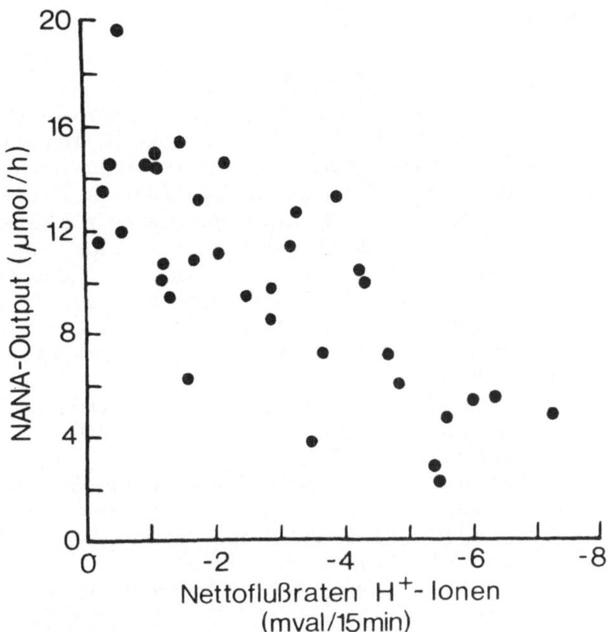

Abb. 3. Gastrale Säurerückdiffusion in Korrelation zur Produktion von NANA-haltigen Glykoproteinen. Aufgetragen sind individuelle Nettoflußraten der H^+-Ionen (mval/ 15 min) gegen die zugehörigen „outputs" an molekular gebundener N-Acetyl-Neuraminsäure (μmol/h)

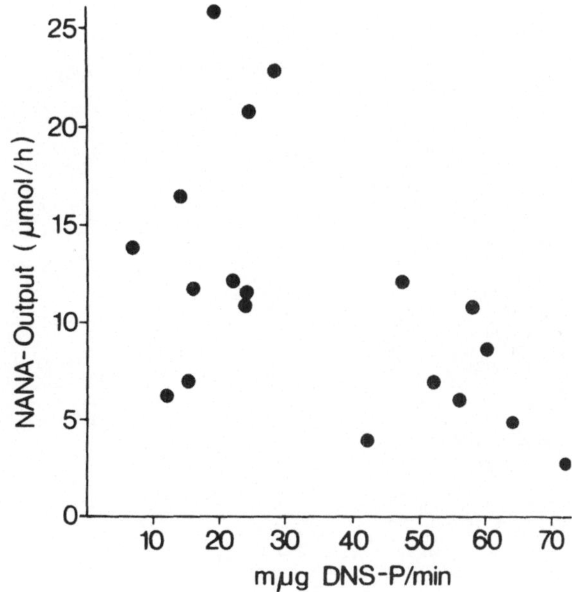

Abb. 4. Intraindividuelle Messungen von gastralem Epithelzell (DNS)-Verlust und Produktion von NANA-haltigen Glykoproteinen bei 19 gesunden Personen

Literatur

1. Guth, P.H., Baumann, H., Grossman, M.I., Aures, D., Elashoff, J.: Measurement of gastric mucosal blood flow in man. Gastroenterology *74,* 831 (1978)
2. Domschke, W., Domschke, S., Hornig, D., Demling, L.: Prostaglandin-stimulated gastric mocus secretion in man. Acta Hepato-Gastroenterol. *25,* 292 (1978)
3. Konturek, S.J., Bowman, J., Lancaster, C., Hanchar, A.J., Robert, A.: Cytoprotection of the canine gastric mucosa by prostacyclin: possible mediation by increased mucosal blood flow. Gastroenterology *76,* 1173 (1979)
4. Robert, A., Nezamis, J.E., Lancaster, C., Hanchar, A.J.: Gastric cytoprotective property of prostaglandins. Gastroenterology *72,* 1121 (1977)
5. Croft, D.N., Pollock, D.J., Coghill, N.F.: Cell loss from human gastric mucosa measured by the estimation of deoxyribonucleic acid in gastric washings. Gut *7,* 333 (1966)
6. Domschke, W., Domschke, S., Hagel, J., Demling, L., Croft, D.N.: Gastric epithelial cell turnover, mucus production, and healing of gastric ulcers with carbenoxolone. Gut *18,* 817 (1977)
7. Gottschalk, A.: Correlation between composition, structure, shape and function of a salivary mucoprotein. Nature *186,* 949 (1960)
8. Schrager, J.: The chemical composition and function of gastrointestinal mucus. Gut *11,* 450 (1970)
9. Domschke, W., Domschke, S., Classen, M., Demling, L.: Some properties of mucus in patients with gastric ulcer. Effect of treatment with carbenoxolone sodium. Scand. J. Gastroenterol. *7,* 647 (1972)
10. Domschke, S., Domschke, W., Demling, L.: Effect of intravenous prednisolone on net ion fluxes across human gastric mucosa: antagonism by carbenoxolone sodium. In 4th Symposium on Carbenoxolone. Avery Jones, F., Parke, D.V. (Eds.), p. 75. London: Butterworths 1975

Die akute gastroduodenale Läsion („Streßulcus")

G. Feifel

Akute gastroduodenale Ulcera als Zweiterkrankung oder als Komplikation nach Trauma, Operation oder Sepsis wurden schon früh beobachtet. Thomas Blizzard Curling, Assistent am London Hospital Medical College, veröffentlichte 1842 die klassische Beschreibung des akuten Ulcus nach Verbrennung [4]. Im gleichen Jahr vertrat Rokitansky die Ansicht, daß akute Erosionen neurogen über vagale Einflüsse entstehen [28]. 1867 gab Theodor Billroth mit seiner Arbeit „Über Duodenalgeschwüre bei Septikämie" den ersten Hinweis auf den Zusammenhang zwischen Sepsis und Ulcus [1]. William Cushing sah 1932 das später nach ihm benannte Ulcus bei Patienten mit Hirntumoren parasympathisch über eine Reizung des Hypothalamus verursacht [5].

Morphologisch handelt es sich um flache Erosionen oder Ulcera im Schleimhautniveau (Tabelle 1). In mehr als der Häfte der Fälle multipel, bevorzugt im Magenkorpus- und -fundusbereich unterscheiden sich Streßulcera morphologisch vom peptischen Ulcus. Überwiegend sind diese Defekte rund, gelegentlich nur punktförmig oder flächenhaft; letztere nicht selten in der Pars descendens duodeni. Histologisch fallen eine Capillardilatation sowie Blutungen auf. Die akuten gastroduodenalen Läsionen entstehen symptomlos, sie lassen in der Regel eine Ulcusanamnese vermissen. Nicht selten besteht eine Kombination mit arzneimittelbedingter Schädigung der gastroduodenalen Schleimhaut. Leitsymptom der unter dem Begriff „Streßulcus" zusammengefaßten Defekte ist die obere gastroduodenale Blutung. Eder und Castrup konnten nachweisen, daß hämorrhagische Erosionen im Obduktionsgut mit 27% die häufigste gastrointestinale Blutungsquelle darstellen [7]. Akute Erosionen heilen sehr rasch ab ohne nachweisbare Narbenbildung. Akute gastroduodenale Ulcera werden auch im frühen Kindesalter beobachtet; im Gegensatz zu Erwachsenen überwiegend als solitäre Läsionen [13]. Die akuten gastroduodenalen Läsionen wurden seit langem als eine monotone, monomorphe Reaktion auf spezifische Reize definiert. Tatsächlich liegt jedoch ein ganzes Spektrum verschiedenster Defekte vor, so daß zu fragen ist, ob es eine für alle zutreffende Pathogenese gibt [9, 10, 21, 22, 34].

Tabelle 1. Morphologische Kriterien streßbedinger akuter gastroduodenaler Läsionen

Erosionen oder/und Ulcera
Disseminierte Defekte
Capillardilatation/Blutung
Fehlende Narbenbildung

Neuroendokrine Streßreaktionen

Die Grundlagen zum Verständnis der physiologischen Veränderungen des Organismus als Antwort auf schwere Belastungen erbrachte Cannon (1929) mit der Definition der Notfallreaktion (fight or fligth syndrom) [2]. Die nach Streß festzustellenden Veränderungen im tierischen und menschlichen Organismus lassen sich als neuroendokrine Streßreaktion nachweisen und können auch für den Menschen inzwischen als gesichert gelten [8, 14, 16]. Sie sind charakterisiert als physiologische Reaktionen mit einer vermehrten adrenergen Aktivität und einer katabolen Stoffwechselsituation mit hohem Energiebedarf. Nach Trauma und Operation, nach Kälte, Hitze, Angst, Hunger, bei Infektionen und speziell nach jedem Schockzustand kommt es zur Freisetzung zentraler Mediatoren, die die Sekretion der eigentlichen Streßhormone bewirken: ACTH, Insulin, Prolaktion, Wachstumshormon, Glucagon, Catecholamine (Abb. 1). Mit verbesserten Bestimmungsmethoden konnten zahlreiche Ursachen einer vermehrten Catecholaminausschüttung erfaßt werden: Hypoxie, Hyperkapnie, Hypotension. Die Höhe der Catecholaminfreisetzung während chirurgischer Eingriffe ist derjenigen bei einem Hypoglykämiestreß vergleichbar [24, 38]. Quantitativ entspricht sie einer Dosis, die ausreicht, um einen Blutzuckeranstieg, eine Lipolyse und eine Hemmung der Insulinfreisetzung zu verursachen. Nach neueren Untersuchungen scheinen afferente Signale aus dem traumatisierten Gebiet die entscheidenden Impulse für den Mechanismus darzustellen, der die neuroendokrine Streßreaktion in Gang setzt [12, 15, 36, 38]. Für diesen Zusammenhang sprechen Beobachtungen, nach denen durch Spinalanästhesie und durch Morphinanästhesie, d.h. bei Blockade der afferenten Bahnen unter chirurgischem Eingriff die Freisetzung von Wachstumshormonen und Cortisol gehemmt werden konnte [12, 25, 29]. Während elektiver chirurgischer Eingriffe konnte eine adrenerge Aktivierung sowohl vom Nebennierenmark als auch von den peripheren Neuronen nachgewiesen werden. Ihre höchsten Konzentrationen wurden bei chirurgischen Patienten nach Beendigung der Anästhesie gemessen [24]. Speziell nach Trauma ist eine stark erhöhte Plasmacatecholaminkonzentration über Tage nachzuweisen, wobei wiederum die Höhe der Catecholaminausscheidung mit dem Schweregrad der Belastung, d.h. der Verletzung korreliert. Das Ausmaß der Veränderungen ist jedoch nicht nur abhängig von der Schwere der Belastung, sondern wird durch zahlreiche Faktoren modifiziert wie Alter, Begleitkrankheiten, Ernährungszustand und körperliches Training [10, 11, 16, 34].

Das Streßkonzept von Selye

Während die neuroendokrine Streßreaktion als physiologische Antwort des Organismus auf Veränderungen seiner Umwelt anzusehen ist, kann im Gefolge der hierdurch induzierten biochemischen Reaktionen eine organische Schädigung entstehen. 1936 formulierte Hans Selye ein Streßkonzept in Form des allgemeinen Adaptationssyndroms. Als regelmäßigstes Zeichen einer Streßsituation sah er im Tierexperiment akute gastroduodenale Erosionen [30]. Nach dem Streßkonzept waren die Veränderungen als fehlende oder überschießende Adaptation an die Streßreaktion aufzufassen. Das Streßkonzept löste zwar nicht alle Einzelfragen nach der Pathophysiologie der akuten

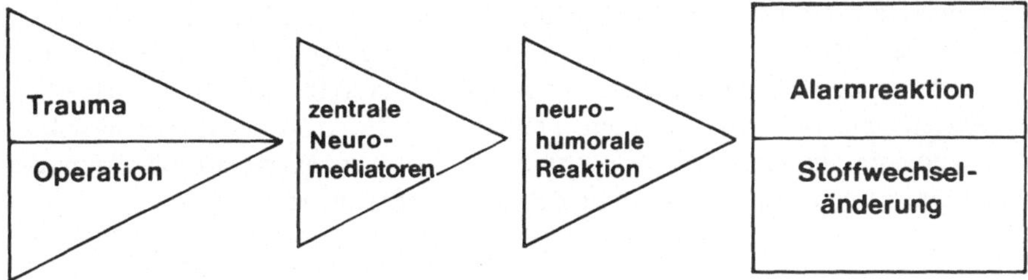

Abb. 1. Neuroendokrine Streßreaktionen

Schleimhautdefekte, aber es bot zum ersten Mal eine Erklärung für die vielfältigen Entstehungsursachen der seither als Streßulcus bezeichneten Läsionen. Auf die neurovasculäre Schädigung weiterer Organe unter Streßbedingungen hat Wachsmuth (1953) hingewiesen [37].

Den besonderen Bedingungen des Zielorgans Magen mit seiner Fähigkeit, eine koordinierte Verdauung einzuleiten und ein proteolytisch wirksames Sekret bereitzustellen, kommt Bedeutung in der Ausformung der Streßreaktion zu (Abb. 2). Es ist daher kein Zufall, daß vor allem die gastroduodenale Schleimhaut bei schweren Belastungen aus dem Gleichgewicht zwischen aggressiven und defensiven Faktoren kommt. Auf den engen Zusammenhang zwischen Streß und Emotion sei hingewiesen [3, 8, 38]. Das Streßkonzept Selyes erklärt spezies-spezifische Befunde sowie unterschiedliche Befunde bei Patienten, je nachdem, ob eine bereits vorgeschädigte Schleimhaut einer Streß-

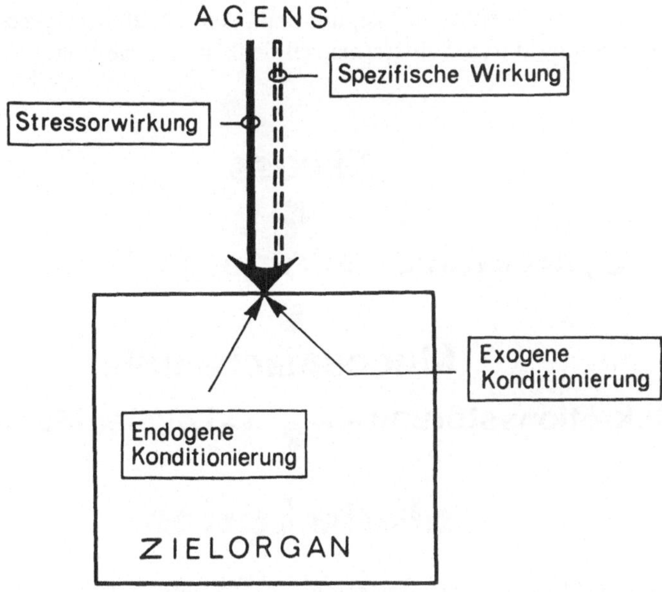

Abb. 2. Schematische Darstellung der Streßwirkung [nach 31]

reaktion ausgesetzt ist oder nicht. Schließlich gestattet das Streßkonzept einen interessanten therapeutischen Ansatz, der in jüngster Zeit aufgegriffen wurde. Von Reimann u. Mitarb. sowie von Sines konnte der adaptive Charakter der Streßulcuspathogenese bei Ratten eindeutig nachgewiesen werden [22, 26, 32]. Durch wiederholte kurze Streßexposition konnte eine Anpassung der Tiere an Maximalstreß (Hypothermie, Immobilisation) erzielt werden, ohne daß Streßulcera auftraten.

Lokale Faktoren der Streßulcuspathogenese

Aus der Flut von Mitteilungen zur Entstehung akuter gastroduodenaler Läsionen lassen sich 2 Faktoren ableiten, die auch für den Menschen als bedeutsam gelten können: *Mikrozirkulationsstörung* und *Sekretionsstörung* an der Magenschleimhaut (Abb. 3). Die Abfolge der Veränderungen unter Streßeinwirkung besteht zunächst in der sympathico-adrenergen Reaktion, deren Auswirkung durch die vorherrschende Sekretionsbedingung und Lokalfaktoren modifiziert wird. Ausprägung und Intensität des Mucosaschadens (solitär, multipel, flächenhaft) scheinen mit dem Schweregrad der Veränderungen zu korrelieren.

Zahlreiche weitere, z.T. noch ungenügend geklärte Mechanismen die bei der Streßulcuspathogenese beobachtet werden, stehen in direktem oder indirektem Zusammenhang mit den genannten Faktoren (Tabelle 2). Dem *Histamin* wurde besonders große Aufmerksamkeit geschenkt, da es sowohl die Sekretion als auch die Mikrozirkulation zu beeinflussen vermag.

In Übereinstimmung mit Hakanson ließ sich nachweisen, daß es nach Immobilisationsstreß bei Ratten zu einer zunehmenden Aktivität der Histidindecarboxylase kommt [17, 33]. Interessant war dabei, daß das Maximum der Aktivität zwischen 9. und 12. Stunde nach Streßbeginn lag, um dann steil abzufallen. Dieses Verhalten läßt an eine Erschöpfung durch Substratmangel denken, wie sie früher von anderen Untersuchern

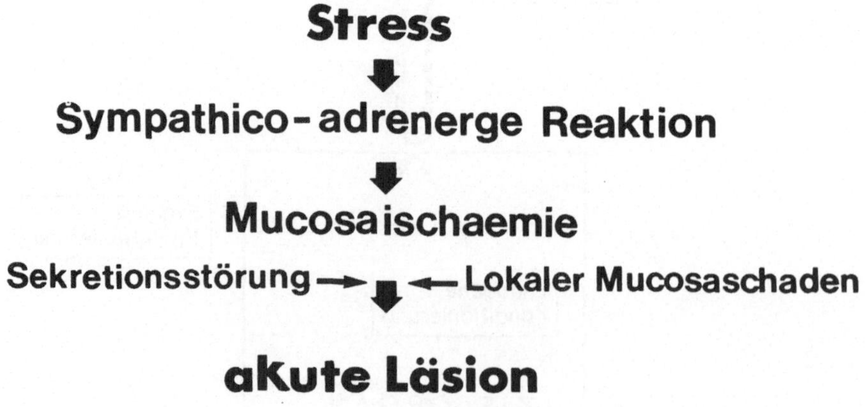

Abb. 3. Mikrozirkulationsstörung und Sekretionsstörung als wesentliche Faktoren in der Pathophysiologie akuter gastroduodenaler Läsionen

Tabelle 2. Mechanismen der Streßulcuspathogenese

Erhöhter Vago-/Sympathicotonus
Histaminfreisetzung/-bildung
Vasoconstriction
Vasodilatation
Gewebeischaemie
Energiedefizit
H^+-Ionen Rückdiffusion
Verminderte Zellerneuerungsrate

mit pyridoxalfreier Diät provoziert wurde [21]. Die Aktivität der Dopadecarboxylase zeigte ein gleichsinniges Verhalten. Als auslösend für die Aktivitätszunahme des histaminbildenden Enzyms ist die unter Streß erhöhte Gastrinkonzentration anzusehen [20, 22].

Der protektive Einfluß der Vagotomie auf die Magenschleimhaut beruht in diesem Zusammenhang neben der Säurereduktion auf einer verminderten Freisetzung von Histamin [23, 35]. Eine Beteiligung von Histamin bei der Streßulcus-Pathogenese am Rattenmagen scheint demnach gesichert [9, 17, 22, 23, 26, 33, 35]; am menschlichen Magen steht dafür der Beweis noch aus.

Die Integrität der gastroduodenalen Schleimhaut ist von einer ausreichenden Durchblutung und von aktivem, lumenwärts gerichteten Ionentransport abhängig, der sich in der Potentialdifferenz am Magen messen läßt. Permeabilitätsstörungen der Magenschleimhaut unter dem Einfluß von *Gallereflux*, insbesondere durch Lysolecithin, wurden deshalb in den letzten Jahren intensiv auf ihre pathogenetische Bedeutung untersucht [6, 18, 27]. Während eine *H-Ionenrückdiffusion* bei normaler Schleimhautdurchblutung ohne schwerwiegende Gewebsschädigung kompensiert werden kann, führt eine Minderperfusion zu Epithelnekrosen [27]. Ähnliche Beobachtungen wurden bei medikamentöser Schädigung der Magenschleimhaut z.B. Acetylsalicylsäure und bei Alkoholeinwirkung gemacht. In jedem Fall ist die Anwesenheit von Säure und Pepsin Voraussetzung zur Bildung von Erosion oder Ulcus auch unter Streßbedingungen. Neurogen, posttraumatisch und durch Sepsis ausgelöste Streßulcera zeigen in der Regel eine Hypersekretion. Die Entstehung akuter gastroduodenaler Läsionen ist aber aufgrund der multifaktoriellen Genese auch unter hypaciden Bedingungen möglich. Diese Feststellung wird durch klinische Beobachtungen bestätigt, nach denen auch Patienten nach subtotaler Magenresektion oder nach kompletter Vagotomie unter entsprechend schwerer Streßeinwirkung nicht sicher vor der Entwicklung akuter Läsionen geschützt sind.

Unter Streßbedingungen wird die DNA-Synthese gehemmt und die Zellerneuerungsrate reduziert. Dies führt in Anwesenheit von HCL und Pepsin innerhalb weniger Stunden zur Bildung akuter Schleimhautdefekte. Die Gabe von Wachstumshormon und die cytoprotektive Wirkung von Prostaglandinen vermag die Magenschleimhaut von Tieren unter Streßbedingungen zu schützen [18, 19].

Schlußfolgerungen

Als physiologische Antwort des Organismus auf stark physische und psychische Belastungen kommt es zu einer vermehrten adrenergen Aktivität und zu einer katabolen Stoffwechselsituation mit hohem Energiebedarf. Durch überschießende oder fehlende Adaptation auf die neuroendokrine Streßreaktion kann es zu einer Störung des Gleichgewichts zwischen defensiven und aggressiven Mechanismen an der gastroduodenalen Schleimhaut kommen. Im Mittelpunkt der Streßulcuspathogenese steht eine passagere Minderdurchblutung der Schleimhaut, gefolgt von der peptischen Aktivität des Magensekrets. Auch wenn Einzelheiten der multifaktoriellen Entstehung akuter gastroduodenaler Läsionen noch strittig sind, weisen experimentelle und klinische Befunde auf die Bedeutung des Säurefaktors hin. Die Säurereduktion stellt gegenwärtig das wirksamste Prinzip der Streßulcusprophylaxe dar.

Literatur

1. Billroth, T.: Über Duodenalgeschwüre bei Septicämie. Wien. Med. Wschr. *17*, 705 (1967)
2. Cannon, W.B.: Bodily Changes in Pain, Hunger, Fear and Rage. New York: Appleton 1929
3. Cardon, P.V., Gordon, R.S.: Rapid increase of plasma unesterified fatty acids in man during fear. J. Psychosomatic Res. *4*, 5–9 (1959)
4. Curling, Th. B.: On acute ulceration of the duodenum in cases of burn. Med.-Chir. Trans. *25*, 260 (1942)
5. Cushing, H.: Peptic ulcers and the interbrain. Surg., Gyn., Obst. *55*, 1 (1932)
6. Davenport, H.W.: The gastric mucosal barrier. Digestion *5*, 162 (1972)
7. Eder, M., Castrup, H.J.: Die gastrointestinale Blutung aus der Sicht des Pathologen. Chirurg *40*, 97 (1969)
8. Edholm, O.G.: Emotion and Stress. In: Environmental endocrinology, Assenmacher, I., Farner, D.S. (Eds.). Berlin, Heidelberg, New York: Springer 1978
9. Feifel, G.: Experimentelle Untersuchungen zur Pathogenese akuter Erosionen und Ulcera des Magens. Thesis 1971
10. Feifel, G., Loeweneck, H., Seidel, W.: Gastro-duodenale Ulzera und Erosionen. In: Chirurgie der Gegenwart, Zenker, R., Deucher, F., Schinck, W. (Hrsg.). München, Berlin, Wien: Urban & Schwarzenberg 1976
11. Freeman, B.M.: Physiological basis of stress. Proc. roy. Soc. Med. *68*, 25 (1975)
12. George, J.M., Reier, Ch. E., Lanes, R.R., Rower, J.M.: Morphine anesthesia blocks cortisol and growth hormone response to surgical stress in humans. J. Clin. Endocr. Metab. *38*, 736 (1974)
13. Grosfeld, J.L., Shipley, F., Fitzgerald, J.F., Ballantine, Th. V.N.: Acute peptic ulcer in infancy and childhood. Amer. Surgeon *44*, 13 (1978)
14. Halter, J.B., Pflug, A.E., Porte, D.: Mechanism of plasma catecholamine increases during surgical stress in man. J. Clin Endocrin. Metab. *45*, 936 (1977)
15. Hume, D.M., Egdahl, R.H.: The importance of the brain in the endocrine response to injury. Ann. of Surg. *150*, 697 (1959)
16. Jäättelä, A., Alho, A., Avikainen, V., Karaharju, E., Kataja, J., Lahdensuu, M., Lepistö, P., Rokkanen, P., Tervo, T.: Plasma catecholamines in severly injured patients: a prospective study on 45 patients with multiple injuries. Br. J. Surg. *62*, 177 (1975)
17. Keller, M.: Der Einfluß trunkulärer Vagotomie auf die spezifische Histidindecarboxylase und auf Gastrin im Rattenmagen. Dissertation München 1979

18. Kivilaakso, E., Silen, W.: Pathogenesis of experimental gastric-mucosal injury. New Engl. J. Med. *301*, 364 (1979)
19. Lipkin, M.: Cell proliferation and ulcer formation and healing. In: Experimental ulcer. Gehorghiu, Th. (ed.), Baden-Baden, Brüssel, Köln: G. Witzstock 1975
20. Londong, W., Keller, M., Feifel, G.: Einfluß von Streß auf Serum- und Gewebsgastrin der vagotomierten Ratte. Verhdlg. d. Deutschen Ges. f. inner Medizin 85. Band, 1979
21. Lorenz, W., Feifel, G.: Neue Gesichtspunkte zur Pathogenese des Streß- und Steroidulcus. Deutsche Med. Wschr. *95*, 1848 (1970)
22. Lorenz, W., Reimann, H.-J., Fischer, M.: Pathogenese der akuten gastroduodenalen Läsion („Streßulcus"). In: Ulcustherapie, Blum, A.L., Siewert, J.R. (eds.), Berlin, Heidelberg, New York: Springer 1978
23. Lundell, L., Rosengreen, E., Svensson, S.E.: Alterations in histamine metabolism of rat gastric mucosa following vagotomy. J. Physiol. *242*, 209 (1974)
24. Madsen, S.N., Fog-Moller, F., Christiansen, C., Vester-Andersen, T., Engquist, A.: Cyclic AMP, adrenaline and noradrenaline in plasma during surgery. Br. J. Surg. *65*, 191 (1978)
25. Newsome, H.H., Rose, J.C.: The response of human andrenocorticotrophic hormone and growth hormone to surgical stress. J. Clin. Endocrin. Metab. *33*, 481 (1971)
26. Reimann, H.-J., Meyer, H.-J., Schmal, A., Fischer, M., Lorenz, W.: Adaptation und Kreuzadaptation und Restraint zur Vermeidung von Streßulkusbildung bei der weiblichen Ratte. Z. phys. Med. *6*, 22 (1977)
27. Ritchie, W.P., Fischer, R.P.: Studies on the pathogenesis of „stress ulcer": Electrical potential difference and ionic fluxes across canine gastric mucosa during hemorrhagic shock. J. of Surg. Res. *3*, 173 (1972)
28. Rokitansky, C.: Handbuch der spez. pathologischen Anatomie, Bd. 3, 1842, 2. und 3. Abb., 163–171
29. Santesson, J., Järnberg, P.-O., Arnér, St.: The effect of surgical stress on haemodynamics during neurolept anaesthesia. Acta anaesth. scand. *22*, 123 (1978)
30. Selye, H.: Thymus and adrenals in the response of the organism to injuries and intoxications. Brit. J. Exp. Pathol. *17*, 234 (1936)
31. Selye, H.: Stressbedingte Veränderungen im Gastrointestinaltrakt. Verhdlg. Dtsch. Ges. Innere Medizin *75*, 213 (1969)
32. Sines, J.O., Patterson, K., Rusch, L.: The experimental production of resistance to stress-induced stomach lesions in the rat. J. of Psychosomatic Res. *21*, 457 (1977)
33. Schauer, A., Kunze, E., Feifel, G., Permanetter, W., Fraps, P.: Increased histidine and dopa decarboxylase activity in the rat stomach during restraint ulcer formation. Digestion *11*, 12 (1974)
34. Schumpelick, V., Horatz, K., Schreiber, H.W.: Das Stressulcus. Langenbecks Arch. Chir. *344*, 141 (1977)
35. Troidl, H., Rohde, H., Lorenz, W., Häfner, G., Hamelmann, H.: Effect of selective gastric vagotomy on histamine concentration in gastric mucosa of patients with duodenal ulcer. Br. J. Surg. *65*, 10 (1978)
36. Vigas, M., Malatinsky, J., Nemeth, St., Jurcovicova, J.: Alpha-adrenergic control of growth hormone release during surgical stress in man. Metabolism *26*, 399 (1977)
37. Wachsmuth, W.: Zur Frage der profusen, neurovasculär bedingten Schleimhautblutungen. Klinische und experimentelle Beobachtungen. Langenbecks Arch. u. Dtsch. Z. Chir. *274*, 490 (1953)
38. Wilmore, D.W., Long, J.M., Mason, A.D., Pruitt, B.A.: Stress in surgical patients as a neurophysiologic reflex response. Surg., Gyn., Obst. *142*, 257 (1976)

Die Anatomie der Pylorusregion

F. Stelzner

Der Magenpförtner gilt als glattmuskeliger Sphincter. Einem genauen Beobachter müssen aber Widersprüche auffallen.

1. Nach einer Vagotomie ist der Pylorus unpassierbar.
2. Niemand hat einen vollständig geschlossenen oder einen maximal offenen Magenpförtner gesehen. Selbst im Ileus, der zu einer maximalen Erweiterung des Magendarmkanals oberhalb des Hindernisses führt, wenn es sich um einen mechanischen Ileus handelt, bleibt der Pylorus verhältnismäßig eng.
3. Beim sog. Pylorospasmus des Säuglings ist die Hyptertrophie besonders auffallend. Diese erstreckt sich auch auf die Antrummuskulatur. Dabei ist der Pyloruskanal obwohl eng, immer offen. Wäre es wirklich eine Verkrampfung, so könnte der Muskel nicht verlängert sondern er müßte verkürzt sein.

Mein Mitarbeiter Henrich hat darauf hingewiesen, daß die Magen- Pylorus- und Bulbus duodeni-Region eine anatomische Einheit darstellen. Soweit das Mesogastrium ventrale angelegt ist – es endet am Ligamentum hepatoduodenale – gilt diese Einheit vermutlich auch funktionell. Die Magen- Pylorus- und Bulbus duodeni-Region ist die einzige, die neben dem Mesogastrium dorsale dieses Mesogastrium ventrale besitzt. Sie wird also von 2 Gefäßfächern gespeist. Der ganze übrige Intestinaltrakt dagegen wird lediglich von einem dorsalen Gefäßfächer bis zum Rectum hinunter durchblutet.

Wir haben mit Lierse die Muskelarchitektur dieser eben angesprochen Region untersucht. Die Leichenpräparate wurden aufgehellt und die Muskelfasern histologisch kontrolliert und dann mit Hilfe des polarisierten Lichtes in ihrem Verlauf untersucht. Dazu einige Vorbemerkungen: Die glatte Muskulatur verläuft im Bereich des Intestinaltraktes gebündelt. Diese Muskelbündel stecken in Bindegewebsstrümpfen. Da diese Bindegewebsstrümpfe schlecht dehnbar sind, so können sie den Volumenschwankungen der Hohlorgane nur durch eine Faserumordnung nachkommen.

Wir stellten nun Folgendes fest: Die Fasergitter im Antrumbereich überkreuzen sich in einer Mittelstellung des Organs in Kreuzungswinkel, die flach zur Längsachse verlaufen, d.h. unter 45°. Überraschenderweise hat nun der Pylorus genau die gleiche Muskelanordnung. Es liegt also kein Schließmuskel vor sondern ein eng angelegtes Segment mit der gleichen Architektur wie sie das Antrum aufweist, nur ist dieses Segment einfach 1/3 enger. Der Bulbus duodeni, der wieder weiter ist, zeigt nun ebenfalls die gleiche Architektur, die Fasern kreuzen sich in einem Winkel unter 45°. Dies ist die Erklärung, warum sich ein Pylorus in engen Grenzen eigentlich nur verengen kann, kaum einmal erweitern. Ein weiterer Beweis, daß der Pylorus eine Engstrecke ist mit der gleichen Ringmuskulatur wie Antrum und Bulbus duodeni, geht aus der eindeutigen Beobachtung hervor, daß jeder Pylorus zur Längsachse des Organs gekippt er-

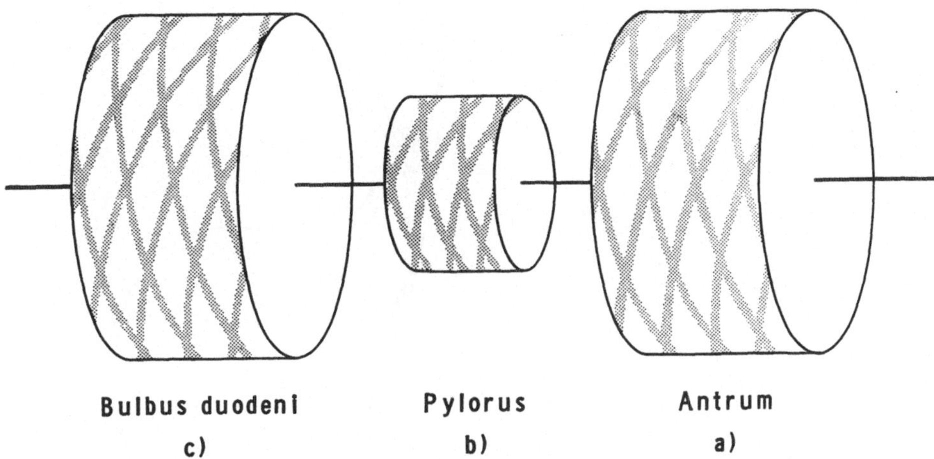

Abb. 1. a Antrumringmuskulatur mit Steigungswinkeln unter 45°; b Pylorus mit seiner Ringmuskulatur mit den gleichen Steigungswinkeln unter 45°. Nur ist der Pylorus eng engelegt; c Bulbus duodeni mit der gleichen Muskelarchitektur

scheint. Er ist nicht wie ein Schließmuskel senkrecht zur Längsachse eingelassen sondern er ist zur Längsachse geneigt. Diese Verkippung folgt den Grundsegmenten der Ringmuskulatur, die sich im Antrum als sog. Antrumschlinge (Forsell, Farthmann) und die sich auch im Bulbus duodeni finden. Erst nach dem Bulbus duodeni beginnt die konzentrisch gerichtete Ringmuskulatur und die läuft bis zum Rectum hinunter ganz gleichförmig.

In der Überschau hat demnach die Kardia und der Pylorus eine ähnliche Funktion. Es liegen keine Schnürsphincteren vor sondern Dehnspincteren und diese Dehnspincteren sind bei einer Lähmung des Organs und des Abschlußmechanismusses geschlossen. Bei der Speiseröhre ist der Dehnverschluß von uns ausführlich beschrieben worden. Vermutlich liegt auch beim Pylorus ein ähnlich regulierendes Segment vor, das den Reflux verhindert und die Magenentleerung steuert.

Literatur

Farthmann, E.: Die Faserstruktur der Muskularis propria des menschlichen Magens. Gastroenterol. u. Stoffwechsel, Bd. 3. Stuttgart: Thieme 1973

Stelzner, F., Lierse, W.: Der angiomuskuläre Dehnverschluß der terminalen Speiseröhre. Lgbck. Archiv *321*, 35 (1968)

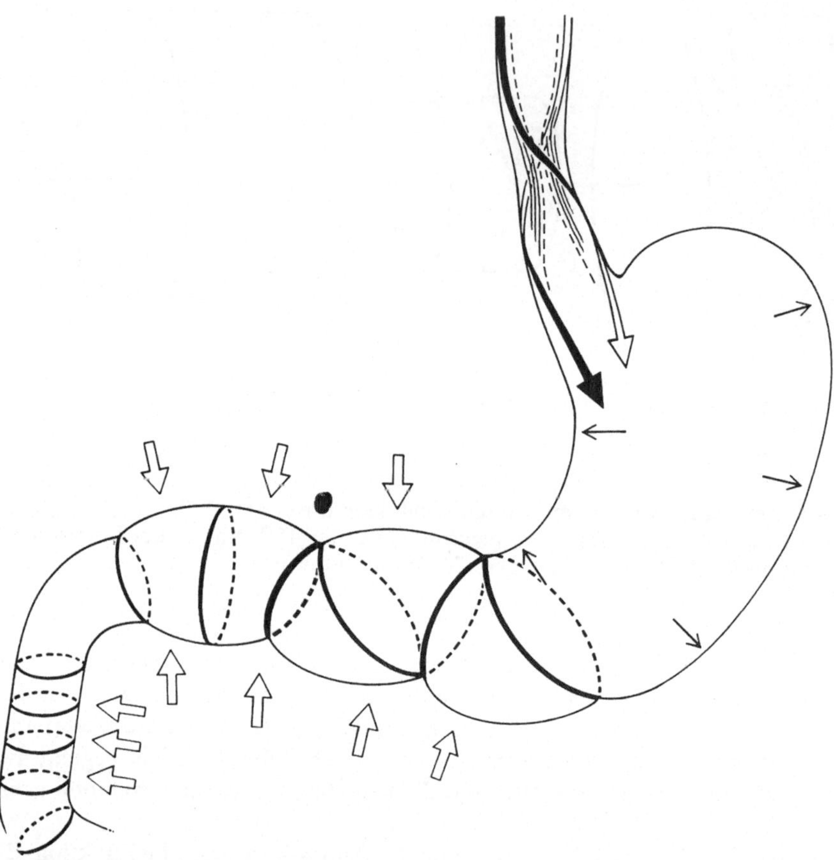

Abb. 2. Oesophagusmagenduodenalregion. Die weißen Pfeile markieren das Mesogastrium ventrale und dorsale. Der aus der Ringfaserarchitektur hervorgehende Pylorus (●) ist zur Längsachse gekippt. Diese verkippten Muskelschlingen setzen sich im Bulbus duodeni fort. Erst im absteigenden Duodenum beginnt die konzentrische Ringmuskulatur, die dem Darm eigentümlich ist. Im Oesophagus ist sein Dehnverschluß eingezeichnet. Er arbeitet nach dem gleichen Prinzip wie der Pylorus (vergl. Abb. 1b)

Neurale Pylorusveränderungen beim Gastro-Duodenal-Ulcus

O. Hellerer, S. Reiser und O. Stochdorph

Problemstellung

Sowohl nach einer trunculären Vagotomie als auch nach einer weit ins Antrum reichenden SPV mit einer adäquaten Säurereduktion wird eine Verzögerung der Magenentleerung beobachtet. Dragstedt beschrieb 1956 Magenulcera nach trunculärer Vagotomie. Im Tierexperiment an der Ratte konnten wir ebenfalls bei einer adäquaten SPV Ulcera ventriculi erzeugen [3]. Veränderungen im Bindegewebsstroma wie auch in den Plexusstrukturen der Pylorusregion [3, 7] wurden schon 1925 von Orator [4] und dann wieder von Brückner et al. (1973 [1]) und von Stochdorph et al. (1974 [6]) beschrieben.
Ziel der vorliegenden Untersuchung war es, der Frage nachzugehen, ob eine Beziehung zwischen Bindegewebs- und Plexusveränderungen des Pylorus einerseits und dem Auftreten von Gastroduodenalulcus andererseits besteht.

Material und Methode

Wir untersuchten 150 intraoperativ entnommene Pueloruspräparate. Die topographische Lage des Pylorus wurde durch Fäden markiert und das Pylorusstück auf eine Korkplatte aufgespannt. Nach Formalinfixierung wurden die Präparate in Paraffin eingebettet und anschließend nach van Gieson und mit HE gefärbt. Die Auswertung erfolgte blind, d.h. ohne Kenntnis der Anamnese und der klinischen Diagnose des betreffenden Präparates. In 92 Fällen handelte es sich um Duodenalulcera, in 44 um Magenulcera. Wegen technischer Mängel konnten wir 14 Präparate nicht auswerten.
Die Befunde gliederten wir in Veränderungen des Bindegewebsstromas der Tunica muscularis propria und in Veränderungen des Plexus myentericus Auerbach.
Beim Plexus myentericus beschrieben wir multiple Rundzellinfiltrate als *floride* Veränderungen (Abb. 1). Perineurale Fibrose, Vermehrung der Hüllzellen, neuromartige Wucherungen und sonstige offenbar ältere Veränderungen in den Plexussträngen definierten wir als *inveteriert* [5] (Abb. 2). Beim Bindegewebsstroma wurden Infiltrate und Fibrose in entsprechender Weise berücksichtigt.

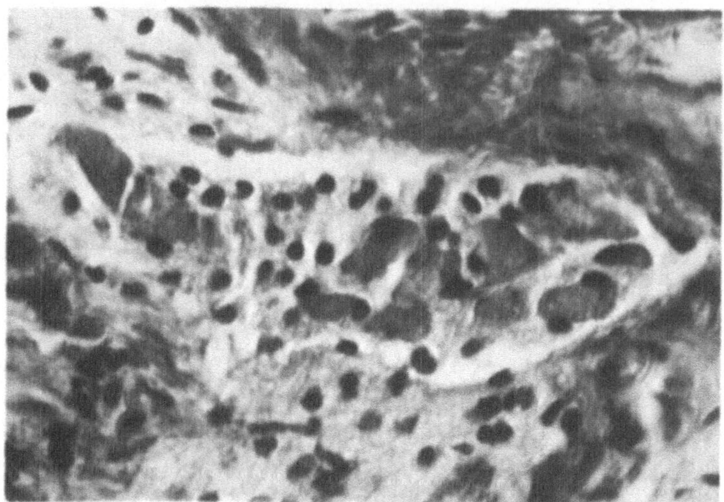

Abb. 1. Multiple Rundzell-Infiltrate (florider Typ). van Gieson, x 160

Ergebnisse

Beim Magengeschwür fanden sich in 68% Plexusveränderungen, 40% davon waren vom floriden, 100% vom inveterierten Typ (Tabelle 1). Floride und inveterierte Veränderungen traten somit in 40% der Fälle gemeinsam auf (Abb. 3).
Beim Ulcus duodeni konnten nur in 49% Veränderungen gefunden werden. Bei ihnen waren 60% vom floriden und 89% vom inveterierten Typ. Floride und inveterierte Veränderungen fanden sich in 67% gemeinsam (Abb. 4).
Veränderungen des Bindegewebsstromas fanden sich in fast allen unseren Präparaten: Beim Ulcus ventriculi in 98% und beim Ulcus duodeni in 96% der Fälle. Floride Veränderungen konnten beim Ulcus ventriculi in 19%, beim Ulcus duodeni in 34% gefunden werden. Inveterierte Stromaveränderungen waren bei allen Fällen von Ulcus ventriculi und bei 98% der Ulcera duodeni vorhanden.

Schlußfolgerung

Beim Magengeschwür wie auch beim Duodenalulcus treten in einem hohen Prozentsatz Veränderungen des Bindegewebsstromas der Tunica muscularis propria und des Plexus myentericus auf. Als Arbeitshypothese folgern wir, daß das gehäufte Auftreten von histologischen Veränderungen beim Geschwürsleiden, insbesondere beim Magenulcus, auf einen Zusammenhang zwischen den Gewebeveränderungen und der Pylorusdysfunktion mit nachfolgender Entleerungsstörung des Magens hinweist.
Da beim Ulcus duodeni die Veränderungen in unmittelbarer Nachbarschaft, beim Ulcus ventriculi aber entfernt vom Ulcus zu finden sind, könnten die Veränderungen eine verschiedene Pathogenese haben.

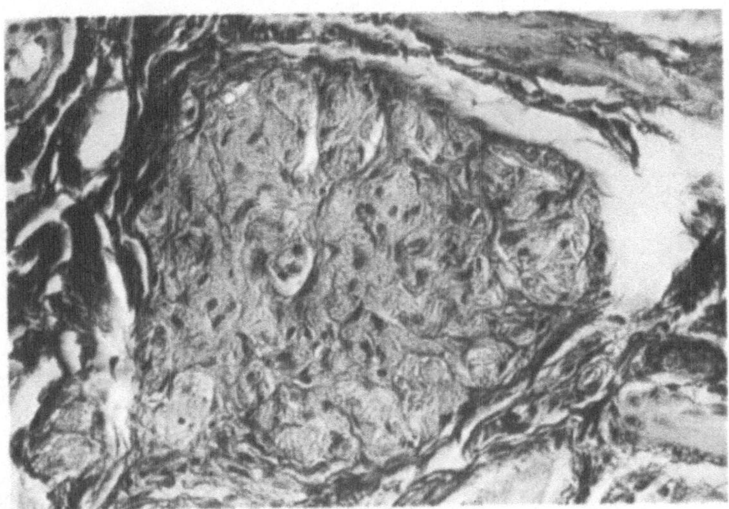

Abb. 2. Interstitielle und perineurale Fibrose als Beispiel des inveterierten Typs. van Gieson, x 102

Beim Ulcus duodeni könnten wir mit perifokalen Einflüssen, beim Ulcus ventriculi dagegen mit chronischen Veränderungen der Antrum-Pylorus Region, entfernt von der Stelle des Ulcus, konfrontiert sein.

Zur Zeit können wir noch nicht entscheiden, ob die Plexus- und Stromaveränderungen als Folge des Ulcusgeschehens sekundär entstehen, oder ob sie eine durch irgendwelche innere oder äußere Faktoren hervorgerufene Mitursache der Pylorusdysfunktion sind.

Tabelle 1. Veränderungen des Plexus myentericus Auerbach und des Bindegewebsstromas beim Gastro-Duodenal-Ulcus

1. Veränderungen des Plexus myentericus

	Total	Floride	Inveteriert	Ausgeprägt
Ulcus ventriculi n = 44	68% (30/44)	40% (12/30)	100% (30/30)	43% (13/30)
Ulcus duodeni n = 92	49% (45/92)	60% (27/45)	89% (40/45)	53% (24/45)

2. Veränderungen des Bindegewebsstromas

	Total	Floride	Inveteriert	Ausgeprägt
Ulcus ventriculi n = 44	98% (43/44)	19% (8/43)	100% (43/43)	26% (11/43)
Ulcus duodeni n = 92	96% (89/92)	34% (30/89)	98% (88/89)	31% (28/89)

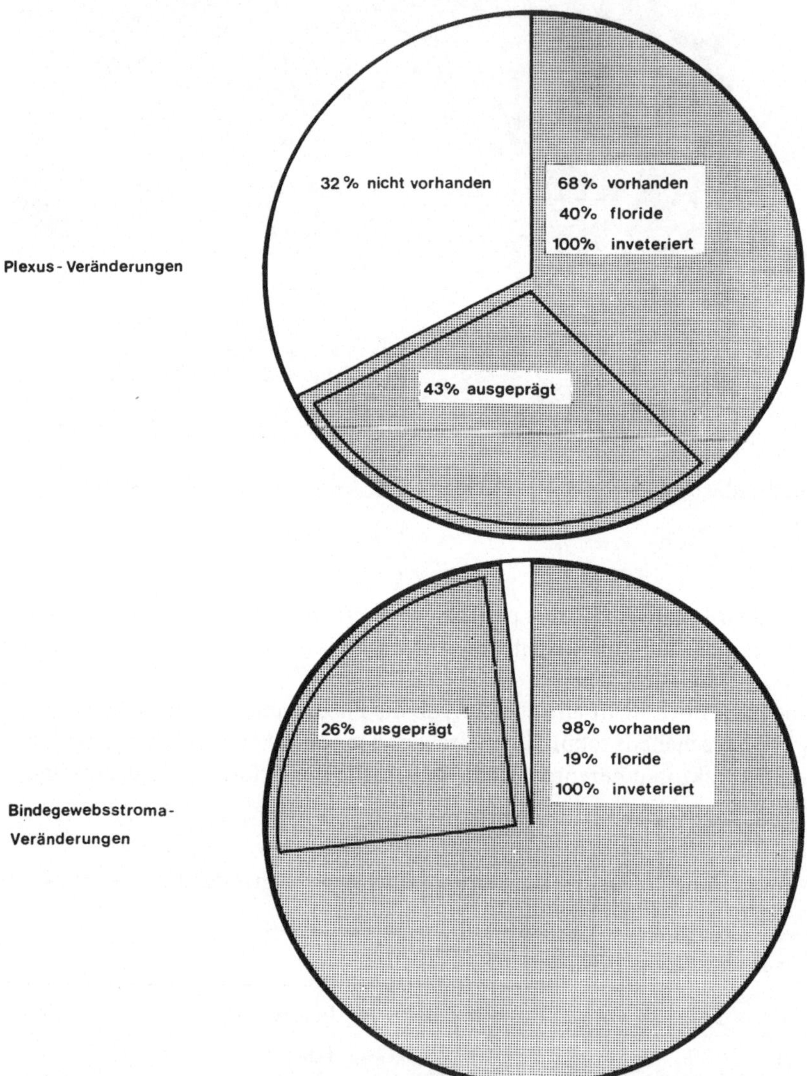

Abb. 3. Prozentuale Verteilung der Veränderungen des Plexus myentericus und des Bindegewebsstromas des Pylorus beim Ulcus ventriculi

Der Nachweis der floriden und inveterierten histologischen Veränderungen der Antrum-Pylorus Region bei Pylorusdysfunktion und Motilitätsstörung ist eines unserer Argumente, als Drainageoperation eine form- und funktionsgerechte Pyloroplastik vorzunehmen.

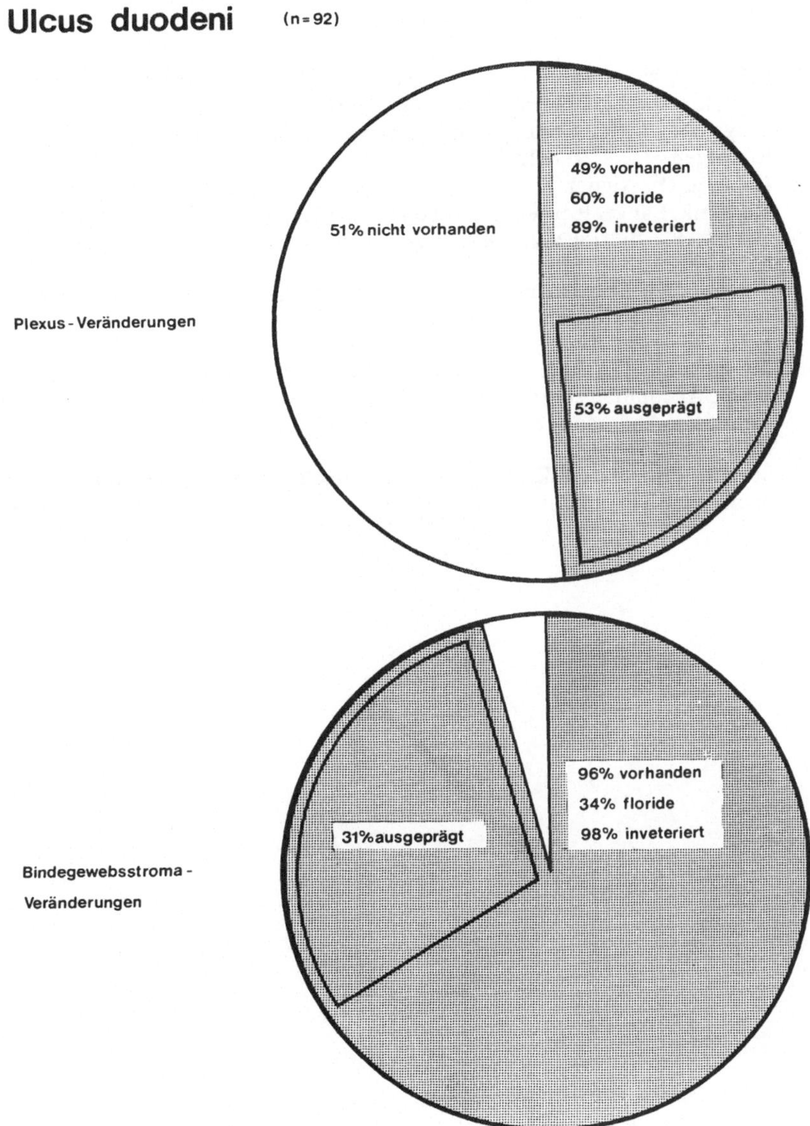

Abb. 4. Prozentuale Verteilung der Veränderungen des Plexus myentericus und des Bindegewebsstromas des Pylorus beim Ulcus duodeni

Literatur

1. Brückner, W.L., Stochdorph, O., Holle, F., Nowak, M.: Über neurale Veränderungen im Pylorusbereich beim peptischen Ulcus. 14 Tgg. Oestr. Ges. f. Chir., Juni 1973
2. Dragstedt, L.R.: Concept of etiology of gastric and duodenal ulcers. Amer. J. Roentgen. *75,* 219–222 (1956)
3. Hellerer, O., Aigner, R., Bauer, H.: Selektive proximale Vagotomie mit und ohne Pyloroplastik, Langzeituntersuchungen am Rattenmagen. Z. Gastroent. *18,* 74–80 (1980)
4. Orator, V.: Beiträge zur Magenpathologie I. Virchows Arch. path. Anat. *225,* 639–676 (1925)
5. Stochdorph, O.: Normale und pathologische Anatomie des vegetativen Nervensystems. In: Lehrbuch der speziellen Pathologischen Anatomie, Band III, Staemmler, v. M. (ed.), pp. 794–852, Berlin: De Gryter 1961
6. Stochdorph, O., Brückner, W.L., Holle, F.: Changes in the Pyloric-Antral Nervous Tissue Accompanying Gastric and Duodenal Ulcers. In: Vagotomy, Latest Advances, Holle, F., Anderson, S. (eds.), pp. 33–37, Berlin, Heidelberg, New York: Springer 1974
7. Stoehr, Ph., Jr.: Mikroskopische Beobachtungen am Nervenapparat des Magens beim Ulcus chronicum. Virchows Arch. path. Anat. *292,* 595–626 (1934)

II. Diagnostische Verfahren

Röntgendiagnostik

J. Lissner

Die den Chirurgen interessierenden Fragen an den Röntgenologen sind: Wie sieht der Magen praeoperativ aus bezüglich ulceröser Veränderungen und bezüglich des Antrum bzw. Pyloruskanal. Das Ulcus kann röntgenologisch leicht demonstriert werden. Die Beantwortung der zweiten Frage ist schwieriger, denn auch der nicht deformierte Pyloruskanal ist bereits beim Magengesunden unterschiedlich weit je nach Tonuslage.
Der Pyloruskanal kann auch nur *„scheinbar" normal weit* sein, indem nämlich seine sehr breite Falte mit wenig Kontrastmittelgabe einen weiten Kanal vortäuscht (Abb. 1). Demnach ist die Antwort des Röntgenologen bezüglich der Weite des nicht deformierten Pyloruskanals nur relativ sicher. Die Deformierung des Pylorus und seiner Nachbarschaft kann dagegen deutlicher dargestellt werden. Ein Ulcus ad pylorum bewirkt praktisch immer eine erhebliche Lumenveränderung, vornehmlich eine Einengung, aber daneben auch Taschen.
So ist aus der Form des Pylorus allein nur dann eine praeoperative röntgenologische Hilfestellung bei der Indikation zum Vorgehen in der nichtrezserzierenden Ulcuschirurgie möglich, wenn auch morphologische Änderungen vorliegen. Ein normaler Pyloruskanal dagegen birgt hierin Schwierigkeiten, welche kinematographisch bzw. mit nuklearmedizinischen Entleerungsmessungen besser beantwortet werden können.
Der vagotomierte Magen, ob mit oder ohne Drainageoperationen, hat ebenfalls seine röntgenologischen Untersuchungsindikationen.

1. Die kurzfristige postoperativ durchgeführte Röntgendurchleuchtung soll den Grad des in Gang gekommenen Entleerungsmechanismus feststellen. Hierzu genügen Durchleuchtungen von Sekunden, die den Patienten nicht sehr strapazieren müssen. Ich weiß nicht, wie weit die obige Frage nicht auch schon klinisch zu beantworten ist. In jedem Fall bleibt dem Radiologen die Aufgabe, die Leckfreiheit bei mageneröffnenden Operationen zu überprüfen.
2. Die später postoperativ stattfindenden Röntgenuntersuchungen haben die Aufgabe, den Magen und das Duodenum morphologisch zu überprüfen. Die häufigsten postoperativen Veränderungen sind Adhäsionen, Taschenbildungen, klaffender Pylorus oder Pylorusstenose und zwar als Operationseffekte (Abb. 2).

Als Vagotomiefolgen findet man:

- Cardiospasmus
- Funduskaskade
- Magen-Darmhypotonie
- funktionelle Pylorusstenose.

Die Abb. 3. zeigt eine Funduskaskade, fast wie ein Divertikel geformt, postoperativ. Häufig finden sich Adhäsionen im Pyloruskanal. Das bedeutet für die Funktion nicht

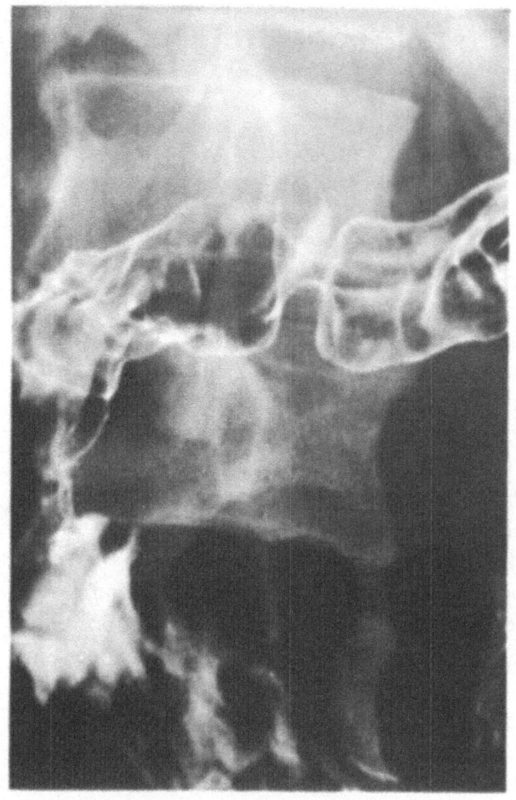

Abb. 1

nur eine Raffung von Antrum und Duodenum, sondern eine Schaukelperistaltik zwischen Magen und Duodenum.

Das schon weltberühmte Dackelohr als Folge der offenen Pyloroplastik sei am Rande erwähnt, da es nach unserer Erfahrung funktionell keine wesentliche Bedeutung haben muß (Abb. 4).

Wesentlicher sind drainageoperationsbedingte Narben und Adhäsionen im Operationsfeld. Sie beeinträchtigen das objektive und subjektive Ergebnis der chirurgischen Therapie. Solche Taschen sind praesumptive Rezidivulcuslokalisationen.

Die morphologische Magen-Duodenum-Situation hat sich postoperativ nach 6 bis 12 Monaten stabilisiert, wie unsere Langzeitkontrollen bis über 3 und 4 Jahre gezeigt haben.

Soweit die morphologische röntgenologische Fragestellung und die Antwortmöglichkeiten des Radiologen.

Der Chirurg möchte aber auch gern eine Antwort bezüglich der *Magenmotilität und -entleerung* haben. Hierzu haben wir mehr als 500 Röntgenkinematographien von Zuständen nach nichtresezierenden Operationen gemacht.

Die Absicht war eine Korrelation zwischen dem subjektiven Operationsergebnis und dem kinematographischen herzustellen. Wir beobachteten vor allem Weite des Pylorus-

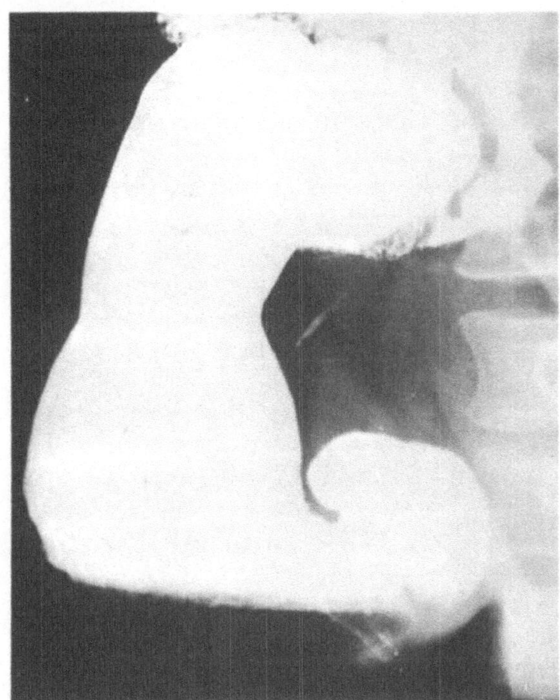

Abb. 2

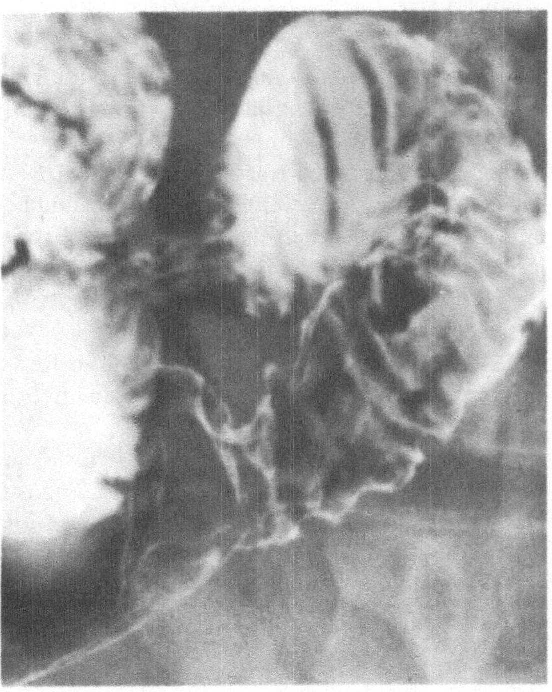

Abb. 3

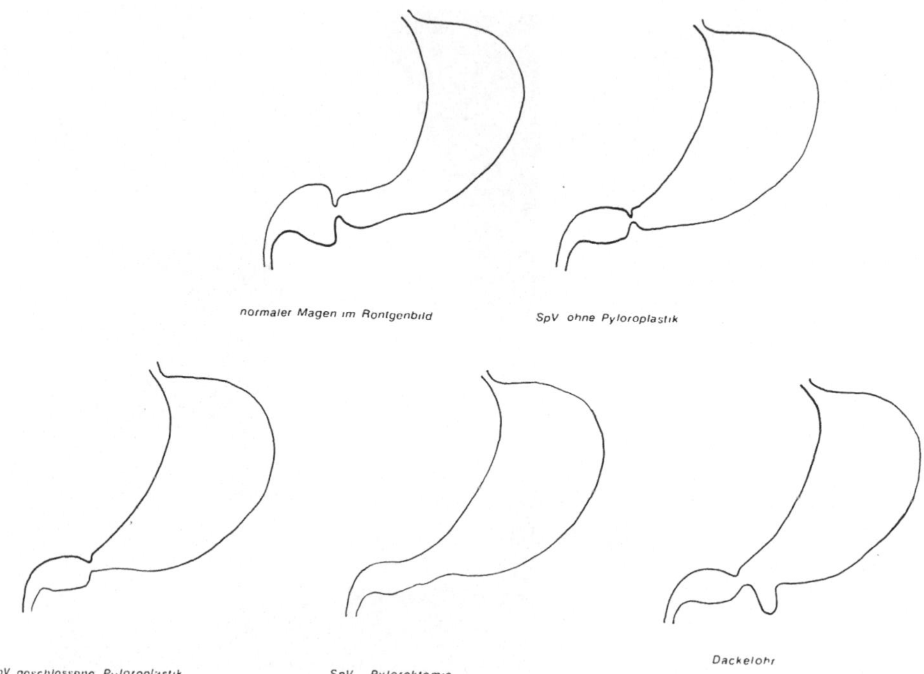

Abb. 4

kanals, Faltenwurf im Antrum und Duodenum, Motilität und vor allem das Refluxverhalten.

Anfangs stimulierte uns unser Vorgehen, die Befunde waren optisch eindruckvoll. Mit zunehmender Patientenzahl wurde die Korrelation zwischen Befinden und Befund immer weniger signifikant.

Besonders geringe Übereinstimmung hat der Reflux (s. Abb. 3). Bereits praeoperativ haben ihn relativ viele, wenn man stehende und liegende Position gleich bewertet. Postoperativ nach 2 Wochen sind es verständlicherweise mehr Patienten mit Reflux, aber nach 3 Monaten noch immer mehr als praeoperativ (Abb. 5).

Der Reflux schlechthin kann nicht zum Befinden korreliert werden (Tabelle 1), höchstens die Refluxmenge pro Zeit und ihr Auftreten bei stehenden oder sitzenden Patienten. Das heißt, wenn ein voluminöser Reflux bei stehenden Patienten gefunden wird, ist die Wahrscheinlichkeit eines dadurch bedingten Patientenbeschwerdebildes groß.

Neben dem Reflux bot die Weite des Pyloruskanals in weiten Grenzen kein mit dem Befinden des Patienten zu korrelierendes Syndrom. Natürlich gilt es nicht für den weit klaffenden Pyloruskanal mit Sturzentleerung und auch nicht für den zu offensichtlichen Retention führenden stenosierenden Magenausgang.

Die Kinematographie ließ besser als das Röntgenübersichtsbild des Magens vagotomie- und operationsbedingte Folgen analysieren. Von 100 Patienten haben wir sie zusammengestellt (Tabelle 2).

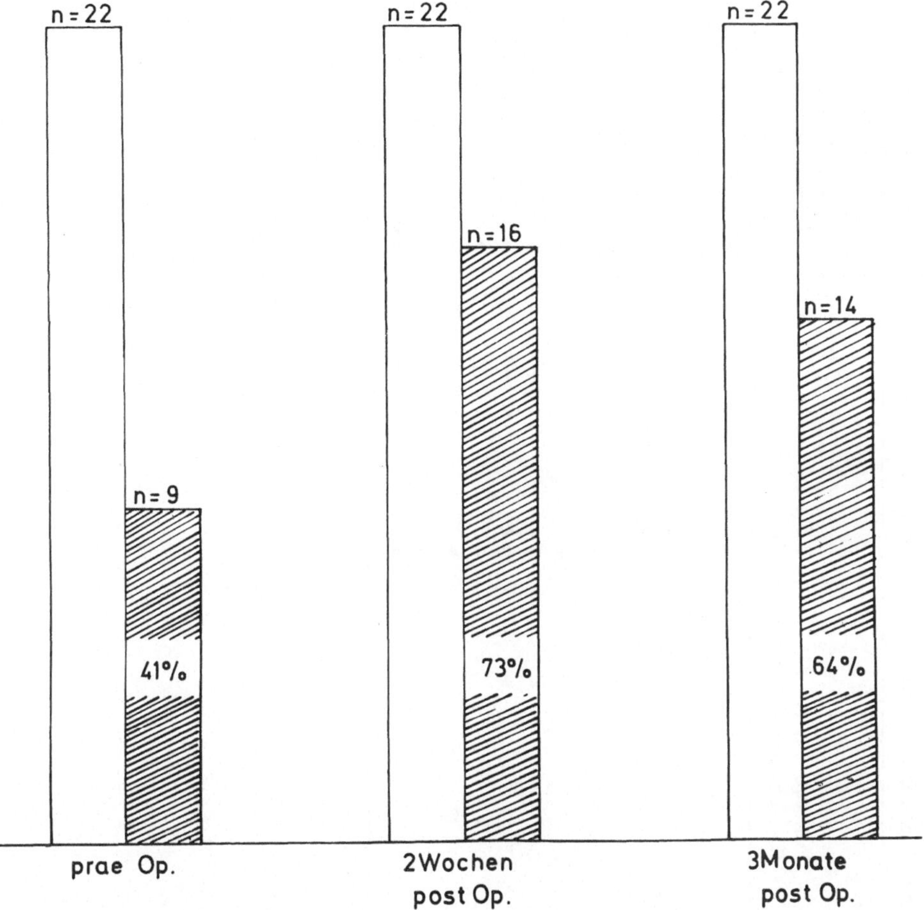

Abb. 5. Reflux bei 22 Patienten prae op., 2 Wochen post. op. und 3 Monate post. op.

Aus der Aufstellung kann man eigentlich nur sehen, was vorkommt, nicht, welche Folgen es für den Patienten hat. Die Feststellung, daß bei der Vagotomie ohne Drainageoperation häufig Cardia- und Antrumadhäsionen gesehen wurden, kann allein an dem Operateur liegen, da wir mehrere Kliniker als Überweiser hatten und einige bevorzugten diese Operationsmethode. Auffallend bleibt ein relativ hoher Anteil von Operationsfolgebefunden bei der offenen Pyloroplastik, dagegen bei der Pylorektomie nur einmal ein klaffender Pylorus.
Wagt man sich dennoch als Radiologe an eine Korrelation von Befund und Befinden, so muß man davon ausgehen, daß der Patient dem Radiologen wahrscheinlich sogar eher die Wahrheit sagt als dem Chirurgen, denn vom Strahlenmann braucht er nicht den nochmaligen Stahl zu fürchten, so sieht dann die Tabelle 1 für diese 100 Patienten so aus, daß nahezu für jedes nichtresezierende Vorgehen ähnliche Ergebnisse zusammenkommen.

Tabelle 1. Klinisches Befinden und Reflux bei Patienten nach SPV und unterschiedlichen Drainageoperationen

SPV und offene Pyloroplastik

Patient	Diagnose prae op.	Prae op. Kl. Befinden	Prae op. Reflux	2 Wochen p. op. Kl. Befinden	2 Wochen p. op. Reflux	3 Monate p. op. Kl. Befinden	3 Monate p. op. Reflux
A.S.	Ulcus duodeni	○	–	●	–	●	+
M.H.	Ulcus duodeni	○○○	+	●	+	●	–
R.F.	Ulcus ventriculi	○○	–	●●	–	●●	–
G.K.	Narbenbulbus	○○○	+	●●	+	●	+
M.J.	Pylorusstenose	○○	+	●	–	●	++
E.F.	Narbenbulbus	○	+	●	+	●	+
P.F.	Narbenbulbus	○	+	●	++	●	+++
M.J.	Narbenbulbus	○	–	●●	+	●●	++
W.L.	Ulcus duodeni	○○○	+	●●	++	●	+++
St. R.	Ulcus duodeni	○	–	●	+	●	+
W.R.	Narbenbulbus	○○○	–	●	++	●	+
G.U.	Ulcus duodeni	○	–	●	–	●	++
R.L.	Narbenbulbus	○	–	●●●	++	●●●	++

Beschwerden seit:

○○○	= vielen Jahren	–	= kein Reflux
○○	= einigen Jahren	+	= Reflux
○	= Monaten	++	= kräftiger Reflux
●	= beschwerdefrei	+++	= sehr starker Reflux
●●	= nicht beschwerdefrei		
●●●	= Verschlechterung		

Tabelle 2. Subjektives Befinden bei Zustand nach SPV mit und ohne Drainageoperation (N = 100)

	Beschwerdefrei	Gebessert	Unverändert
Geschlossene Pyloroplastik	4	2	0
Offene Pyloroplastik	28	6	9
Pylorektomie	6	1	1
Ohne Pyloroplastik	30	6	7

Endoskopie

W. Rösch

Die endoskopische Untersuchung des oberen Verdauungstrakts stellt heute einen wesentlichen Bestandteil der praeoperativen Diagnostik des Ulucsleidens dar; präzise Aussagen über den Erfolg der nichtresezierenden Ulcuschirurgie sind nur durch endoskopische Kontrolluntersuchungen des gesamten Patientenkolletivs möglich.

Praeoperative Diagnostik

Wesentliche Aufgabe der Gastroskopie beim Ulcus ventriculi ist die sichere Differenzierung zwischen benignem Geschwür und exulceriertem Carcinom. Der makroskopische Aspekt mag zwar in den meisten Fällen wichtige diagnostische Hinweise liefern (Tabelle 1), doch entscheidet letztlich ausschließlich der histologische Befund. So erwiesen sich von 210 aufgrund der genannten Kriterien als eindeutig maligne eingestufte Ulcera 27 (12,8%) als benigne und von 496 primär als gutartig eingestuften Geschwüre 25 (5,05%) als Carcinom. Auch wenn in prospektiven Studien die diagnostische Genauigkeit der Gastroskopie hinsichtlich der Dignität entdeckter Läsionen mit 99.8% angegeben wird [3], sollte auf eine Ulcusexcision im Rahmen eines nichtresezierenden Eingriffs in keinem Fall verzichtet werden. Selbst bei der heute als Standardmaßnahme empfohlenen Entnahme von 6–8 Partikeln aus dem Ulcusrand und 2–3 Gewebsproben aus dem Ulcusgrund verbleiben wahrscheinlich von 2–3% „Ulcuscarcinome", die erst anläßlich einer obligaten Kontrolluntersuchung entdeckt werden.

Im Zweifelsfall – und dies ist eigentlich bei großen Ulcera mit diffusem Carcinom im Randwall der Fall – sollte der röntgenologische oder gastroskopische Verdacht auf

Tabelle 1. Differentialdiagnostische Kriterien des benignen und des malignen Ulcus

Benignes Ulcus	Malignes Ulcus
Scharf begrenzte Nische	Fließende Konturen
Symmetrischer Randwall	Unregelmäßiger Randwall
Lokalisation kleine Karvatur	Keine bevorzugte Lokalisation
Homogener Ulcusgrund	Inhomogener Ulcusgrund, Höckerung
Durchgehender Faltenstern	Faltenbruch in Ulcusumgebung
Zirkulärer Capillarsaum	Unterbrochener Capillarsaum

das Vorliegen eines Malignoms die Indikation für einen resezierenden Eingriff stellen lassen, auch wenn ein praeoperativer Tumornachweis nicht gelingt.
Ein weiteres Problem stellen multiple Ulcera dar. Von 1242 endoskopisch diagnostizierten Ulcera in Magen und Duodenum waren 181 (14,5%) multipel. In 69,2% handelte es sich um Doppelulcera, meist in Form sogenannter „kissing ulcers", in 19,3% um Dreifachulcera, in 5,75% um Vierfachulcera und in 5,75% um 5 oder mehr gleichzeitig vorliegende chronische Geschwüre [10]. Radiologisch war bei diesen Patienten nur in 48,5% ein zum endoskopischen Aspekt identischer Befund erhoben worden. Hinsichtlich der Lokalisation ergaben sich die in Tabelle 2 aufgeführten Befunde, wobei insbesondere die Kombination von Magen- und Zwölffingerdarmgeschwür in 17% aller Mehrfachgeschwüre bemerkenswert erscheint.
Nichtresezierende ulcuschirurgische Eingriffe machen eine subtile Untersuchung des gesamten Magens, auch beim klassischen Befund eines Ulcus duodeni erforderlich. Die Kombination eines Magenfrühcarcinoms mit einem Zwölffingerdarmgeschwür oder Magengeschwür ist keine Rarität [12], Mitteilungen über Magenfrühcarcinome als Komplikation einer selektiv proximalen Vagotomie wegen Duodenalulcus [9] sind mit Vorsicht zu interpretieren.
Aufgabe der endoskopischen Untersuchung des Zwölffingerdarms beim Ulcus duodeni-Leiden ist die Differenzierung zwischen floridem Ulcus und narbigen Veränderungen, die mit einer weitgehend identischen Symptomatik verlaufen können [5], und die exakte Lokalisation in Bulbus oder postbulbärem Duodenum. Die „Fehlerquote" der radiologischen Routineuntersuchung liegt im Bulbus zwischen 20% [1] und 35% [4], läßt sich jedoch durch gezielte Maßnahmen wie Buscopanhypotonie auf 5,5% reduzieren [2]. Die Frage der Reversibilität narbiger Veränderungen läßt sich jedoch endoskopisch nicht beantworten, auch die Beurteilung von Stenosierungserscheinungen erscheint problematisch, da sich unter einer konservativen Therapie immer wieder zeigt, daß eine zunächst für operationsbedürftig gehaltene Duodenalstenose weitgehend rückbildungsfähig ist.
Magenausgangsstenosen, die in der Regel verläßlicher aufgrund der radiologischen Untersuchung zu diagnostizieren sind, werden zumeist durch Ulcera im Pyloruskanal hervorgerufen, die dem endoskopischen Nachweis entgehen können, wenn nicht mit einem Seitblickinstrument untersucht wird. Wir bevorzugen dieses klassische Gastroskop nicht nur für die Gewebsentnahme bei Magengeschwüren in der proximalen

Tabelle 2. Multiple Ulcera: 181 von 1242 Ulcera (14,5%)

Mehrfachgeschwüre im Magen		54,5%
subcardial	5,0%	
Corpus	11,5%	
Antrum	37,9%	
Multiple Ulcera duodeni		28,6%
Kombinationsulcera		17,0%
Duodenum-Antrum	10,6%	
Duodenum-Cardia oder Antrum	6,4%	

Hälfte, sondern als Zweitinstrument auch beim Narbenbulbus, wobei sich hier in etwa 10% eine zusätzliche Information ergibt. Bei Patienten mit einer Magenausgangsstenose muß zudem gezielt nach einer Refluxoesophagitis gefahndet werden, die postoperative Komplikationen hervorrufen kann. Gelegentlich, insbesondere bei diabetischen Patienten, zeigt sich, daß eine Magenausgangsstenose durch eine Entleerungsstörung vorgetäuscht wurde.

Aufgabe der Endoskopie beim Anastomosenulcus ist zum einen die exakte Lokalisation des Geschwürs und die Differenzierung von einem sogenannten Fadenulcus, zum anderen der Ausschluß eines belassenden Antrumrests durch Intubation der zuführenden Schlinge und Biopsie aus dem Duodenalstumpf [8]. Für das Vorliegen eines Zollinger-Ellison-Syndroms verdächtig sind ausgedehnte Ulcera im Anastomosenbereich und insbesondere über eine längere Distanz in der abführenden Schlinge, der makroskopische Aspekt der anastomosennahen Magenschleimhaut läßt zumeist die Schleimhauthyperplasie bereits erkennen [11]. Der in einer Schlingenbiopsie zu führende Nachweis einer Parietalzellhyperplasie stellt einen der diagnostischen Bausteine dar. Anastomosennahe Ulcera im Restmagen sind, insbesondere nach einem längeren Intervall seit dem Ersteingriff, immer verdächtig auf ein Magenstumpfcarcinom, auch wenn dieses in der Regel sich polypös entwickelt.

Über die Bedeutung der Notfallendoskopie bei der akuten gastrointestinalen Blutung, die ja zu etwa 80% aus peptischen Läsionen erfolgt, brauchen nicht viele Worte verloren werden. Bei den in etwa 80% zu erhebenden Mehrfachbefunden ist eine kritische Wertung erforderlich. So ist ein zum Zeitpunkt der Untersuchung blutendes Mallory-Weiss-Syndrom bei gleichzeitig vorliegendem Ulcus duodeni möglicherweise erst sekundär entstanden im Rahmen der Haematemesis bei primärer Blutung aus dem Zwölffingerdarmgeschwür. Konservative Maßnahmen der Blutstillung sollten nur nach Rücksprache mit dem Chirurgen versucht werden, insbesondere wenn es sich um einen schockierten Patienten oder eine arterielle Blutung handelt, bei massiv blutenden Geschwüren im proximalen Magendrittel, insbesondere solchen mit atypischer Lokalisation, sollte an die Möglichkeit einer Exulceratio simplex Dieulafoi gedacht werden. Wir haben es uns zur Gewohnheit gemacht, im Rahmen der Notfallendoskopie trotz der erschwerten Untersuchungsbedingungen Gewebsproben aus blutenden Magengeschwüren zu entnehmen, um bei einer eventuell notwendig werdenden Notfalloperation eine Information über die Dignität der Läsion zu haben, nicht zuletzt auch deshalb, weil eine zum Teil massive gastrointestinale Blutung bei einem Viertel unserer 80 Patienten mit Magenfrühcarcinom das Leitsymptom darstellte [13].

Postoperative Diagnostik

Endoskopische Untersuchungen in der unmittelbaren postoperativen Phase sind nur selten indiziert, gelegentlich nach Ulcusumstechung und erneuter gastrointestinaler Blutung, bei anhaltendem postoperativen Erbrechen und Verdacht auf Stenoseerscheinungen oder bei Verdacht auf Nekrose der kleinen Kurvatur nach proximal selektiver Vagotomie. Diese Komplikation scheint jedoch, wie prospektive Nachuntersuchungen von Kirk und Foley [7] gezeigt haben, extrem selten zu sein. Wenn indiziert, ist eine Gastroskopie sicher bereits 24 Std nach einem magenchirurgischen Eingriff möglich ohne Gefährdung der Naht.

Spätkontrollen dienen der Überprüfung der Ergebnisse der Magenchirurgie, wobei endoskopische Kontrollen in regelmäßigen Abständen, auch bei klinischer Beschwerdefreiheit, bislang nur bei der proximal selektiven Vagotomie durchgeführt wurden. Unsere Erfahrungen gehen dahin, daß die Hälfte aller endoskopisch entdeckter Ulcusrezidive ohne klinische Symptome verläuft und daß, möglicherweise als Komplikation der Oesophaguspräparation, eine Refluxoesophagitis 1°–2° nicht selten für neu aufgetretene Beschwerden verantwortlich zu machen ist. Eine Zusammenstellung der endoskopischen Befunde bei Patienten, die 5 Jahre lang in 1jährigem Intervall nach einer proximal selektiven Vagotomie nachuntersucht wurden, gibt die folgende Tabelle 3 wieder. Bei dem einen „Ulcuscarcinom" handelt es sich mit großer Wahrscheinlichkeit um ein von einem japanischen Kollegen, der die Gastroskopie bei uns durchführte, nicht bioptisch erfaßtes primäres, unter dem Bild eines benignen Ulcus verlaufendes Carcinom, wobei aus unerfindlichen Gründen die chirurgische Ulcusexcision anläßlich der SPV ebenfalls unterblieben war.

Die nichtresezierende Ulcuschirurgie hat eine optimierte praeoperative Diagnostik zur Voraussetzung. Wesentlich ist insbesondere der sichere Ausschluß eines Magencarcinoms, sei es als Begleitcarcinom beim Ulcus duodeni, oder als primäres unter dem Bild des benignen Ulcus verlaufendes Carcinom. Insbesondere dann, wenn die Möglichkeit einer intraoperativen Schnellschnittdiagnostik, deren Treffsicherheit von Hermanek und Schwemmle [6] mit 96,7% angegeben wird, nicht besteht, hat der Endoskopiker eine große Verantwortung bei den nichtresezierenden Eingriffen zu tragen, da die Ulcusexcision keine absolute Sicherheit bietet und insbesondere bei endoskopischen Nachbeobachtungen die anatomischen Verhältnisse häufig schwierig gestaltet. Die klinische Beobachtung zeigt, daß die überwiegende Mehrzahl der Patienten trotz der endoskopisch ermittelten relativ hohen Rezidivquote an Ulcera von der organerhaltenden Magenchirurgie begeistert ist, auch wenn sich durch die häufig zu beobachtende starke postoperative Gewichtszunahme neue Probleme ergeben.

Tabelle 3. Endoskopische Nachuntersuchungen nach SPV

Rezidive			
	Ulcus ventriculi	Ulcus duodeni	Ulcus pept. jejuni
1. Jahr	5/32	7/99	1/10
2. Jahr	2/41 (2)	10/88 (4)	1/11
3. Jahr	3/40 (2)	11/102 (4)	2/10 (1)
4. Jahr	4/20 (2)[a]	23/84 (6)	1/9 (1)
5. Jahr	0/4	3/15 (3)	0/3

[a] Einschließlich 1 Siegelringzellcarcinom

Literatur

1. Belber, J.P.: Endoscopic examination of the duodenal bulb: a comparison with X-ray. Gastroenterology *61*, 55 (1971)
2. Classen, M.: Die Stellung der Endoskopie innerhalb der Gastroenterologie. Internist *17*, 185 (1976)
3. Dekker, W., Tytgat, G.N.: Diagnostik accuracy of fiberendoscopy in the detection of upper intestinal malignancy. A Follow-up analysis. Gastroenterology *74*, 705 (1977)
4. Dette, G.A., Frühmorgen, P., Classen, M., Bauerle, H., Kissling, U., Demling, L.: Zur Diagnostik des Ulcus duodeni. Münch. med. Wschr. *119*, 139 (1977)
5. Frühmorgen, P., Jenny, S., Classen, M., Bauerle, H., Koch, H.: Anamnese bei Ulcus und Narben im Bulbus duodeni. Dtsch. med. Wschr. *97*, 188 (1972)
6. Hermanek, P., Schwemmle, K.: Intraoperative frozen section examinations in gastric diseases. Acta hepato-gastroent. *23*, 1 (1976)
7. Kirk, R.M., Foley, R.J.E.: Endoscopic monitoring of the gastric lesser curve following proximal gastric vagotomy. Endoscopy *11*, 26 (1979)
8. Pohl, W., Flachsenberg, E., Elster, K.: Endoscopic-bioptical diagnosis of antral mucosa within the duodenal stump. Endoscopy *4*, 162 (1972)
9. Raab, M., Junginger, T., Kallenberg, A., Pichlmaier, H.: Magenfrühkarzinom nach proximaler selektiver Vagotomie wegen Duodenalulkus. *55*, Gastrocamera-Symp. Stuttgart (1978)
10. Rösch, W., Hautmann, H.: Multiple Ulzera des oberen Verdauungstrakts. Z. Gastroenterologie *13*, 525 (1975)
11. Rösch, W.: Nahsichtendoskopie am oberen Verdauungstrakt. Z. Gastroenterologie *15*, 609 (1977)
12. Rösch, W.: Karzinomatöses Ulkus-präoperative Diagnostik. In: Das komplizierte gastroduodenale Ulkus. Härling, R. (Hrsg.). Stuttgart: Thieme 1978
13. Rösch, W.: Gastroskopie und Gastrobiopsie beim Frühkarzinom des Magens. Akt. gastrologie 1979 (im Druck)

Indikation und Aussagekraft der Magensekretionsanalysen für die operative Behandlung des Ulcus pepticum

H. Troidl, K.H. Vestweber, G. Acker, R. Albrecht und C. Tornier

Nach wie vor wird die Säure, d.h. die *relativ* zu viele Säure als einer der wesentlichsten Faktoren bei der Entstehung des Ulcus duodeni, aber auch des Ulcus ventriculi angesehen [2, 11]. Die derzeitigen chirurgisch-therapeutischen Konzepte – die Vagotomien in all ihren Modifikationen [30] – verfolgen deshalb in erster Linie das Ziel, die Säuresekretion des Magens zu verringern. Aus dieser Situation ergeben sich für die chirurgische Behandlung des Ulcus pepticum zwingend folgende Indikationen für die Bestimmung der Säuresekretion des Magens:

1. Ermittlung der Säurereduktion als einer der wichtigsten Parameter beim Vergleich verschiedener chirurgisch-therapeutischer Verfahren (SPV und SV und Drainage, Vagotomie gegen Resektion etc. siehe [30]).
2. Bestimmung verschiedener Operationsversager (inkomplette Vagotomie, G-Zell-Hyperplasie, Zollinger-Ellison-Syndrom [4, 8, 12, 34].
3. Aufklärung der Pathogenese des Ulcus pepticum [31, 32].
5. Aufklärung der Wirkungsmechanismen chirurgischer Konzepte, z.B. der Vagotomie siehe [33].
6. Prüfung der Vollständigkeit der Vagotomie, also der technischen Richtigkeit [25].

Ein gewisser diagnostischer Wert der Sekretionsanalysen ist unbestritten. Hier sind anzuführen die Hypochlorhydrie sowie die Achlorhydrie und das Zollinger-Ellison-Syndrom [2, 3, 7]. Für die Diagnose des Ulcus pepticum sind die Sekretionsanalysen aber von extrem geringer Aussagekraft [2].

Um diesen Aufgaben gerecht zu werden, muß die Ermittlung der Säuresekretion des Magens, was Richtigkeit und Präzision angeht, wenigstens annähernd den Ansprüchen genügen, die man heute in der klinischen Chemie von Routinelabormethoden verlangt [23]. Der Begriff „annähernd“ soll dabei berücksichtigen, daß bei biologischen Funktionstesten der Patient als Teil des Testsystems mit eingeht und bei der Fehlerermittlung der einzelne Teilschritte sicherlich am schlechtesten abschneidet.

Um diese Fragen zu klären haben wir folgende Versuchsserien durchgeführt:

1. Prüfung der Möglichkeit der Herstellung eines konstanten adäquaten Kontrollmagensaftes als Referenzsubstanz bei der Prüfung der Präzision des Titrationsschrittes.
2. Durchführung einer Qualitätskontrolle des Titrationsschrittes als eine der wesentlichsten Voraussetzungen zur Präzisionskontrolle anhand einer Mittelwertskontrollkarte und einer Bereichskontrollkarte nach [14].
3. Prüfung der Reproduzierbarkeit des Pentagastrintestes im Einzelfall an 100 Ulcus-duodeni-Kranken.
4. Prüfung der kollektiven Reproduzierbarkeit bei manueller und maschineller Absaugung bei 80 Ulcus-duodeni-Kranken.

5. Prüfung der Praktikabilität durch Vergleich von maschineller und manueller Absaugung an 80 Ulcus-duodeni-Kranken.
6. Prüfung der Richtigkeit des Pentagastrintestes durch Erstellung einer Dosiswirkungskurve an 34 Ulcus-duodeni-Kranken zur Ermittlung des sogenannten Sekretionsmaximums nach Stimulation mit Pentagastrin.
7. Effizienz des Insulintestes zur Frage seiner Anwendbarkeit auf Prüfung der Vollständigkeit der Vagotomie, also der technischen Richtigkeit der Operation an 110 Ulcus-duodeni-Kranken [34].

Einzelne Ergebnisse wurden als Kurzmitteilungen oder als Teilergebnisse bereits publiziert [23, 25, 27, 31, 32].

Patienten, Material und Methodik

An insgesamt 295 Personen wurden diese Fragen untersucht. Die Diagnose Ulcus pepticum wurde durch die klinische Untersuchung im Rahmen unserer systematischen Kontrolluntersuchung [26, 31, 32] unter Einbeziehung von Endoskopie und Röntgenuntersuchung gestellt. Alle Untersuchungen wurden in der Chirurgischen Universitätsklinik Marburg im Zeitraum von 1970 bis 1978 von den gleichen Personen unter absolut konstanten Bedingungen durchgeführt.

Material

Bei der manuellen Durchführung der Magensekretionsteste wurden modifizierte Levin-Sonden (Argyle Stomach Tube, Brunswick u. Co., Middlesex, England, Nr. 14–16) verwandt. Für die maschinelle Absaugung, die mit dem Hico-Gastrovac 461 der Firma Hirtz, Köln, durchgeführt wurde, benutzten wir die doppellumige Sonde der Firma Sherwood, St. Louis. Als Sekretionsstimulus diente uns in allen Testen Pentagastrin (Gastrodiagnost Merck). Für den Insulintest verwandten wir Altinsulin (Insulin, Hoechst). Titriert wurde mit 0,1 normaler NaOH (Titrisol Merck). Der Neutralpunkt wurde mit Hilfe einer Glaselektrode und eines pH-Meters festgestellt.

Methodik

Durchführung der Magensekretionsteste

Pentagastrintest. Über die ganze Untersuchungsperiode hinweg wurden die Teste, wie an anderer Stelle schon mehrfach im Detail berichtet [23, 25, 30, 32] unter absolut konstanten Bedingungen, d.h. von den 2 gleichen technischen Assistentinnen mit einer Erfahrung von über 2.000 Sekretionstesten zu immer der gleichen Zeit (8–12 Uhr morgens) in den gleichen, hierfür speziell eingerichteten ruhigen Räumen durchgeführt. Die Teste wurden nur durchgeführt, wenn man sicher war, daß die Testperson über 12 Stunden nüchtern war, keine die Magensekretion beeinträchtigenden Medikamente (Anazidan, Spasmolytika, Antihistaminica etc.) eingenommen hatte. Das

Körpergewicht, die Körpergröße, Puls und Blutdruck, neben den wichtigsten anamnestischen Daten, wurden unmittelbar vor Testbeginn anhand eines hierfür speziell zur Verfügung stehenden Problembogens festgehalten. Für alle speziellen Probleme, die sich vor oder während der Teste ergaben, standen den Assistentinnen einer der Autoren jederzeit zur Verfügung.

Die Sonden wurden über die Nase in den Magen eingeführt. Die optimale Lage, d.h. die Position der Sondenspitze bzw. der ersten 10 cm Sonde im Antrum entlang der großen Kurvatur, wurde unter Röntgenkontrolle gesichert. Dazu kam die sogenannte Kochsalzprobe, d.h. 20 ml physiologische, zimmertemperierte Kochsalzlösung wurden über den liegenden Magenschlauch in den Magen eingebracht und mußten bei guter Position des Magenschlauches wieder vollständig abgesaugt werden können [10]. Nach völliger Entleerung des Magens unter Festhalten der so gewonnenen Magensekretion vor Testbeginn auf dem Sekretionsprotokoll wurde mit dem eigentlichen Test begonnen. Dabei lag der Kranke in Linksseitenlage mit etwas erhöhtem Oberkörper. Er wurde laufend angehalten, etwa entstehenden Speichel auszuspucken, auf keinen Fall ihn zu schlucken. Bei der manuellen Gewinnung des Magensaftes für die Bestimmung der Basalsekretion erfolgte die Absaugung alle 2 bis 3 Minuten mit einer 20 ml Einmal-Spritze. Für die maschinelle Gewinnung des Magensekretes wurde die Absaugpumpe so eingestellt, daß jeweils nach einer Absaugzeit von 2 Minuten bei einem Druck, sprich „Sog" von 120 Torr eine Pause von 2 Minuten folgte. Die Basalsekretion wurde während einer Stunde in 15-Minuten-Portionen gesammelt. Die Gewinnung des Magensaftes zur Bestimmung der stimulierten Sekretion erfolgte dadurch, daß nach Absaugung der 4mal 15-Minuten-Portionen der Basalsekretion der Testperson der Stimulus (Pentagastrin i.m. oder Insulin i.v.) verabreicht wurde. Anschließend wurde die Magensekretion alle 10 Minuten in 9 Portionen über 1 1/2 Stunden bzw. beim Insulintest alle 10 Minuten über 2 Stunden gesammelt. Die Berechnung der Säuremenge erfolgte in der üblichen Weise, wie sie an anderer Stelle im Detail beschrieben wurde [10, 27].

Insulintest. Die Durchführung des Insulintestes (siehe im Detail [25]) unterschied sich von der Durchführung des Pentagastrintestes in folgenden 3 wesentlichen Punkten:

1. Die Testperson bekam vor Beginn der Sekretionsanalyse einen venösen Zugang, der durch extrem langsame Infusion einer physiologischen Kochsalzlösung „offengehalten" wurde. Dieser venöse Zugang diente zu den Blutentnahmen (Blutzuckerbestimmung) und evtl. Injektion von hochprozentiger Glucose bei hypoglykämischen Notfallsituationen.
2. Der Bereitstellung von hochprozentiger Glucoselösung in einer 20 ml Einmal-Spritze für hypoglykämische Notfallsituationen.
3. Der Bestimmung des Blutzuckers vor Beginn des Testes und alle 10 Minuten nach Stimulation.

Definition von BAO, MAO und positivem Insulintest

Unter Basalsekretion (BAO) verstehen wir die Säuremenge pro Stunde vor Applikation des Stimulus (Pentagastrin oder Insulin); sie errechnet sich durch Addition der Säuremengen der vier 15-Minuten-Portionen vor Verabreichung des Stimulus. Die maximal stimulierte Sekretion (MAO) ist die höchste Säuremenge pro Stunde unter Applikation

eines Stimulus (Pentagastrin oder Insulin) und errechnet sich durch Addition der drei aufeinanderfolgenden 10-Minuten-Portionen mit den höchsten Säuremengen unabhängig von ihrem zeitlichen Auftreten innerhalb der Zeit nach Verabreichung des Stimulus multipliziert mit 2.
Von einem positiven Insulintest sprechen wir dann, wenn bei vorhandener Basalsekretion die zwei letzten 15-Minuten-Basalfraktionen dividiert durch 2, abgezogen von den drei höchsten 10-Minuten-Fraktionen nach Insulingabe dividiert durch 3 mehr als 20 mval ergeben (sogenanntes Hollander-Kriterium) [25]. Bei nicht vorhandener Säuresekretion in der Basis ist der Insulintest dann positiv, wenn die drei höchsten 10-Minuten-Fraktionen nach Insulininjektion dividiert durch 3 mehr als 10 mval ergeben. Der Test wird nur dann als aussagekräftig angesehen, wenn ein Blutzuckerwert von 11 bis 29 mg% (Glucose pro 100 ml Blut) erreicht wird.
Von einem „früh-positiven" Insulintest sprechen wir dann, wenn das Hollander-Kriterium in der ersten Stunde nach Injektion von Insulin als positiv errechnet wird, von einem „spät-positiven" Insulintest, wenn die Positivität nach Hollander in der zweiten Stunde auftritt [17].
Beim sogenannten „Schein-Insulintest" wird bei der Durchführung des Insulintestes anstatt Insulin lediglich physiologische Kochsalzlösung injiziert [25].
Bei Zweifeln an der Richtigkeit der Teste wurden diese wiederholt. Bei einer Abweichung des wiederholten Testes von 1 um 30% wurde ein dritter Test angeschlossen.

Statistik

Zur Berechnung der Mittelwerte und Standardabweichungen sowie statistischer Signifikanzen mit dem Student-T-Test oder dem T-Test für Paare wurde ein Olivetti Tischcomputer (Programma 102) verwendet. Bei der Randomisierung wurden Random-Tabellen [28] benutzt.

Ergebnisse

Herstellung eines stabilen Pool-Magensaftes zur Präzisionskontrolle der Magensafttitration

Um Proben für die Qualitätskontrolle zu erhalten, die in möglichst allen Eigenschaften mit dem einzelnen täglich zu prüfenden menschlichen Magensaft übereinstimmen, haben wir von 50 Ulcus-duodeni-Kranken nach Stimulation mit 6 μg/kg Pentagstrin i.m. den Magensaft gesammelt. Die so von den einzelnen Kranken gewonnenen Magensäfte wurden in einem großen Gefäß vermischt und in der Tiefkühltruhe aufbewahrt. Nach Auftauen wurde der Mischmagensaft in 10 ml-Portionen unterteilt, die bei minus 20° eingefroren wurden. Zwei dieser Proben wurden jeden Tag aufgetaut und unter den täglichen Laborbedingungen über die gesamte Untersuchungszeit, in der Sekretionsanalysen durchgeführt wurden, mittitriert.
Die Ergebnisse der Qualitätskontrolle für die Mittelwerte und Bereiche sind in Abb. 1 und 2 für einen Zeitraum von 3 Monaten dargestellt.

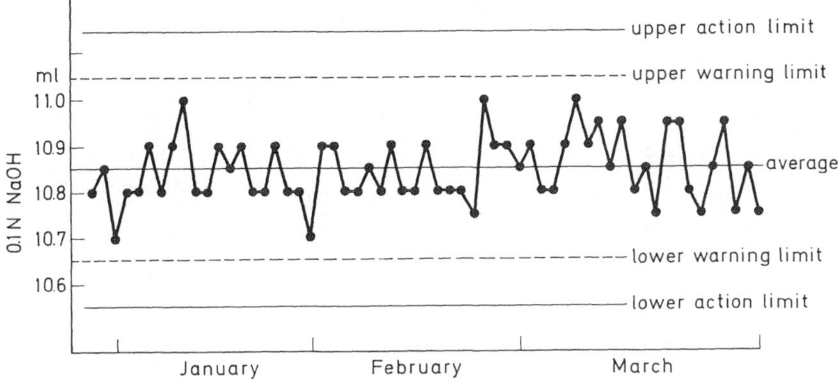

Abb. 1. Mittelwertskontrollkarte für die Titration der Magensäure nach [14]

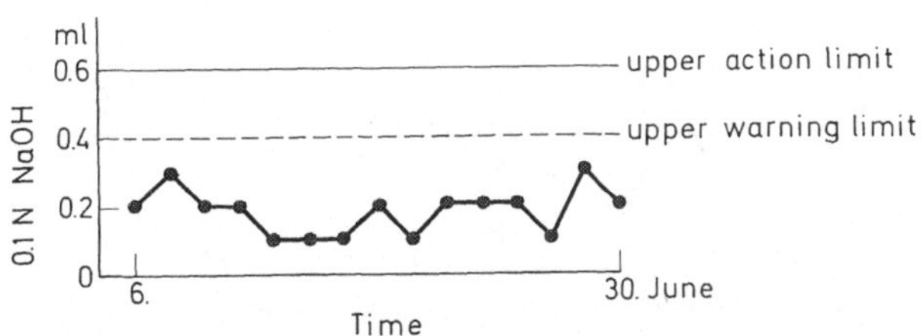

Abb. 2. Bereichskontrollkarte für die Titration der Magensäure nach [14]

Prüfung der Reproduzierbarkeit des Pentagastrintestes im Einzelfall als einen Parameter der Präzision eines klinischen Testes an 100 Ulcus-duodeni-Kranken

Abbildung 3 zeigt die Reproduzierbarkeit des Pentagastrintestes an 100 Ulcus-duodeni-Kranken. Auf der Abscisse ist die Differenz von Test 1 und Test 2 aufgetragen und zwar in Prozent des höheren Testergebnisses. Hat z.B. Test 1 20 mval/h erbracht und Test 2 mit derselben Dosis am selben Patienten allerdings an einem anderen Tag nur 10 mval/h, so wäre dies eine Differenz von 50% und wäre auf der Abscisse bei 50% aufzutragen. Aus Abb. 3 lassen sich nun folgende Erkenntnisse ableiten:

1. Bei etwa 70 Kranken von 100, also = 70% ist die Differenz von Test 1 zu Test 2 nicht größer als 18% im Falle der stimulierten Sekretion 6 μg/kg Pentagastrin i.m. Bei den übrigen 30% ist der Unterschied von Test 1 zu Test 2 größer als 20, im Extremfall 60% und bei der Säure der Basalsekretion sogar bis zu 80%. Ein einzelner Pentagastrintest ist somit für die Planung oder Bewertung eines therapeutischen Konzeptes sowie für wissenschaftliche Fragestellungen von extrem geringer Aussage.
2. Die Häufigkeitsverteilung des Säureausstosses der Basalsekretion dagegen zeigt alles andere als eine Normalverteilung. Da die Streuung im Extremfall über 80% beträgt,

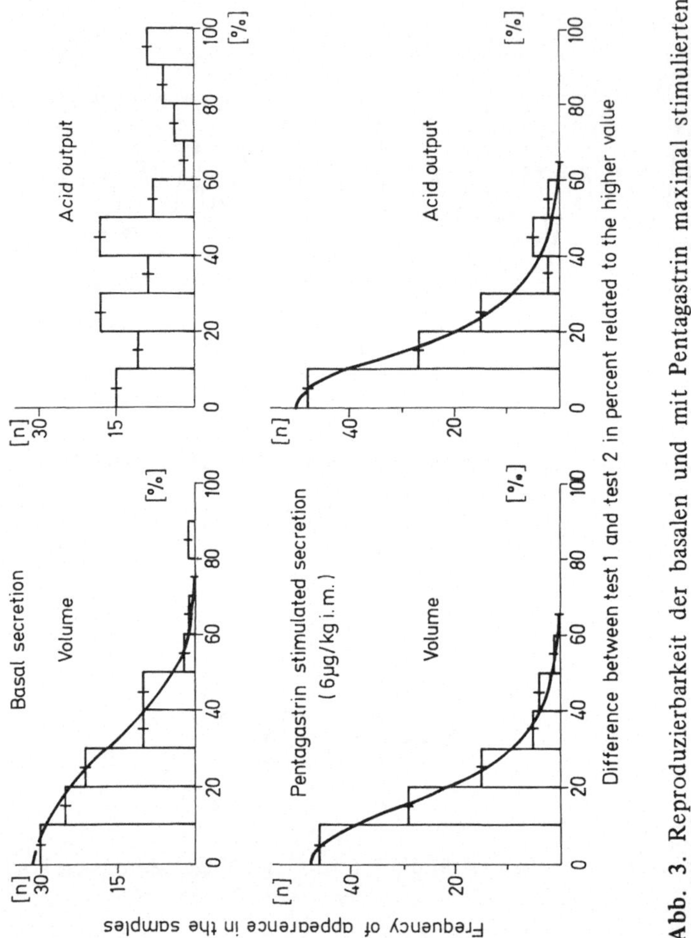

Abb. 3. Reproduzierbarkeit der basalen und mit Pentagastrin maximal stimulierten Magensaftsekretion bei 100 Patienten mit Ulcus duodeni (Abscisse: Differenz von Test 1 und Test 2 in % des höheren Wertes). (Ordinate: Anzahl der Patienten mit den auftretenden Differenzen zwischen Test 1 und Test 2)

wird deutlich, daß die einmalige Bestimmung der Basalsekretion von extrem eingeschränkter Aussage ist.

Prüfung der „kollektiven Reproduzierbarkeit" an 80 Ulcus-duodeni-Kranken

Tabelle 1 zeigt, daß die „kollektive Reproduzierbarkeit" von Sekretionstesten, d.h. die Reproduzierung von Mittelwerten ausgezeichnet ist. Bei manueller Absaugung betrug die Differenz in der Basalsekretion zwischen Test 1 und Test 2 beim Volumen 4%, bei der Säuremenge nur 1%. In der stimulierten Sekretion war die Differenz zwischen den beiden Testen mit 3% beim Volumen und 1% bei der Säuremenge ebenso günstig. Der Vergleich zwischen manueller und maschineller Absaugung ergab sowohl in der Basal- als auch in der maximal stimulierten Sekretion im Volumen eine Differenz zwischen Test 1 und Test 2 von 0. Überraschenderweise aber war eine Differenz in der

Säuremenge der Basalsekretion von 27% zu beobachten. Diese Differenz erwies sich jedoch im Student-T-Test für gepaarte Daten als statistisch nicht signifikant.
Aus Tabelle 1 wird andererseits ebenso deutlich, daß beim Pentagastrintest kein wesentlicher Unterschied zwischen manueller und maschineller Absaugung besteht. Die maschinelle Absaugung ist auch im Vergleich zur manuellen Absaugung von ausreichender Präzision. Da aber der Einsatz der maschinellen Absaugung sicher einen geringeren Arbeitsaufwand bedeutet, sollte sie der manuellen Absaugung vorgezogen werden.

Prüfung der „Richtigkeit" des Pentagastrintestes durch Erstellung einer Dosiswirkungskurve mit Pentagastrin an 34 Ulcus-duodeni-Kranken

Um über eine Art „Richtigkeit" des sogenannten maximalen Säureausstosses Auskunft zu bekommen, haben wir an 34 Ulcus-duodeni-Kranken eine Dosiswirkungskurve mit Pentagastrin durchgeführt. Zwei oder drei Teste pro Dosis wurden mit den Dosen 6, 12 und 15 μg/kg i.m. durchgeführt. Die Dosen wurden in randomisierter Form verabreicht. Wie Tabelle 2 zeigt, ergaben sich zwei Gruppen von Kranken:

1. Kranke, die in einem Bereich bis zu 10% Streuung nach 6 μg/kg und 12 μg/kg den gleichen sogenannten maximalen Säureausstoß zeigten.
2. Kranke, die einen deutlich erhöhten Säureausstoß – also mehr als 10% in mindestens 2 Testen – mit 12 μg/kg i.m. Pentagastrin zeigten als nach 6 μg/kg i.m.

Da bei 11 Kranken von 34 = 33% nach Injektion von 12 μg/kg zwischen 12 und 45% mehr Säureausstoß erreicht werden konnte, andererseits bei 70% mit 12 μg/kg i.m. bereits eine Hemmung auftrat, ist der Pentagastrintest mit einer einzelnen Dosis von sehr eingeschränkter Richtigkeit, was die Ermittlung des sogenannten maximalen Säureausstosses betrifft.

Effizienz des Insulintestes bei der Prüfung der Vollständigkeit der Vagotomie, also der technischen Richtigkeit der Operation

Die Aussagekraft des Insulintestes im Kollektiv wird durch die Abb. 4 *angedeutet*. Abb. 4 verdeutlicht Befunde, die man nach D. Johnston [19] als „Johnston's Law" bezeichnen könnte: Eine hohe Insulinpositivität in der frühen postoperativen Phase korreliert im Kollektiv bei der SPV mit einer relativ hohen Rezidiv-Ulcusrate.
Für den einzelnen Patienten ist der Insulintest allerdings von extrem eingeschränkter prognostischer Bedeutung. Patienten mit „Insulin-Negativität" sind keinesfalls vor einem Ulcusrezidiv sicher, wie umgekehrt „Insulin-Positivität" nicht mit absoluter Sicherheit für den Kranken ein späteres Rezidivulcus bedeutet (Tabelle 3). In einer prospektiven Studie zur Praktikabilität der SPV ohne Drainage beim chronischen Ulcus duodeni an 110 Kranken [34] haben wir in der Beobachtungszeit von 1974 bis Ende 1978 6 Rezidiv-Ulcera ermittelt (Tabelle 3). Von diesen 6 Rezidivgeschwüren war der Insulintest in der früh-postoperativen Phase bei 4 Kranken negativ und bei 2 Kranken lediglich spät positiv. Trotz „Insulin-Negativität" auch 1 Jahr nach Operation entwickelten 2 Kranke ein Rezidiv, jeweils 32 Monate nach Operation (Tabelle 3).

Tabelle 1. Kollektive Reproduzierbarkeit von Pentagastrintests bei maschineller und manueller Absaugung. N = 80

Technik	Test 1 Volumen (ml)	Test 1 Säure (mval/h)	Test 2 Volumen (ml)	Test 2 Säure (mval/h)	Differenz (%) Volumen	Differenz (%) Säure
a) Manuelle Absaugung						
Basalsekretion	84 ± 43	3,18 ± 2,60	81 ± 44	3,20 ± 3,41	4	1
Maximal stimulierte Sekretion	251 ± 98	29,2 ± 14,1	243 ± 100	29,5 ± 16,7	3	1
b) Manuelle (T 1) und maschinelle (T2) Absaugung						
Basalsekretion	92 ± 47	4,1 ± 3,9	92 ± 47	3,0 ± 4,2	0	27[a]
Maximal stimulierte Sekretion	263 ± 115	31,4 ± 19,2	262 ± 108	28,9 ± 15,3	0	9

[a] $p < 0,3$ im t-Test für gepaarte Daten

Tabelle 2. Dosiswirkungskurve der mit Pentagastrin stimulierten Magensaftsekretion bei Patienten mit Ulcus duodeni (n = 34). Bei jedem Patienten wurden 2–3 Tests mit jeder Dosis durchgeführt. Mittelwerte ± Standardabweichungen. PG = Pentagastrin. Signifikanz mit t-Test für gepaarte Daten: x $p < 0,02$; xx $p < 0,001$

Patientengruppe	n	Max. Säureausstoß [meq/h] 6 μg/kg PG	12 μg/kg PG	15 μg/kg PG
1. Patienten mit einer max. Sekretion nach 6 μg/kg PG	23	38 ± 14,5	33,7 ± 15,7[x]	–
2. Patienten mit einer max. Sekretion nach 12 μg/kg PG	11	31,3 ± 8,8	39,5 ± 11,4[xx]	33,6 ± 13,6

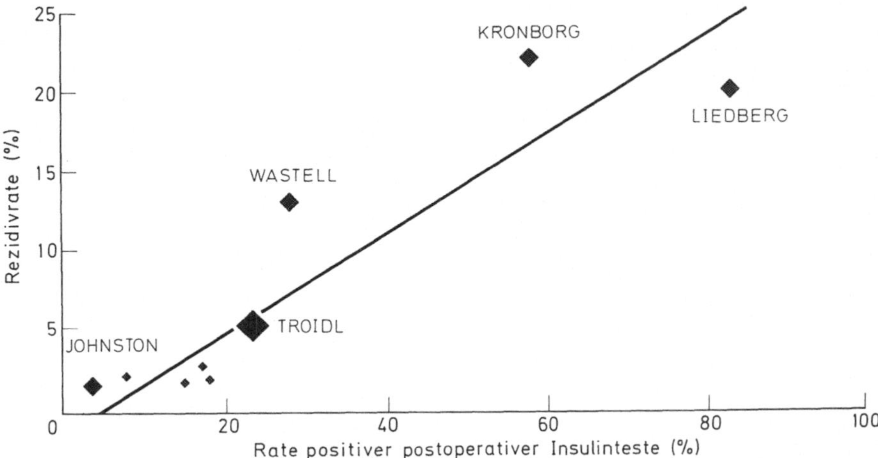

Abb. 4. Korrelation zwischen positivem Insulintest (1 Woche postop. und Recidivulcus) für das Kollektiv. ♦ Bauer et al. [5]; ♦ Goligher et al. [13]; ♦ Grassi [15]; ♦ Moberg u. Hedenstedt [24]

Andererseits war der Insulintest bei 23 der 110 Kranken in der früh-postoperativen Phase positiv, ohne daß diese Kranken im Beobachtungszeitraum ein Rezidiv entwickelt hätten. 76mal war der Insulintest negativ und diese Kranken bekamen kein Rezidiv. Nach dem Bayesschen Theorem hat also nur der negative Insulin-Test im Einzelfall eine hohe Aussagekraft. Der praedictive value liegt hier bei 95% (Troidl et al., 1980).

Die eingeschränkte Brauchbarkeit wird andererseits auch verdeutlicht durch den Vergleich der Säuresekretion nach Injektion von Insulin mit der nach Injektion von Kochsalz (Schein-Insulintest [25]) zur Prüfung der Spezifität des Insulintestes.

Bei 29 Ulcus-duodeni-Kranken (Tabelle 4) haben praeoperativ alle auf Insulin ein positives Hollander-Kriterium erbracht, beim Schein-Insulintest jedoch bereits 23 nach Bachrach, aber nur 10 nach Hollander.

Damit kommt die Spezifität des praeoperativen Insulintestes deutlicher im Hollander- als im Bachrach-Kriterium heraus. Nach Hollander ist somit Insulin eher ein Stimulus für die Vagusfasern als nach Bachrach, wo sich keine Signifikanz findet.

Postoperativ ist das Bachrach-Kriterium genau wie bei der selektiv-gastralen Vagotomie und Drainage-Operation unbrauchbar. Postoperativ sind nach Bachrach genau so viele Insulinpositive wie nach Schein-Insulinpositive, nämlich 20 und 16. Es ist nicht signifikant voneinander verschieden, d.h. nach dem Bachrach-Kriterium sind genau so viele Patienten mit Insulin wie mit Kochsalz positiv.

Damit ist das Bachrach-Kriterium ungeeignet für die Spezifität des Insulintestes nach Vagotomie. Nach dem Hollander-Kriterium ergeben sich 15 : 5. Dieses Ergebnis ist signifikant voneinander verschieden, das heißt auch postoperativ erweist sich das Hollander-Kriterium als spezifischer, obwohl das Ausmaß der Positivität zum Teil und zwar zu 30% mitbedingt ist durch Placeboeffekte.

Tabelle 3. Verhalten des Insulintestes bei Kranken mit einem nachgewiesenen Rezidivulcus in einer prospektiven Studie: SPV ohne Drainage beim chronischen Ulcus duodeni, n = 110. Bewertung des Insulintestes nach Hollander bzw. Johnston (im Detail siehe Methodik)

Patient	Insulin-Test 6–10 Tage nach OP	1 Jahr nach OP	Diagnosesicherung durch Endoskopie	Röntgen	wann Zeit nach OP in Mon.
Schw. A.	negativ	spät positiv	+	+	18
Rh. A.	negativ	negativ	+	–	32
Kö. W.	negativ	spät positiv	+	–	15
Asch. V.	negativ	positiv	+	–	18
Chr. F.	spät positiv	positiv	+	+	12
Schä. G.	spät positiv	negativ	+	+	32

Tabelle 4. Vergleich der Säuresekretion nach Injektion von Insulin mit der nach Injektion von Kochsalz (Schein-Insulin) bei 29 Patienten mit chronischem Ulcus duodeni vor und 1/2 bis 1 Jahr nach SPV ohne Drainage [25]

Zustand des Patienten	Anzahl der positiven Reaktionen Insulintest Hollander	Bachrach	Schein-Insulintest Hollander	Bachrach
praeoperativ	29	29	10	23
postoperativ	15	20	5	16

Diskussion

Unsere Untersuchungen über Sekretionsteste zeigen, daß bei den verschiedenen Schritten des Funktionstestes eine Präzisionskontrolle möglich ist. Für den Titrationssschritt der Magensekretionsanalysen wurde ein Kontroll-Magensaft, der über viele Monate stabil war, hergestellt. Daß dies nicht selbstverständlich ist, wird deutlich, wenn man dasselbe Prinzip und Verfahren für die Pepsinbestimmung verwenden will. Trotz Tieffrierung verlor der Magensaft seine gesamte proteolytische Aktivität nach einigen Wochen ([29], unveröffentlicht). Wenn auch bei der Ermittlung der Sekretionsleistung des Magens die Streuung des Titrationsschrittes nur einen kleinen Teil der gesamten Streuung des Testes darstellt, so kann man diesen Teil der Bestimmung mittels Qualitätskontrolle sicher zuverlässiger gestalten.

Die Untersuchungen über die Reproduzierbarkeit an 100 Ulcus-duodeni-Kranken haben die bekannten Untersuchungen von Baron [3] bestätigt, daß die Basalsekretion eine extrem schlechte Reproduzierbarkeit hinsichtlich des Säureausstoßes besitzt. Diese schlechte Reproduzierbarkeit, die im Extremfall um 80% liegt, geht aber nach unseren Untersuchungen nicht auf Kosten der Probennahme, sondern ist ein systematischer Fehler. Die Basalsekretionsermittlung wegen dieser bekannt schlechten Reproduzierbarkeit abzulehnen scheint andererseits nicht gerechtfertigt bzw. nicht möglich. Beim Weglassen der Basalsekretion könnte die sonstige relativ gute Reproduzierbarkeit der stimulierten Sekretion verändert werden, da durch Weglassen der Basalsekretion das ganze Testsystem verändert wird, die ermittelte Basalsekretion ist außerdem nicht zuletzt der Beziehungspunkt bei der Berechnung eines positiven oder negativen Insulintestes.

Die Reproduzierbarkeit der stimulierten Sekretion ist sowohl bei der Bestimmung des Volumens als auch bei der Bestimmung des Säureausstoßes mit einem Variationskoeffizienten von 18% nicht wesentlich schlechter als viele andere Laborteste. Aber auch bei der stimulierten Sekretion ist diese Aussage nur für das Kollektiv richtig. Im Einzelfall kann auch die stimulierte Sekretion erheblich von Test zu Test variieren (in 30% der Patienten differiert Test 1 von Test 2 bis zu 60%). Somit gilt auch für die stimulierte Sekretion, daß für den einzelnen Patienten eine Aussage mit einer einmalig bestimmten Säuresekretion mit äußerster Vorsicht zu betrachten ist. Dies ist besonders wichtig für chirurgisch-therapeutische Maßnahmen, zum Beispiel die „individuelle" Ulcuschirurgie. Sie kann sich somit nicht auf eine einmal bestimmte Säuresekretion stützten ([1] gegen [27]). Die schlechte Reproduzierbarkeit der stimulierten Sekretion

im Einzelfall könnte auch die Ursache dafür sein, daß es oft nicht gelang, Konzentrationen gastrointestinaler Hormone (Gastrin) mit der Säuresekretionsleistung zu korrelieren [8].
Den Pentagastrintest wegen dieser bekannten Nachteile durch die intragastrale Titration vollständig zu ersetzen [6], erscheint nach den Untersuchungen von Feldmann [9] fraglich.
Die positive Korrelation der Säuresekretion, ermittelt durch den Pentagastrintest, zum chronischem Ulcus duodeni, muß die intragastrale Titration noch beweisen. Nicht zu vergessen ist die aufwendigere und auch anfälligere Methode der intragastralen Titration im Vergleich zu den herkömmlichen Sekretionsanalysen. Die intragastrale Titration stellt somit nach unserer Meinung nach dem Stand des heutigen Wissens mehr eine Ergänzung als eine Alternative zu den herkömmlichen Testsystemen dar.
Vom pharmakologischen Standpunkt ist sicher nicht verwunderlich, daß zur Bestimmung des sogenannten Sekretionsmaximums eine einmalige Gabe, nämlich 6 µg Pentagastrin von eingeschränkter Richtigkeit ist. Um das sogenannte Sekretionsmaximum zu erreichen, was für wissenschaftliche Aussagen, zum Beispiel Säurereduktion nach Operation bzw. Korrelation des Histaminspiegels in der Magenschleimhaut mit der Säure von Bedeutung sein kann, ist eine Dosiswirkungskurve mit 6 µg und 12 µg Pentagastrin unbedingt erforderlich.
Trotz der Vereinfachung ist auf Grund unserer Untersuchungen klar, daß eine aussagekräftige Sekretionsanalyse einen hohen personellen und methodischen Aufwand erfordert. Nur unter den Voraussetzungen einer Qualitätskontrolle, von mindestens 2 Sekretionsanalysen mit verschiedenen Dosen, sind in der heutigen Zeit Teste zur Bestimmung der Sekretionsleistung des Magens von ausreichender Aussagekraft.
Unsere Untersuchungen unterstreichen andererseits die eingeschränkte prognostische Bedeutung des Insulintestes. Dies gilt auch für den sogenannten früh-postoperativen Insulintest [17]. Auch der früh-postoperative Insulintest, auf den Johnston [18] großen Wert legt, hat sich in unserer Studie als wenig aussagekräftig gezeigt. Vier unserer 6 Rezidive waren in der früh-postoperativen Phase insulin-negativ. Andererseits zeigt unserer Studie auch, daß ein negativer Insulintest nicht gleichbedeutende mit der Unmöglichkeit der Entstehung eines Rezidivulcus gleichzusetzen ist. Goligher [13] kam bei der Analyse des Leedser Kollektivs in dieser Frage zu den gleichen Ergebnissen. Bei 12 „gesicherten“ Rezidiv-Ulcera war der Insulintest 6mal negativ.
Die Spezifität, als ein Kriterium der Brauchbarkeit eines klinischens Testes, ist durch die Ergebenisse die wir beim Vergleich des Insulintestes mit dem Schein-Insulintest erzielt haben, eingeschränkt. Obwohl der Insulintest nach Hollander bei 15 positiven gegen 5 positive sich singifikant voneinander unterscheidet, muß mit einer 30%igen Placebo-Wirkung auch beim Hollander-Kriterium nach Insulininjektion gerechnet werden.

Literatur

1. Amdrup, E., Andersen, D., Hostrup, H.: The Aarhus Country Vagotomy Trial. World J. Surg. *2,* 85–90 (1978)
2. Baron, J.H.: Aetiology, chronic duodenal ulcer. London: Butterworths 1972
3. Baron, J.H.: The clinical use of gastric function tests. Scand. J. Gastroent. *9,* Suppl. 6 (1973)
4. Basso, N., Lezoche, E.: Zollinger-Ellison syndrome I, II, III. Surgery in Italy *2,* 240–242 (1972)
5. Bauer, H., Brückner, W., Welsch, K.H., Holle, F.: Die nichtresezierende Chirurgie des Gastro-Duodenal-Ulkus. Münch. med. Wschr. *118,* 785–792 (1976)
6. Becker, H.D.: Methodischer Fortschritt in der Funktionsdiagnostik des Magens: Magensekretionsanalyse, intragastrale Titration, endokrine Provokationstests. Zeitschr. f. Gastroenterologie *3, 16,* 118–125 (1978)
7. Connell, A.M.: Clinical Tests of Gastric Function. London: Pitman Medical (1973)
8. Creutzfeldt, W., Arnold, R., Creutzfeldt, C.: Mucosal gastrin concentration, molecular forms of gastrin, number and ultrastructure of G-cells in patients with duodenal ulcer. Gut *17,* 745–754 (1976)
9. Feldman, M.: Comparison of Acid Secretion Rates Measured by Gastric Aspiration and by in vivo Intragastric Titration in Healthy Human Subjects. Gastroenterology *76,* 954–957 (1979)
10. Feifel, G., Lorenz, W., Heimann, A., Wörsching, I.: Bestimmung der basalen und maximal stimulierten Magensaftsekretion: Kritische Untersuchungen zur Durchführung, Auswertung und Beurteilung von Magensaftsekretionstesten. Klin. Wschr. *50,* 413–422 (1972)
11. Fordtran, J.S.: Acid secretion in peptic ulcer. In: Sleisenger, M.H.: Gastroenteral Disease. Philadelphia, London, Toronto: Saunders 1973
12. Ganguli, P., Polak, J.M., Pearse, G.A.E., Elder, J.B.: Antral Gastrin-Cell Hyperplasia in Peptic-Ulcer–Disease. Lancet *I,* 583–586 (1974)
13. Goligher, J.C., Hill, G.L., Kenny, T.E., Nutter, E.: Proximal gastric vagotomy without drainage for duodenal ulcer: results after 5–8 years. Br. J. Surg. *65,* 145–151 (1978)
14. Gooszen, J.A.H.: The use of control charts in the clinical laboratory. Clin. Kin. Acta *5,* 431–438 (1960)
15. Grassi, G.: Intraoperative Tests bei der selektiven Vagotomie. Stuttgart: Thieme 1976
16. Hollander, F.: The insulin test for the presence of intact nerve fibers after vagal operations for the peptic ulcer. Gastroenterology *7,* 607 (1946)
17. Johnston, D., Thomas, D.G., Checketts, R.G., Duthie, H.L.: An assessment of postoperative testing for completeness of vagotomy. Br. J. Surg. *54,* 831–833 (1967)
18. Johnston, D.: Highly Selective Vagotomy. Prog. Surg. *14,* 1–45 (1975)
19. Johnston, D.: Persönliche Mitteilung (1976)
20. Kronborg, O.: Gastric acid secretion and recurrence risk of duodenal ulcer within six to eight years after truncal vagotomy and drainage. Gut *15,* 714–719 (1974)
21. Kronborg, O., Madsen, P.: A controlled, randomized trial of highly selective vagotomy versus selective vagotomy and pyloroplasty in the treatment of duodenal ulcer. Gut *16,* 268–271 (1975)
22. Liedberg, G., Oscarson, J.: Selective proximal vagotomy – short time follow up of 80 patients. Scand. J. Gastroent. *8,* Suppl. 20, 12 (1973)
23. Lorenz, W., Troidl, H., Rohde, H., Acker, G., Seidel, W.: Studies of the precision and accuracy of gastric secretory tests for the determination of acid reduction following vagotomy. Br. J. Surg. *60,* 915 (1973)

24. Moberg, S., Hedenstedt, S.: Selective proximal vagotomy. A three year follow-up. Scand. J. Gastroent. *8*, Suppl. 20, 9 (1973)
25. Rohde, H., Troidl, H., Lorenz, W.: Reproduzierbarkeit und Spezifität der Insulininjektions- und Insulininfusionsteste zur Prüfung einer kompletten Vagotomie. Langenbecks Arch. Chir. Forum 1976, S. 192–194
26. Rohde, H., Troidl, H., Lorenz, W.: Systematic follow-up: A concept for evaluation of operative results in duodenal ulcer patients. Klin. Wschr. *55*, 925–932 (1977)
27. Seidel, W., Troidl, H., Lorenz, W., Rohde, H., Richter, H., Drews, H., Hamelmann, H.: Eine prospektive kontrollierte Studie zur selektiven Vagotomie beim chronischen Duodenalulkus: Frühergebnisse mit einer standardisierten Operationsauswahl und Operationstechnik. Klin. Wschr. *51*, 477–486 (1973)
28. Snedecor, G.W., Cochran, W.G.: Statistical methods. Ames, Iowa: The Iowa State University Press 1967
29. Schult, H.: Unveröffentlicht
30. Troidl, H., Lorenz, W., Rohde, H., Fischer, M., Hamelmann, H.: Was ist gesichert in der Behandlung der Ulkuskrankheit durch Vagotomie? Internist *16*, 575–582 (1975)
31. Troidl, H., Lorenz, W., Rohde, H., Häfner, G., Ronzheimer, M.: Histamine and peptic ulcer: a prospective study of mucosal histamine concentration in duodenal ulcer patients and in control subjects suffering from various gastrointestinal diseases. Klin. Wschr. *54*, 947–956 (1976)
32. Troidl, H., Rohde, H., Lorenz, W., Häfner, G., Hamelmann, H.: Effect of selective gastric vagotomy on histamine concentration in gastric mucosa of patients with duodenal ulcer. Br. J. Surg. *65*, 10–16 (1978)
33. Troidl, H., Lorenz, W., Rohde, H., Hamelmann, H.: Säurereduktion und Ulkusheilung durch Vagotomie: Ist eine Hemmung der Histaminfreisetzung hierfür eine wesentliche Ursache? Chirurg. Forum 1978 für experiment. und klinische Forsch. Langenbecks Arch. Chir. 19–23
34. Troidl, H., Lorenz, W., Rohde, H., Fischer, M., Vestweber, K.-H.: Eine modifizierte Technik der selektiv-proximalen Vagotomie: Kritische Beurteilung von Operationserfolg, Reproduzierbarkeit und Praktikabilität. Chirurg (in Vorbereitung 1980)

Bedeutung der prae- und postoperativen Gastrindiagnostik für die Ulcuschirurgie

W. Londong, E. Birkmeier, F. Bösl und V. Helmstädter

Die pathogenetische Bedeutung des Gastrins beim „banalen“ Ulcus duodeni ist bis heute nicht geklärt. Gesichert ist eine gesteigerte Magensäuresekretion unter basalen und verschiedenen Stimulationsbedingungen, die mit einer gesteigerten Parietalzellmasse und einer erhöhten Serumpepsionogenkonzentration, nicht jedoch mit dem basalen Serumgastrin korreliert [28]. Basale Serumgastrinkonzentrationen liegen nach den Angaben der meisten Autoren und nach den eigenen Untersuchungen im Normbereich (Abb. 1). Dagegen ist der mittlere postprandiale Gastrinanstieg bei Patienten mit Ulcus duodeni signifikant höher als bei Kontrollpersonen [18]. Dies wird auf eine höhere funktionelle Aktivität des Antrum zurückgeführt, da sich die Anzahl der antralen G-Zellen des Duodenalulcus-Patienten nicht signifikant von denen gesunder Probanden unterscheidet [6].

Praeoperative Diagnostik

Die praeoperative Serumgastrinbestimmung ermöglicht eine sichere Abgrenzung der großen Zahl normogastrinämischer Ulcuspatienten von den sehr selten vorkommenden Fällen einer hypergastrinämischen Ulcuskrankheit, deren exakte Erkennung erst eine adäquate chirurgische Therapie zuläßt. Bei Ulcuspatienten mit erhöhtem Nüchternserumgastrin sollte – nach Ausschluß anderer Ursachen einer Hypergastrinämie (belassener Antrumrest, Pylorusstenose, chronisch-atrophische Gastritis mit oder ohne perniziöse Anämie, Magen-Corpus-Carcinom, chronische Niereninsuffizienz, Short-bowel-Syndrom, Phäochromocytom [2]) – differentialdiagnostisch in erster Linie an ein Zollinger-Ellison-Syndrom oder an eine antrale G-Zell-Hyperplasie gedacht werden. Mit Hilfe des Secretin-Provokations-Testes [26], d.h. durch i.v. Bolusininjektion standardisierter Secretindosen, kann das Zollinger-Ellison-Syndrom – ähnlich wie mit dem Calcium- [21] und Glucagon-Test [9] – aufgrund einer „paradoxen“, bei Kontrollpersonen und normogastrinämischen Ulcuspatienten nicht nachweisbaren Gastrinantwort erkannt werden. Diese ist allerdings nicht immer von der der antralen G-Zell-Hyperplasie abzugrenzen. Wie in Abb. 2a dargestellt, zeigten einige der von uns untersuchten Patienten mit antraler G-Zell-Hyperplasie ebenfalls ein „paradoxes“ Verhalten.
Meistens lassen sich diese beiden Formen der Hypergastrinämie jedoch mit Hilfe einer standardisierten Testmahlzeit [3] differenzieren (Abb. 2b). Das Serumgastrin steigt bei Patienten mit antraler G-Zell-Hyperplasie postprandial um ein Vielfaches über die Norm an, während Patienten mit Zollinger-Ellison-Syndrom und extraantraler Gastrin-

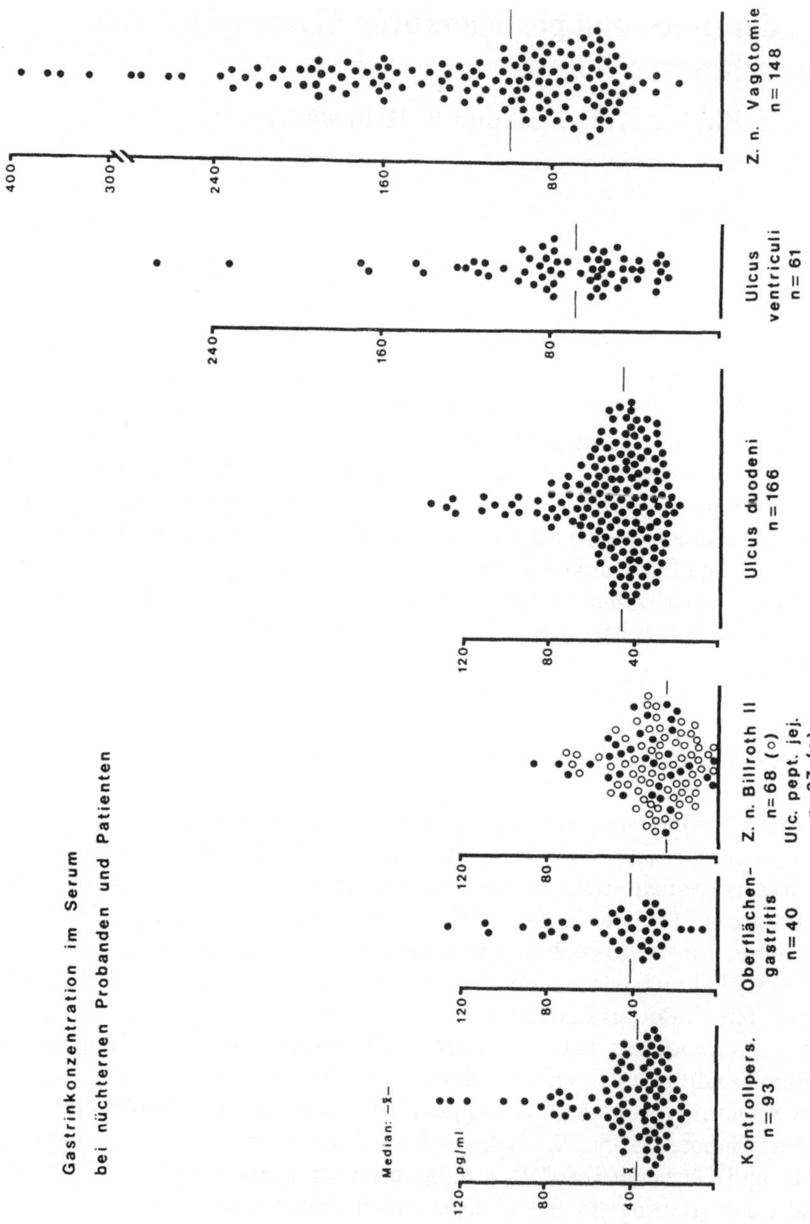

Abb. 1. Basales Serumgastrin verschiedener Kollektive mit Angabe des Median (x)

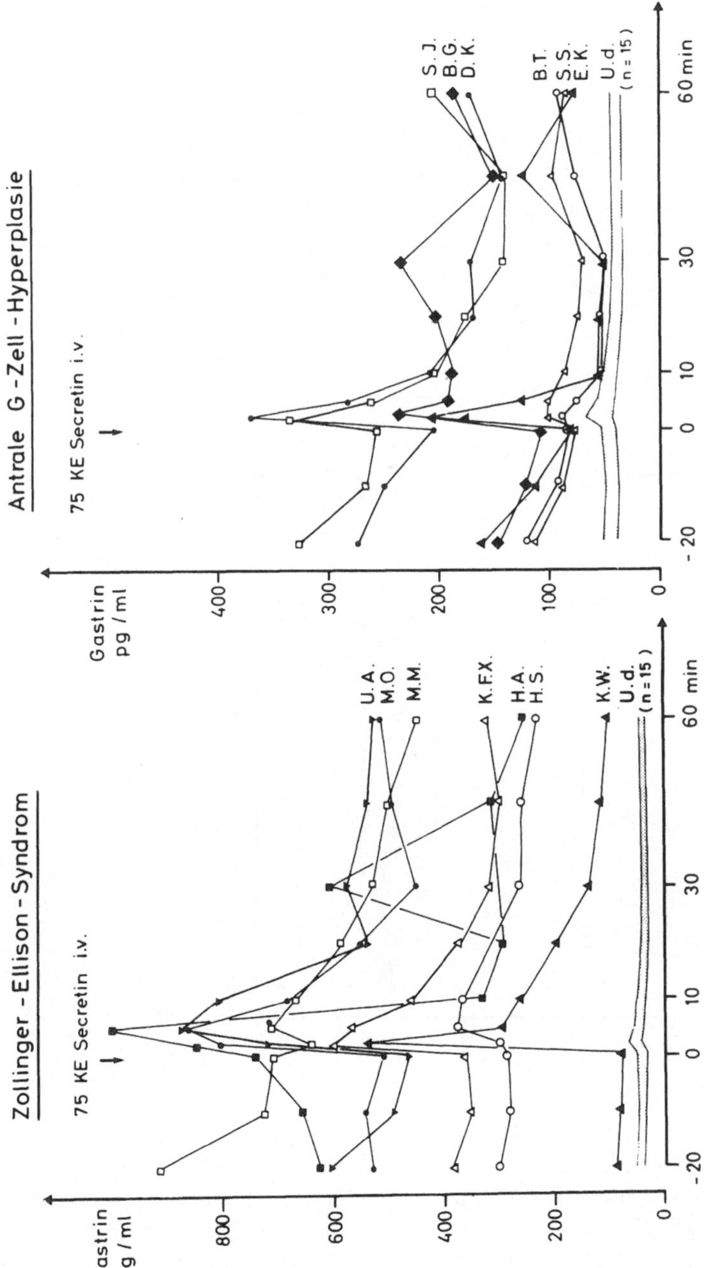

Abb. 2a

Abb. 2a und b. Sekretin-Provokationstest (a) und standardisierte Testmahlzeit (b) bei Patienten mit Zollinger-Ellison-Syndrom und antraler G-Zell-Hyperplasie

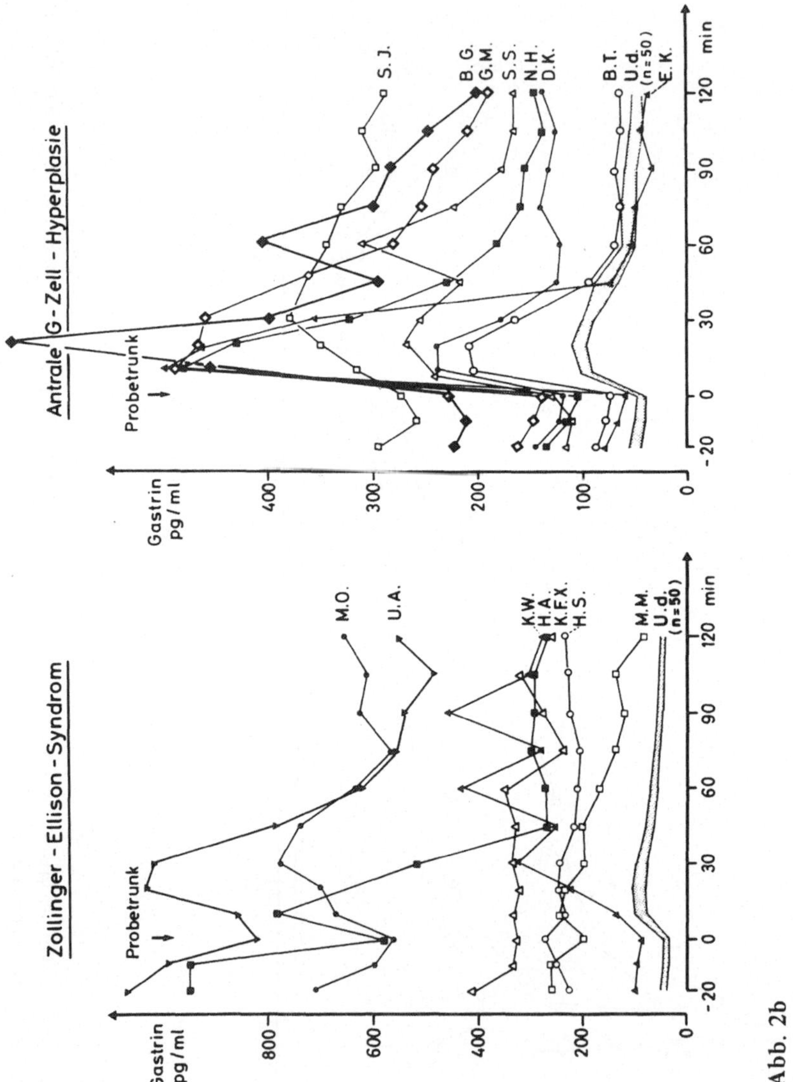

Abb. 2b

überproduktion meistens keine eindeutige postprandiale Gastrinstimulation erkennen lassen. Eine derartige gesteigerte postprandiale Gastrinantwort ist nach den Angaben von Isenberg und Mitarb. [12], Ganguli und Mitarb. [7] sowie von Straus und Yalow [25] verdächtig auf eine antrale G-Zell-Hyperplasie.

Die Diagnose einer antralen G-Zell-Hyperplasie kann praeoperativ nur durch die immunhistologische Untersuchung endoskopisch entnommener Antrumbiopsien gesichert werden. Neben der Peroxidase-Antiperoxidase-(PAP) Methode [24] steht dazu der Immunfluoreszenz-Nachweis [5] zur Verfügung. Abbildung 3 zeigt am Beispiel eines unserer Patienten eine außergewöhnlich starke Vermehrung von antralen G-Zellen,

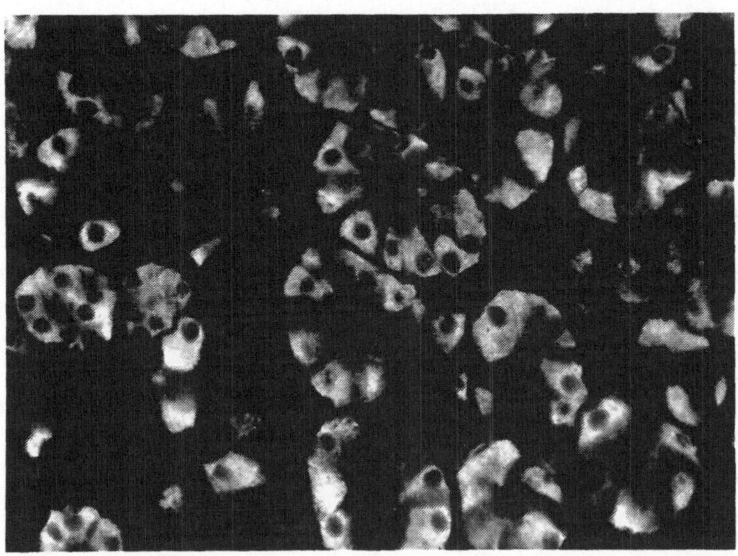

Abb. 3. Typischer Befund einer durch Immunfluoreszenz [5] nachgewiesenen antralen G-Zell-Hyperplasie

die nach der Klassifizierung von Rayston und Mitarb. [23] als außergewöhnlich stark (Grad III) zu bezeichnen ist. Im Gegensatz dazu läßt sich bei Patienten mit normogastrinämischer Ulcuskrankheit oder Gastrinompatienten eine normale G-Zell-Dichte des Antrums nachweisen [27].

Postoperative Diagnostik

Bei der nach Ulcuschirurgie vorgenommenen radioimmunologischen Serumgstrinbestimmung ist für die Interpretation der Gastrinbefunde wesentlich, ob das Antrum reseziert oder belassen wurde. Wie in Abb. 1 zu erkennen ist, führt die Antrektomie bei Zustand nach Billroth II zu einer leichten Abnahme der mittleren Gastrinkonzentration im Nüchternserum. Demgegenüber ist das Serumgastrin nach allen Formen der Vagotomie signifikant über die Norm gesteigert (s. Abb. 1). Die erniedrigten basalen Serumgastrinwerte von Patienten nach Billroth-II-Resektion sind durch Testmahlzeit nicht mehr zu stimulieren (Abb. 3). Auch eine wegen eines Ulcus pepticum jejuni notwendige selektiv-gastrale Vagotomie verändert weder basal noch postprandial das Serumgastrinverhalten. Im Gegensatz dazu ist das postprandiale Gastrinverhalten nach Vagotomie signifikant gegenüber dem des praeoperativen Ulcuskollektivs erhöht (Abb. 3), hier gezeigt am mittleren Verhalten standardisiert mit Probetrunk stimulierter Patienten, die sich 1 Jahr vor dieser Untersuchung einer selektiv-proximalen Vagotomie (SPV) ohne Pyloroplastik unterzogen hatten. Nach den eigenen Erfahrungen verlaufen die postprandialen Gastrinprofile von Patienten nach SPV mit Pyloroplastik im Mittel etwas flacher als die der ohne Pyloroplastik operierten Patienten. Insgesamt beeinflußt die technisch einwandfrei durchgeführte Pyloroplastik unseres Erachtens die basale und postprandiale Gastrinfreisetzung nach SPV nicht wesentlich [4].

Von mehreren Autoren ist nachgewiesen worden, daß das Nüchterngastrin nach allen Formen der Vagotomie erhöht ist. In gemeinsam mit den Münchner und Kölner Chirurgischen Universitätskliniken durchgeführten prospektiven Studien haben wir zeigen können, daß die gegenüber praeoperativ auftretende Steigerung des basalen und postprandialen Serumgastrinverhaltens als Langzeiteffekt der Vagotomie anzusehen ist [14, 16]. Diese Zunahme des basalen und postprandialen Serumgastrins steht in einer inversen Beziehung zur langfristig nach SPV reduzierten Säuresekretion [8], ohne daß signifikante Korrelationen zwischen erhöhtem Serumgastrin und reduzierter Säure nachgewiesen werden konnten [13, 19].

Unsere Ergebnisse des nach Vagotomie langfristig erhöhten Gastrinverhaltens sind anderweitig zusammengefaßt [17]. Sie wurden bei verschiedenen Kollektiven von Ulcus-duodeni-Patienten erhoben, die vor, 10 Tage, 3 Monate und 1 Jahr nach SPV ohne Pyloroplastik mit Hilfe standardisierter Testmahlzeiten untersucht worden waren. Die basalen Gastrinkonzentrationen, die postprandialen Gastrinprofile und die errrechnete integrierte Gesamtgastrinfreisetzung [17] war bei allen 3 vagotomierten Kollektiven signifikant ($p < 0,01$) erhöht. Ein entsprechendes Ergebnis wurde bei einem 1 bis 4 Jahre nach SPV ohne Pyloroplastik untersuchten Kollektiv erhoben [17]. In diesem Kollektiv hatten 17 rezidivfreie Patienten geringfügig höhere, aber nicht signifikant verschiedene basale Gastrinkonzentrationen und postprandiale Gastrinprofile als 13 Patienten mit endoskopisch gesichertem Ulcusrezidiv [17].

Diese Ergebnisse ließen sich an 14 identischen Patienten bestätigen, die ebenfalls vor sowie 10 Tage, 3 Monate und 1 Jahr nach SPV ohne Pyloroplastik bezüglich ihres basalen postprandialen Gastrinverhaltens standardisiert untersucht wurden. Nüchternwerte, postprandiale Gastrinprofile und integrierte Gesamtgastrinfreisetzung waren postoperativ signifikant ($p < 0,01$) erhöht.

Im Serum dieser Patienten wurden in Anlehnung an die Angaben der Rehfeldschen Arbeitsgruppe [22] gelchromatographische Trennungen der Gastrinkomponenten über lange, mit Biogel-P 10 beschickten Säulen (1 x 190 cm) vorgenommen. Wie in Abb. 5 dargestellt, waren die Komponenten G-34 („big gastrin") und G-17 („little gastrin") vor und bis zu 12 Monate nach Vagotomie die Hauptfraktionen des Serumgastrins – gleichgültig, ob Nüchternserum oder postprandiales Serum mit der sogenannten „peak"-Konzentration eluiert wurde.

Diskussion

Nach den Angaben mehrerer Autoren führen alle Formen der Vagotomie zu einer Zunahme des basalen und postprandialen Serumgastrins, das nach Vagotomie in einer inversen Beziehung zur reduzierten Säuresekretion steht. Diese Veränderungen des Säure- und Gastrinverhaltens sind nach den Angaben von Greenall und Mitarb. für die Säuresekretion sowie nach den Angaben von Hughes und Hernandez und den eigenen Untersuchungsergebnissen für das Serumgastrin als Langzeiteffekte der Vagotomie anzusehen [8, 11, 14, 15].

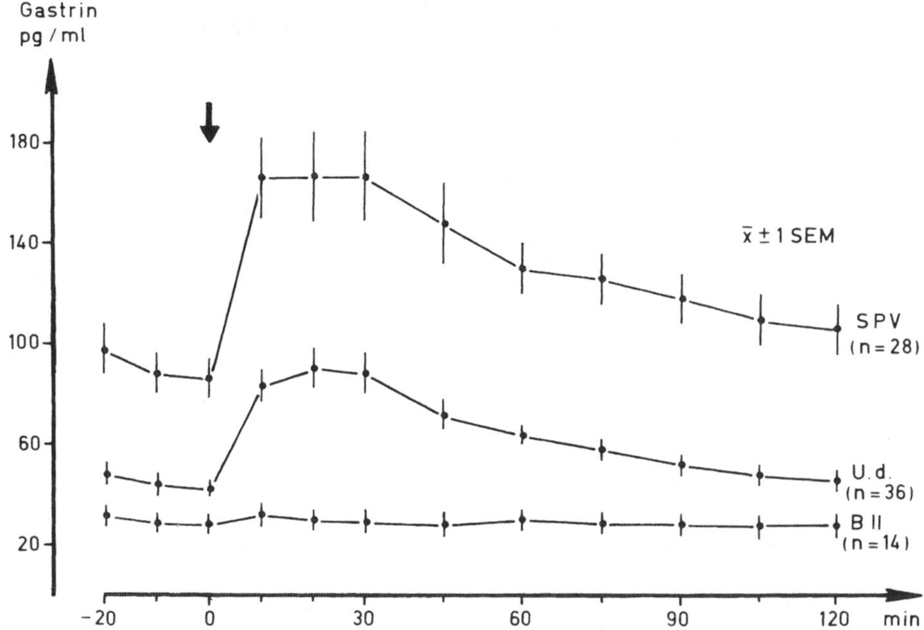

Abb. 4. Basales und postprandiales Gastrinverhalten bei Patienten mit Ulcus duodeni – ohne Operation, nach selektiv-proximaler Vagotomie und nach B II-Resektion. (↓ = standardisierter Probetrunk)

Der statistische Vergleich von prae- und postoperativen Gruppen hat in allen Fällen unserer Untersuchungen signifikante Unterschiede des basalen und postprandialen Gastrinverhaltens ergeben; dennoch muß darauf hingewiesen werden, daß sich basale (s. Abb. 1) und postprandiale Serumgastrinwerte von Patienten nach Vagotomie mit den Werten unseres Normalbereichs überschneiden können [17]. Im Einzelfall ist also das Serumgastrin allein kein sicherer Parameter zur Beurteilung der Effektivität der Vagotomie. Letzteres zeigen auch die fehlenden signifikanten Unterschiede des basalen und postprandialen Gastrinverhaltens von Patienten mit und ohne Ulcusrezidiv.

Die prae- und postoperativ durchgeführte Bestimmung des basalen und postprandialen Gastrinverhaltens erscheint uns trotzdem wichtig, weil nur dadurch die nach Vagotomie veränderte Antrumfunktion erfaßt werden kann. Außerdem erlaubt allein die standardisiert durchgeführte postprandiale Gastrinbestimmung die Verdachtsdiagnose einer antralen G-Zell-Hyperplasie, die mit Hilfe immunhistologischer Untersuchungen endoskopisch gewonnener Antrumbiopsien gesichert werden kann. Bei dieser wahrscheinlich gar nicht so seltenen Ursache rezidivierender gastroduodenaler Ulcera ist eine Vagotomie wenig sinnvoll und ein resezierendes Operationsverfahren indiziert [18].

In bisher unveröffentlichten immunhistologischen Untersuchungen der Göttinger [1] und der eigenen Arbeitsgruppe konnte darüberhinaus gezeigt werden, daß nach selektiv-proximaler Vagotomie normalerweise keine antrale G-Zell-Hyperplasie nachzuweisen ist. Dagegen läßt sich aus den Antra von Ratten und Menschen nach Vagotomie ein erhöhter Gastringehalt extrahieren (Literatur siehe [17]). Die nach einer Vagotomie

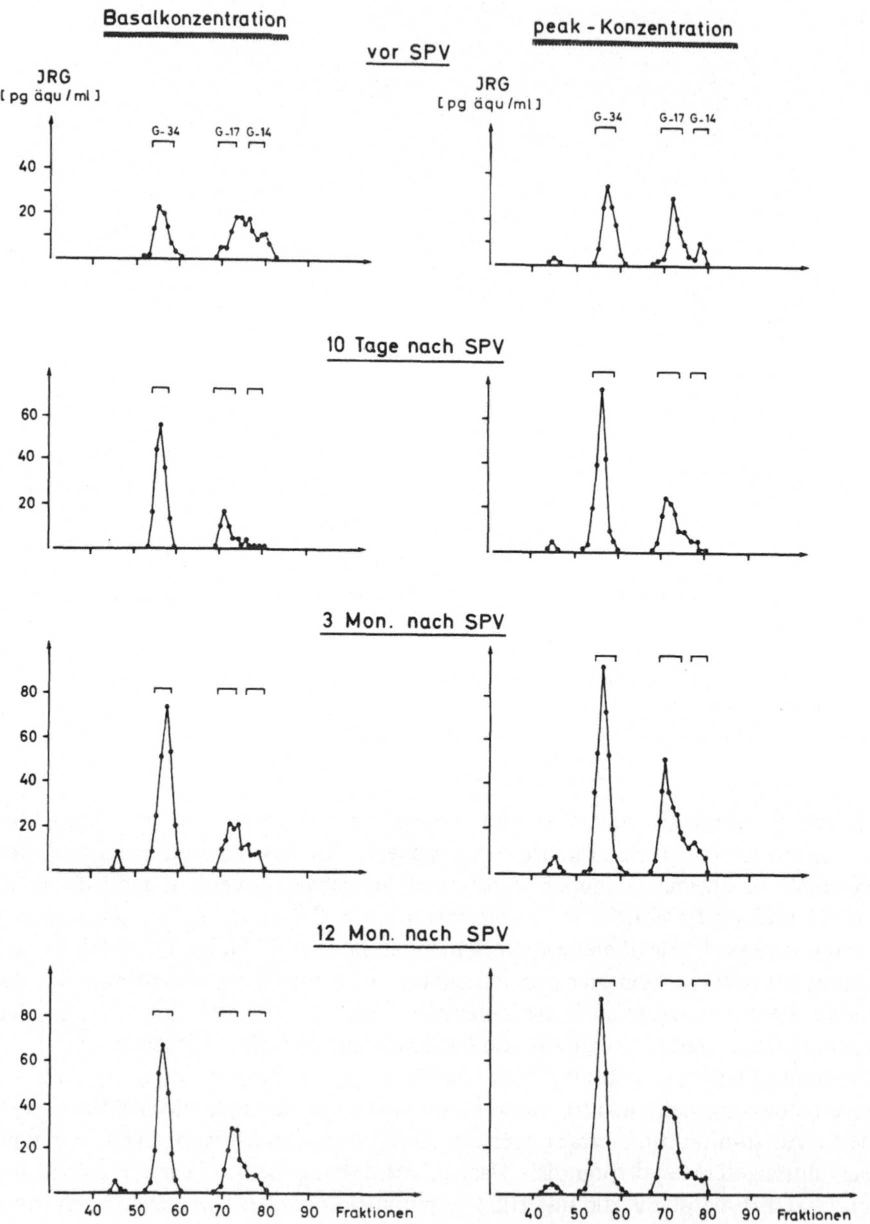

Abb. 5. Gelchromatographische Trennung von Gastrin im gepoolten Serum von 5 Patienten vor und zu verschiedenen Zeitpunkten nach selektiv-proximaler Vagotomie

wegen eines Rezidivulcus durchzuführende Differentialdiagnostik sollte trotz erhöhten Nüchterngastrins den angeführten Sekretin-Provokations-Test einschließen, der auch nach Vagotomie eine Abgrenzung zum Zollinger-Ellison-Syndrom erlauben soll [20].
Als Ursache der Vagotomie-induzierten Hypergastrinämie ist erstmals bei Ratten [16], später auch beim Menschen eine Zunahme des antralen Gastringehaltes beschrieben worden [11, 19]. Der Mechanismus dieser veränderten Antrumfunktion nach Vagotomie ist nicht sicher geklärt. Es wird diskutiert, ob der intakte Vagus direkt oder indirekt die Gastrinproduktion supprimiert. Für diese Annahme sprechen die Untersuchungen von Hansky und King [10], die bei trunculär vagotomierten Patienten durch vorherige Atropingabe eine weitere Zunahme des postprandialen Gastrinanstieges nachwiesen. Die Reduktion der Säuresekretion und die Veränderung des feed-back-Mechanismus der antralen Gastrinfreisetzung nach Vagotomie reichen als Erklärung des durch Vagotomie gesteigerten Gastrinverhaltens nicht aus.
Zusammenfassend kann festgestellt werden, daß die prae- und postoperativ durchgeführte Gastrindiagnostik das operative Vorgehen bei der Erstoperation eines Ulcus-Patienten und bei Relaparotomien wegen eines Rezidivulcus entscheidend beeinflussen kann. Dies trifft vor allem bei einer praeoperativ festgestellten Hypergastrinämie zu. So muß beim sicheren Nachweis einer antralen G-Zell-Hyperplasie eine Antrektomie, bei gesichertem Vorliegen eines Zollinger-Ellison-Syndroms die Gastrektomie erwogen werden. Eine alleinige Vagotomie ist bei diesen beiden unterschiedlichen Ursachen der rezidivierenden Ulcuskrankheit abzulehnen. Vor jeder Vagotomie sollte mindestens einmal ein normales Nüchterngastrin festgestellt worden sein. Eine sorgfältige praeoperative Diagnostik (Gastroduodenoskopie, eventuell Magenbreipassage, Pentagastrintest) inklusive der Serumgastrinbestimmung wird ein Zollinger-Ellison-Syndrom mit Sicherheit ausschließen, die Entscheidung zur chirurgischen Differentialtherapie beeinflussen und die Anzahl der Rezidivulcera nach Vagotomie zu vermindern helfen.

Literatur

1. Arnold, R.: Persönliche Mitteilung
2. Becker, H.D.: Methodischer Fortschritt in der Funktionsdiagnostik des Magens: Magensekretionsanalyse, intragastrale Titration, endokrine Provokationstests. Z. Gastroenterologie *16,* 118 (1978)
3. Berger, L. von, Raptis, S., Collinger, H., Pfeiffer, E.F.: Eine standardisierte Methode zur physiologischen Gastrinstimulation. Verh. Dtsch. Ges. inn. Med. *80,* 513 (1974)
4. Bösl, F.: Klinische Bedeutung der radioimmunologischen Serumgastrinbestimmung für die Ulkuskrankheit. Dissertation, Ludwigs-Maximilians-Universität, München 1980
5. Coons, A.H., Leduc, E.H., Conolly, J.M.: Studies on antibody production. I. Methods for histochemical demonstration of specific antibody and its application to a study of hyperimmune rabbit. J. Exp. Med. *102,* 49 (1955)
6. Creutzfeldt, W., Arnold, R., Creutzfeldt, C., Track, N.S.: Mucosal gastrin concentration, molecular forms of gastrin, number and ultrastructure of G-cells in patients with duodenal ulcer. Gut *17,* 745 (1976)
7. Ganguli, P.C., Polak, J.M., Pearse, A.G.E., Elder, J.B., Hegarty, M.: Antral-gastrin-cell hyperplasia in peptic ulcer disease. Lancet *I/1974,* 583

8. Greenall, M.J., Lyndon, L.P., Goligher, J.C., Johnston, D.: Long term effect of highly selective vagotomy on basal and maximal acid output in man. Gastroenterology *67*, 1421 (1975)
9. Hansky, J., Soveny, C., Korman, M.G.: The effect of glucagon on serum gastrin. I. Studies in normal subjects. II. Studies in pernicious anaemia and the Zollinger-Ellison syndrome. Gut *14*, 457 (1973)
10. Hansky, J., King, R.W.F.: Effect of atropine on food-stimulated gastrin release after truncal vagotomy in man. Gastroenterology *73*, 205 (1977)
11. Hughes, W.S., Hernandez, A.J.: Antral gastrin concentration in patients with vagotomy and pyloroplasty. Gastroenterology *71*, 720 (1976)
12. Isenberg, J.E., Walsh, J.H., Grossman, M.E.: Zollinger-Ellison syndrome. Gastroenterology *65*, 140 (1973)
13. Junginger, Th., Londong, W., Pichlmaier, H.: Korrelation von Gastrinprofil, Insulin- und Pentagastrintest nach selektiver proximaler Vagotomie wegen Duodenalulkus. Therapiewoche *28*, 1465 (1978)
14. Londong, W., Birkmeier, E., Feifel, G., Junginger, Th., Forell, M.M.: Langzeiteffekte der Vagotomie (SPV) auf das Serumgastrin. In: Ergebnisse der Gastroenterologie 1977. Creutzfeldt, W., Classen, M. (Hrsg.), Abstr. 5. Gräfelfing: Demeter-Verlag 1978
15. Londong, W., Birkmeier, E., Feifel, G., Junginger, Th., Forell, M.M.: Long-term effect of proximal selective vagotomy on serum gastrin. Chir. Gastroent. (Surg. Gastroent.) (im Druck)
16. Londong, W., Keller, M., Feifel, G.: Einfluß von Streß auf Serum- und Gewebsgastrin der vagotomierten Ratte. Verh. dtsch. Ges. inn. Med. *85*, 138 (1979)
17. Londong, W.: Basales und postprandiales Gastrinverhalten zur Vagotomiekontrolle? In: Selektive proximale Vagotomie – Aktuelle Probleme. Pichlmaier, H., Junginger, Th. (Hrsg.), S. 106. Stuttgart: Thieme Verlag 1979
18. Londong, W., Büchler, M.W., Forssmann, W.G., Helmstädter, V.: Antrale G-Zell-Hyperplasie: Kein tumorähnlicher Befund. In: Verhandlungsband der Deutschen Ges. f. Endoskopie (im Druck)
19. Malmström, J., Stadil, F., Christensen, K.C.: Effect of truncal vagotomy on gastroduodenal content of gastrin. Br. J. Surg. *64*, 34 (1977)
20. McLaughin, M.H., Peskin, G.W., Saik, R.P.: Human gastrin response to secretin post vagotomy. Gastroenterology *66*, A-89/743 (1974)
21. Passaro, E., Basso, N., Walsh, J.H.: Calcium challenge with Zollinger-Ellison syndrome. Surgery *72*, 60 (1972)
22. Rehfeld, J.F., Stadil, F.: Gel filtration studies on immunoreactive gastrin in serum from Zollinger-Ellison patients. Gut *14*, 369 (1973)
23. Royston, C.M.S., Polak, J., Bloom, S.R., Cooke, W.M., Russel, R.C.G., Pearse, A.G.E., Spencer, J., Welbourn, R.B., Baron, J.H.: G cell population of the gastric antrum, plasma gastrin, and gastric acid secretion in patients with and without duodenal ulcer. Gut *19*, 689 (1978)
24. Sternberger, L.A.: Immunocytochemistry. Englewood Cliffs: Prentice Hall 1974
25. Straus, E., Yalow, R.S.: Differential diagnosis of hypergastrinaemia. In: Gastrointestinal Hormones, Thompson, J.E. (Ed.), p. 99. Austin, London: University of Texas Press 1975
26. Thompson, J.C., Reeder, D.D., Bunchman, H.H., Becker, H.D., Brandt, E.N.: Effect of secretion on circulating gastrin. Ann. Surg. *176*, 384 (1972)
27. Voillemot, N., Potet, F., Mary, J.Y., Lewin, J.M.: Gastrin cell distribution in normal stomachs and in patients with Zollinger-Ellison syndrome. Gastroenterology *75*, 61 (1978)
28. Walsh, J.H.: Pathogenetic role of the gastrins. In: Gastrins and the vagus. Rehfeld, J.F., Amdrup, E. (Eds.), p. 181, London, New York, San Francisco: Academic Press 1979

Nuklearmedizinische Magenentleerungsmessung

B. Leisner

Störungen der Magenmotorik sollen wesentlich an der Pathogenese des Gastroduodenalulcus beteiligt sein. Ob sie primär ätiologische Bedeutung haben oder nur ein Glied in einem circulus vitiosus darstellen, ist noch nicht klar [2, 13]. In jedem Falle erscheint es im Hinblick auf die Beschwerden vieler Patienten nicht ausreichend, das Ulcus zur Abheilung zu bringen oder zu entfernen. Ein wesentliches Ziel des Chirurgen ist es auch, bestehende Magenentleerungsstörungen zu beseitigen und neue zu vermeiden.
In der Ulcuschirurgie besteht somit Interesse an der Entleerungsdynamik des Magens einerseits *praeoperativ* zum Nachweis oder Ausschluß einer organischen oder funktionellen Pylorusstenose, andererseits *postoperativ* zur objektiven Beurteilung des Operationsergebnisses.
Nicht invasive nuklearmedizinische Methoden bieten sich zur quantitativen Erfassung der Magenentleerungsfunktion aus folgenden Gründen an:

1. Es kommt zu keiner mechanischen Irritation der Regulation, wie etwa bei Sondenuntersuchungen.
2. Prinzipiell können standardisierte und physiologische Testmahlzeiten verschiedener Konsistenz und Zusammensetzung verwendet werden.
3. Der Patient wird keiner nennenswerten Belästigung und nur einer geringen Strahlenbelastung ausgesetzt.

Dem stehen als Probleme des Routineeinsatzes der Funktionsszintigraphie gegenüber:

1. Die Wahl der Testmahlzeit.
2. Die zuverlässige Markierung ihrer Komponenten mit einem nicht resorbierbaren Radiopharmazeuticum.
3. Die Ermittlung von anschaulichen Parametern zur Beschreibung des Verlaufs von Entleerungskurven.

Bei festen Nahrungsbestandteilen kommt es schon bei Normalpatienten zu erheblicher Streuung der Entleerungsparameter, auch wenn die intraindividuellen Schwankungen gering zu sein scheinen [3, 11]. Die Entleerungszeit verlängert sich auf bis zu 3 Stunden, so daß eine fortlaufende Registrierung nicht möglich ist. Damit muß jedoch auf eine genauere Analyse des Entleerungsvorgangs verzichtet werden. Eine erhebliche Fehlerquelle ist zudem die unterschiedliche, nicht abschätzbare Verdünnung des Mageninhalts durch Magensekret. Wird bei Verwendung inhomogener Testmahlzeiten („standard-breakfast") die feste Komponente radioaktiv markiert, so muß mit einem zunehmenden Übertritt des Markers in die flüssige Phase gerechnet werden, deren Entleerung im allgemeinen rasch erfolgt [3, 4]. Bei primärer Markierung des flüssigen Anteils kann mangelnde Durchmischung zu einem ähnlichen Fehler führen [5].

Es ist hinlänglich bekannt, daß verschiedene Nahrungsbestandteile unterschiedlich rasch den Magen verlassen [5]. Partikelgröße [12], Kaloriengehalt und chemische Zusammensetzung [2] regulieren auch bei homogenen Testmahlzeiten über verschiedene Receptorsysteme die gastrale Passage. Der Anspruch, den „wahren" Entleerungsmechanismus darstellen zu können, ist daher im Ansatz fragwürdig. Die Frage ist vielmehr, welche pathophysiologischen und prognostischen Aussagen ein möglichst einfacher und standardisierter Test erlaubt.

Methodik

Wir verwenden eine standardisierte Testmahlzeit aus 400 ml Haferschleim von eben noch trinkbarer Viskosität, gemischt mit 500 μCi ^{99m}Tc-DTPA [1, 7]. Der Patient sitzt 30–40 Minuten lang mit dem Rücken zu einer Gamma-Kamera, die an ein Cine-Szintigraphie-System angeschlossen ist. Die registrierten Impulse werden in Einzelbildern von 6 Sekunden Dauer auf Magnetband gespeichert. Nach Abschluß der Untersuchung erfolgt die Erstellung von Zeitaktivitätskurven über Magen, Duodenum und Jejunum aus elektronisch markierten regions of interest (Abb. 1).
Die 50%-Entleerungszeit und der Retentionswert nach 30 Minuten bezogen auf initiale Impulsrate in der Magenregion, stellten sich als zuverlässige Parameter heraus. Ihre Beziehung zueinander erlaubt die quantitative Charakterisierung auch von solchen Entleerungskurven, die keine mathematische Beschreibung zulassen (Abb. 1).

Ergebnisse

Die Entleerung erfolgt bei *Normalpersonen* (n = 30) linear mit einer mittleren $T_{50\%}$ von 13,4 ± 2,4 Minuten. Eine Retention von mehr als 25% nach 30 Minuten ist als pathologisch anzusehen. Patienten mit chronisch rezidivierendem *Ulcus duodeni* und Narbenbulbus (n = 83) zeigten sehr unterschiedliche Entleerungsdynamik mit einer Tendenz zur Verzögerung der Passage. Eine Beschleunigung wurde nur in 3% der Fälle gefunden (Abb. 2). Der Entleerungstype war wie bei den Normalpersonen „peristaltisch", d.h. die Kurven verliefen linear, der Magen entleerte sich gleichmäßig in kleinen Schüben.
An einer randomisierten Gruppe von 18 Patienten ließ sich ein linearer Zusammenhang zwischen den Entleerungsparametern flüssiger und fester Testmahlzeiten (Standardfrühstück) zeigen.
Nach *selektiver proximaler Vagotomie* fand sich mit und ohne Pyloroplastik ein „hydrostatischer" Entleerungstyp, d.h. die Entleerungsrate ist abhängig vom jeweiligen Füllungszustand des Magens, bedingt durch den Verlust der normalen receptiven Relaxation.
Kurz *postoperativ* ist ein „Überlauf" mit anschließender Stase des Mageninhalts häufig zu beobachten (Abb. 3). Dabei ist die $T_{50\%}$ verkürzt, der Retentionswert jedoch erhöht (Abb. 4).
Im weiteren postoperativen Verlauf kommt es dann meist zu einem Rückgang der Retention mit Normalisierung der Kurvenform. Daher überwiegen bei den *Spätkontrollen*

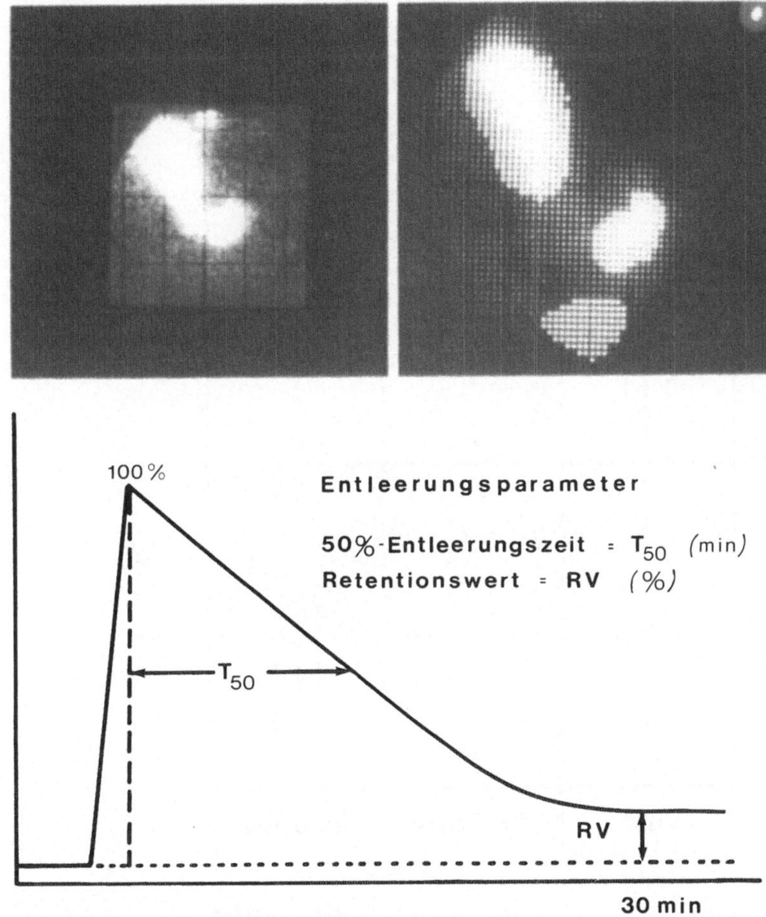

Abb. 1. oben: Gamma-Kamerabild des Magens von dorsal und typische regions of interest; **unten:** Normale Entleerungskurve (schematisch) mit Parameter $T_{50\%}$ und Retention nach 30 Minuten

die niedrigen Werte von $T_{50\%}$ und 30-Minuten-Retention (Abb. 2). bei länger anhaltender Entleerungsverzögerung kann der therapeutische Effekt von motorisch stimulierenden Pharmaka wie z.B. Metoclopramid objektiviert werden.

Eine Dissoziation der Entleerung von flüssigen und festen Speisen tritt im ersten Vierteljahr nach SpV und Pyloroplastik auf. Flüssigkeiten werden rasch entleert, die festen Nahrungsbestandteile verlassen den Magen wie bei Normalpersonen (Abb. 5).

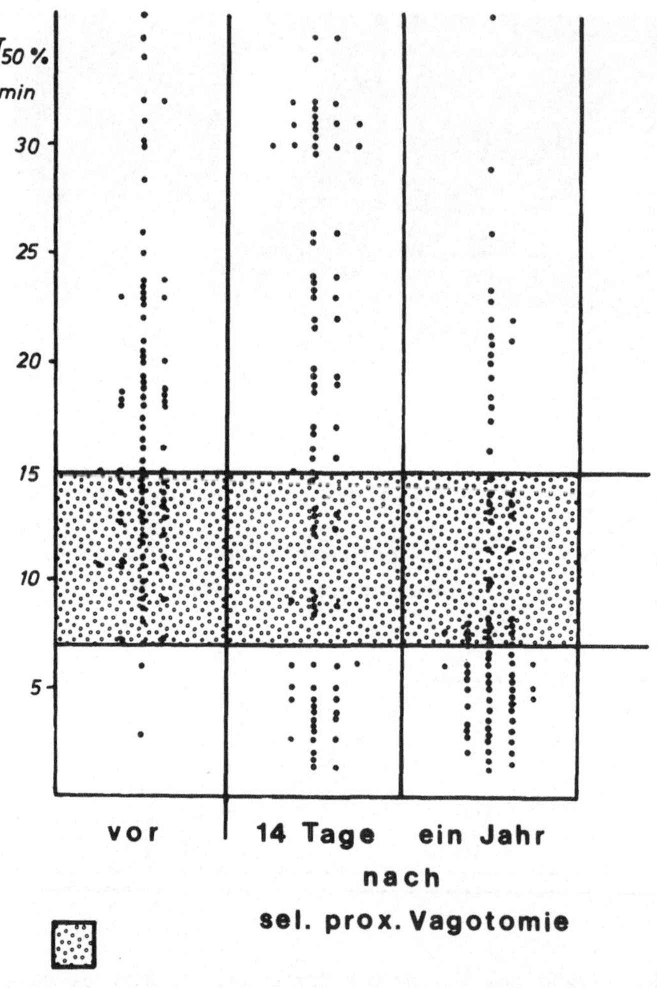

Abb. 2. Verteilung der Werte von $T_{50\%}$ vor, 2 Wochen und 1 Jahr nach selektiver proximaler Vagotomie mit Pyloroplastik (n = 83)

Diskussion

Die praeoperativen Entleerungsstörungen sowie die typischen postoperativen Änderungen des Passagemusters lassen sich mit der verwendeten Testmahlzeit deutlich darstellen. Der Wegfall der Homogenisierungsphase fester Nahrungsbestandteile wird bewußt angestrebt, so daß isoliert die Passage eines homogenen Chymus erfaßt wird. Eine Überlagerung durch Regulationseffekte, die über duodenale Receptoren vermittelt werden [2], entfällt, wie die Übereinstimmung unserer Werte mit den Ergebnissen von Linsmaux und Mitarb. [9] zeigt. Die erhebliche Fehlermöglichkeit der unterschied-

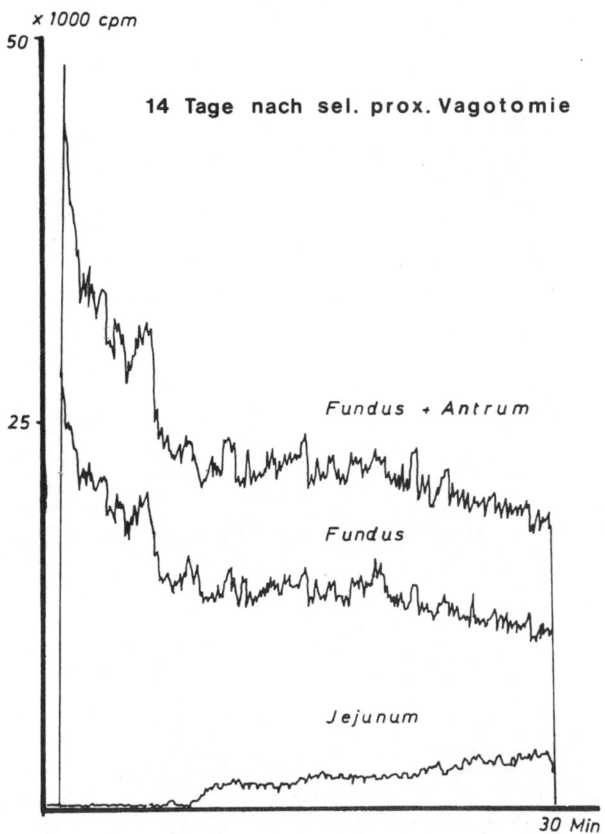

Abb. 3. Beispiel einer Entleerungskurve 2 Wochen nach selektiver proximaler Vagotomie mit Pyloroplastik

lichen Verdünnung des Mageninhalts durch Magensaft wird durch die kurze Untersuchungszeit von 30 Minuten vermieden. Nach Malagelada [10] steigt 60 Minuten nach einer normalen Mahlzeit das Verhältnis von flüssigen zu festen Anteilen intragastral auf das Dreifache. Wir fanden mit unserer Testmahlzeit einen mittleren Verdünnungsfaktor von nur 1,3 nach 60 Minuten [8]. Hinsichtlich der Diagnose einer funktionellen oder organischen Retention sind beide Testmahlzeiten gleich aussagekräftig.

Nach SpV und Pyloroplastik erfolgt die Entleerung von Flüssigkeiten, bedingt durch die Beeinträchtigung der receptiven Relaxation, im allgemeinen überproportional schneller als diejenige fester Nahrungsmittel. Letztere unterscheidet sich in ihrem Verlauf nicht vom Normalkollektiv (s. Abb. 5), was nach den Mitteilungen von Clark und Mitarb. (zit. nach [2]) durch die Kombination von proximal gastraler Vagotomie und Pyloroplastik erreicht wird.

Der Unterschied zwischen SpV *mit* und *ohne* Pyloroplastik liegt somit bezüglich der Magenentleerung darin, daß in beiden Fällen die Initialentleerung beschleunigt ist, daß jedoch ohne Pyloroplastik oft ein großer Rest retiniert wird, wenn die antrale Innerva-

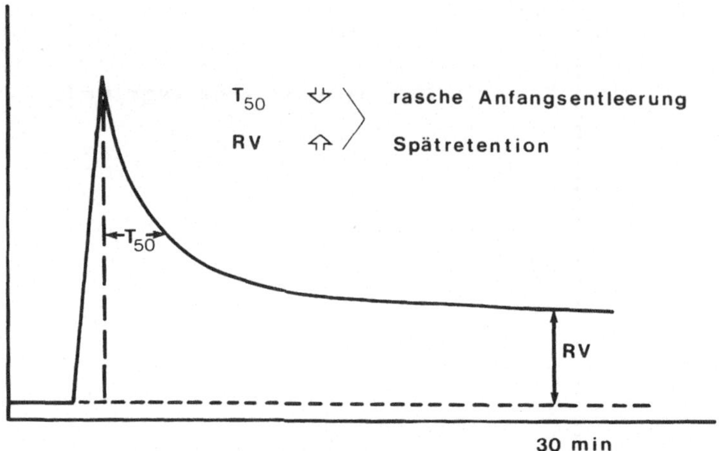

Abb. 4. Schematische Darstellung einer raschen Initialentleerung mit anschließender Retention, wobei es zu gegensinniger Veränderung der Kurvenparameter kommt

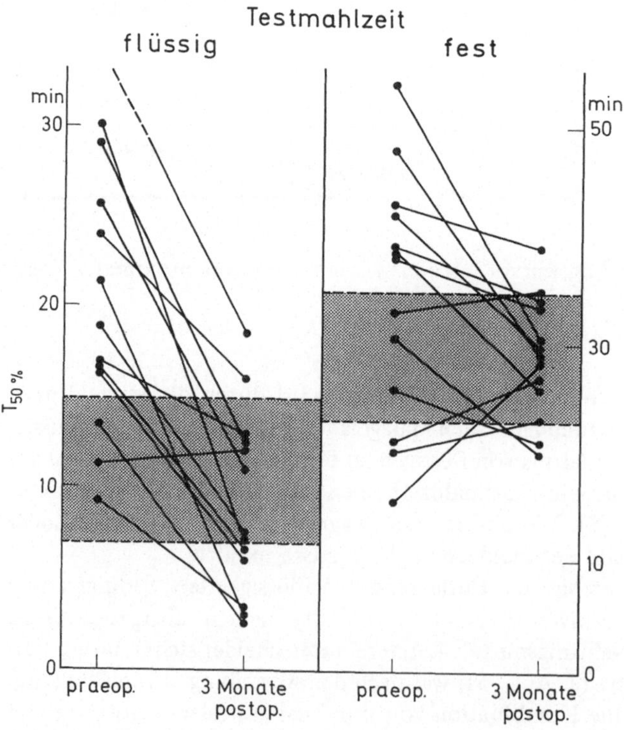

Abb. 5. $T_{50\%}$ von 13 Patienten praeoperativ und 3 Monate nach selektiver proximaler Vagotomie. Links flüssige, rechts feste Testmahlzeit

tion gestört ist. Dies muß aber nicht selten mit dem Ziel einer ausreichenden Säurereduktion in Kauf genommen werden.
Es ist auffallend, daß eine eindeutige Beziehung zwischen den subjektiven Beschwerden und dem Entleerungsverhalten der späten postoperativen Phase besteht. Die bei Pyloroplastik immer wieder zitierten Dumpingerscheinungen konnten wir nur bei 8% der normalen und beschleunigten Magenpassagen nachweisen. Hier spielt sicher die Technik der Drainageoperation eine entscheidende Rolle: Antrektomie und Gastroenterologie, oder Jabulay-Pyloroplastik sind dafür prädisponierende Verfahren.
Bei Entleerungsverzögerungen geben nur wenige Patienten (22%) subjektives Wohlbefinden an. Daran kann zusätzlich ein duodenogastrischer Reflux beteiligt sein.
Die sog. alkaline Gastritis wird sich jedoch nur bei ausreichend langem Kontakt des Duodenalsaftes mit der Antrumschleimhaut entwickeln. Kurz andauernde Refluxe bei rascher Entleerung dürften dabei keine Bedeutung haben. Lange Einwirkung von Gallensäuren und Lysolecithin bei fehlender Antrummotorik kann dagegen die postoperativen Beschwerden und den endoskopischen Befund der Antrumgastritis erklären [6].
Der enge Zusammenhang von Beschwerdefreiheit und rascher Magenentleerung postoperativ führt zu der Schlußfolgerung, daß die Verhinderung einer Stase in hohem Maße zum subjektiven Operationserfolg beiträgt.

Literatur

1. Chaudhuri, T.K.: Use of ^{99m}Tc-DTPA for measuring gastric emptying time. J. Nucl. Med. *15*, 391 (1974)
2. Cooke, A.R.: Control of gastric emptying and motility. Gastroenterology *68*, 804 (1975)
3. Griffith, G.H., Owen, G.M., Campbell, H., Shields, R.: Gastric emptying in health and in gastroduodenal disease. Gastroenterology *54*, 1 (1968)
4. Güller, R.: Magenentleerung. Z. f. Gastroenterologie *15*, 185 (1977)
5. Heading, R.C., Tothill, P., McLoughlin, G.P., Shearman, D.J.C.: A double isotope scanning technique for simultaneous study of liquid and solid components of a meal. Gastroenterology *71*, 45 (1976)
6. Keighley, M.R.B., Asquith, P., Edwards, A.C., Alexander-Williams, J.: The importance of an innervated and intact antrum and pylorus in preventing postoperative duodenogastric reflux and gastritis. Br. J. Surg. *62*, 845 (1975)
7. Leisner, B., Antes, G., Büll, U., Heinze, H.G.: Nuklearmedizinische Funktionsdiagnostik der Magenentleerung. Münch. Med. Wschr. *119*, 695 (1977)
8. Leisner, B., Brückner, W., Antes, G., Westerburg, K.W.: Functional dynamic scintigraphy in the evaluation of gastric emptying. VI. World Congress of Gastroenterology Madrid 1978
9. Linsmaux, D., Brassinne, A., Merchie, G.: Measurement of gastric emptying time with gamma camera. Europ. J. Nucl. Med. *4*, 140 (1979)
10. Malagelada, J.-R., Longstreith, G.F., Summerskill Witt, J., Go, V.L.W.: Measurement of gastric functions during digestion of ordinary solid meal in man. Gastroenterology *70*, 203 (1976)
11. Meves, M., Beger, H.G.: Funktionelle Magendiagnostik. Fortschr. Röntgenstr. *124*, 338 (1976)

12. Meyer, J.H., Thomson, J.B., Cotten, M.B., Shadchehr, A., Mandiola, S.A.: Sieving of solid food by the canine stomach and sieving after gastric surgery. Gastroenterology *76*, 804 (1979)
13. Wormsley, K.G.: The pathophysiology of duodenal ulceration. Gut *15*, 59 (1974)

Glucosehomöostase und Magenentleerung

R. Bittner und H.G. Beger

Ulcus duodeni-Patienten zeigen gehäuft Störungen der Glucosehomöostase, vor allem im Sinne einer frühen postprandialen Hyperglykämie und einer späten postprandialen Hypoglykämie [1, 4, 5, 8]. Durch eine Magenresektion werden diese Störungen wesentlich verstärkt [5, 6, 10, 17]. Ihre Ursache ist trotz zahlreicher Untersuchungen noch weitgehend ungeklärt. Neben Veränderungen der intestinalen Hormonsekretion [3, 5, 7] wird vor allem ein kausaler Zusammenhang zur Magenentleerung vermutet [1].

Die Magenentleerung ist für das Glucoseangebot an den Darm und damit für die Glucoseresorption von entscheidender Bedeutung. Die Glucoseresorption ist die Störgröße im Regelkreis der Blutglucosekonzentration. Von Mehnert [12] wird daher gefolgert, daß mit einem oralen Glucosetoleranztest auch die Glucoseresorption und die Magenentleerung mit erfaßt werden. Eine Analyse jedoch der direkten Beziehungen zwischen dem Magenentleerungsverhalten und dem Profil der Glucosetoleranzkurve ist bisher noch nicht erfolgt.

Die vorliegende Untersuchung hat zwei Ziele:

1. Die Abklärung des Einflusses der selektiv-proximalen Vagotomie (SPV) auf die Glucosehomöostase.
2. Abklärung der Beziehungen zwischen Glucosehomöostase und motorischen Magenfunktionen.

Methodik

Drei Patientengruppen, deren biologische Daten in Tabelle 1 aufgeführt sind, wurden untersucht:

I. Bei 19 Patienten mit chronisch rezidivierenden Ulcera duodeni wurden vor der SPV sowie frühpostoperativ und spätpostoperativ ein oraler Glucosetoleranztest (OGT) und eine Messung der Halbwertzeit der Magenentleerung (T 1/2) durchgeführt. Die frühpostoperative Messung fand 12 Tage (Spanne 9–14) und die spätoperative 8 Monate (Spanne 4,5–18) nach der Operation statt.

II. Bei 42 Ulcus duodeni-Patienten wurde die T 1/2 sowohl für eine halb-feste als auch für eine flüssige Testmahlzeit bestimmt.

III. Bei 50 Ulcus-duodeni-Patienten wurde in 54 Untersuchungen (12 davon fanden frühpostoperativ nach der SPV statt) simultan mit der T 1/2 für die flüssige Testmahlzeit auch die orale Glucosetoleranzkurve bestimmt.

Bei keinem Patienten war in der persönlichen und familiären Anamnese ein Diabetes mellitus bekannt.

Tabelle 1. Biologische Daten der untersuchten Patientengruppen

	n	Geschlecht	Alter (Jahre)	Gewicht (kg)	Größe (cm)
I SPV (praeop.-frühpostop.-spätpostop. T 1/2, OGT)	19	♂ 13, ♀ 6	38 (29–61)	65 (50–107)	172 (160–183)
II Ulcus duodeni (T 1/2 fest-flüssig)	42	♂ 32, ♀ 10	40 (19–74)	69,5 (40–96,5)	171 (152–189)
III Ulcus duodeni (simultan T 1/2 + OGT)	50	♂ 40, ♀ 10	41,4 (19–74)	68,5 (40–96,5)	171 (152–189)

Der orale Glucosetoleranztest (OGT) wurde wie folgt durchgeführt: Nach einer etwa 12stündigen Fastenmahlzeit erhielten die Patienten innerhalb von 3–5 Minuten 1 g/kg KG Glucose als 50%ige Lösung zu trinken. Die Blutentnahmen erfolgten bei -15, 0, 12, 16, 20, 30, 45, 60, 90, 120, 150 und 180 Minuten aus einer in einer Armvene gelegenen Braunüle. Während des Testes befand sich der Patient in liegender Körperhaltung mit um etwa 45° aufgerichtetem Oberkörper. In allen Blutproben wurde die Glucose enzymatisch mit der GOD-Perid-Methode und das Insulin entsprechend der Doppelantikörper-Radioimmunassay-Methode von Halés und Randle (J 125-Insulin-Immunoassay-Kit der Firma Sorin) bestimmt.

Die Messung der Halbzeitwerte der Magenentleerung (T 1/2) erfolgte nach der von Meves [13] und uns [2] mehrfach beschriebenen Isotopenmethode. Tabelle 2 zeigt die Zusammensetzung der beiden Testmahlzeiten. Wichtigste Unterschiede zwischen den Mahlzeiten sind der annähernd doppelt so hohe Energiegehalt pro ml und der hohe Kohlenhydratanteil von 80 g in der flüssigen Testmahlzeit. Die flüssige Testmahlzeit stellt daher auch eine adäquate Kohlehydratbelastung dar. Es konnte somit bei den oben angeführten 54 Untersuchungen während der Messung der T 1/2 für die flüssige Testmahlzeit auch das Profil der oralen Glucosetoleranzkurve mitbestimmt werden. Die Blutentnahmen zur Glucosebestimmung erfolgten bei -10, 10, 20, 30, 45, 60, 90, 150 und 180 Minuten. Die Glucosebestimmungen wurden bei diesen Untersuchungen mit der Hexokinase/Glucose-6-Phosphatdehydrogenase-Methode durchgeführt.

Ausgehend von den Medianwerten erfolgte die statistische Auswertung mit Hilfe des Zeichentestes und des Wilcoxon-Tests. Zur Beurteilung des Zusammenhanges zwischen den Meßdaten (T 1/2 halb-fest/T 1/2 flüssig; T 1/2 flüssig/3 h-Glucosewert) wurde der Spearmansche Rang-Korrelationskoeffizient R errechnet und nach Pearson der Korrelationskoeffizient r geschätzt.

Ergebnisse

In Abb. 1 ist der Verlauf der Mediane der Glucosekonzentrationen bei oraler Glucosebelastung vor und frühpostoperativ nach SPV dargestellt. Frühpostoperativ ist der

Tabelle 2. Zusammensetzung der halb-festen und flüssigen Testmahlzeiten

	Halbfest	Flüssig
	Rührei Brötchen Kaffee Milch	Bilanzierte synthetische Diät
Eiweiß	12,7 g	12,3 g
Fett	17,5 g	3,8 g
Kohlehydrate	31,1 g	80,0 g
Energie	0,72 kcal/ml	1,34 kcal/ml
Osmolarität	194 mosm/l	522 mosm/l
Volumen	450 ml	300 ml

Anstieg der Glucose im peripher-venösen Blut nur sehr gering, so daß zwischen 20. und 120. Minute die Konzentrationen um 20–60 mg/100 ml niedriger liegen als praeoperativ ($0{,}05 > 2\,p > 0{,}0001$). Es fällt jedoch auf, daß nach der 120. Minute noch ein Anstieg der Glucose erfolgt, so daß der 180 Minuten-Wert sowohl noch signifikant mit etwa 15 mg über dem Nüchternwert liegt ($2\,p < 0{,}05$), als auch bei 11 der 18 Patienten höher als der entsprechende praeoperative Wert ist.

Der Verlauf der Glucosekonzentrationen bei der spätpostoperativen Untersuchung ist in der Abb. 2 dargestellt. Der Kurvenverlauf entspricht nun wieder dem praeoperativen Bild, jedoch mit der Besonderheit, daß die Gipfelkonzentration nun signifikant um 24 mg/100 ml niedriger liegt ($2\,p < 0{,}05$).

Der Verlauf der prae- und frühpostoperativen Insulinkurve (Abb. 3) ist in vollständiger Übereinstimmung mit den entsprechenden Glucosekurven. Auch hier liegen frühpostoperativ die Konzentrationen zwischen 20. und 120. Minute signifikant um 20–35 μU/ml niedriger als praeoperativ ($0{,}05 > 2\,p > 0{,}0001$). Dagegen liegt der 180 Minuten-Wert signifikant höher als der korrespondierende praeoperative Wert und auch höher als der Nüchternwert ($2\,p < 0{,}05$).

Spätpostoperativ (Abb. 4) kommt es wieder zu einem prompten Anstieg des Insulin auf einen Gipfelwert von 45 μU/ml bei 30 Minuten. Der Gipfel liegt zwar um 14 μU/ml tiefer als praeoperativ, jedoch ist der Unterschied statistisch nicht signifikant.

Das Verhalten der T 1/2 für die halb-feste Testmahlzeit bei der parallel zum OGT durchgeführten Messung zeigt die Abb. 5. Frühpostoperativ ist die T 1/2 signifikant um 53 Minuten länger als praeoperativ ($2\,p < 0{,}001$). Spätpostoperativ kommt es zwar wieder zu einer Beschleunigung der Magenentleerung, jedoch ist die T 1/2 weiterhin signifikant um 9 Minuten länger als praeoperativ ($2\,p < 0{,}05$).

Es fällt auf, daß die Streubreite frühpostoperativ um ein vielfaches größer ist als praeoperativ und spätpostoperativ zwar geringer, aber immer noch etwa dreimal größer ist.

Der Vergleich der individuellen Werte – praeoperativ gegen spätpostoperativ (Abb. 6) – zeigt, daß bei insgesamt 13 Patienten spätpostoperativ die T 1/2 länger ist als praeoperativ, ein Patient zeigt keinen Unterschied und bei nur 3 Patienten ist die T 1/2 kürzer. Es ist hervorzuheben, daß bei 4 Patienten sogar eine ausgeprägte Verzögerung zu beobachten ist.

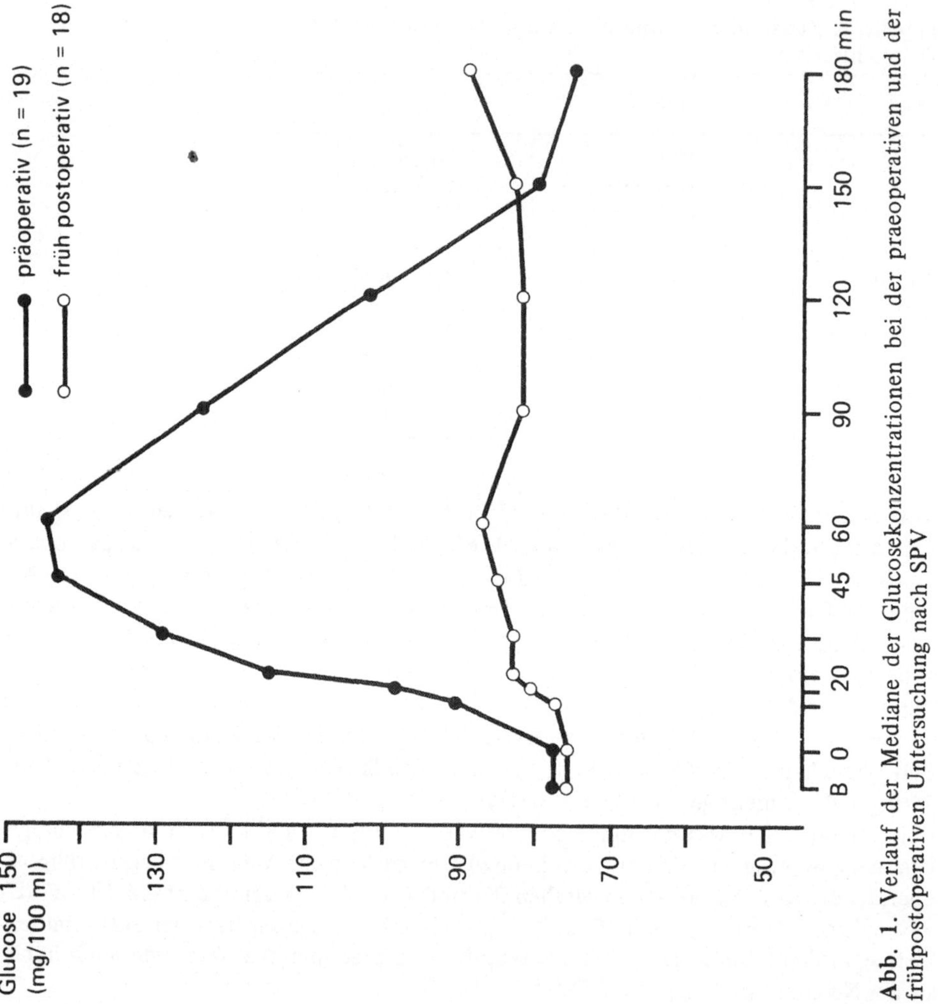

Abb. 1. Verlauf der Mediane der Glucosekonzentrationen bei der praeoperativen und der frühpostoperativen Untersuchung nach SPV

Die Frage, ob die Ergebnisse der Messungen der T 1/2 für die halb-feste Testmahlzeit auch eine Aussage über die Entleerung einer Glucoselösung erlauben, wird durch die in Abb. 7 dargestellten Ergebnisse beantwortet. Bei den zweimal untersuchten 42 Patienten kann eine signifikant positive lineare Korrelation zwischen der T 1/2 für die halb-feste Testmahlzeit und der T 1/2 für die flüssige gefunden werden ($2\,p < 0{,}001$). Dies bedeutet, daß die Entleerungsgeschwindigkeit zum mindesten praeoperativ von der Konsistenz der Nahrung weitgehend unabhängig ist. Darüber hinaus wird bei der simultanen Messung der T 1/2 für die flüssige Testmahlzeit und der Bestimmung des Glucoseprofils (Abb. 8) eine signifikant positive Korrelation zwischen der T 1/2 und dem 3 Stunden-Glucosewert nachgewiesen ($2\,p < 0{,}001$). Je langsamer also die Magenentleerung, um so höher ist die 3 Stunden-Glucosekonzentration.

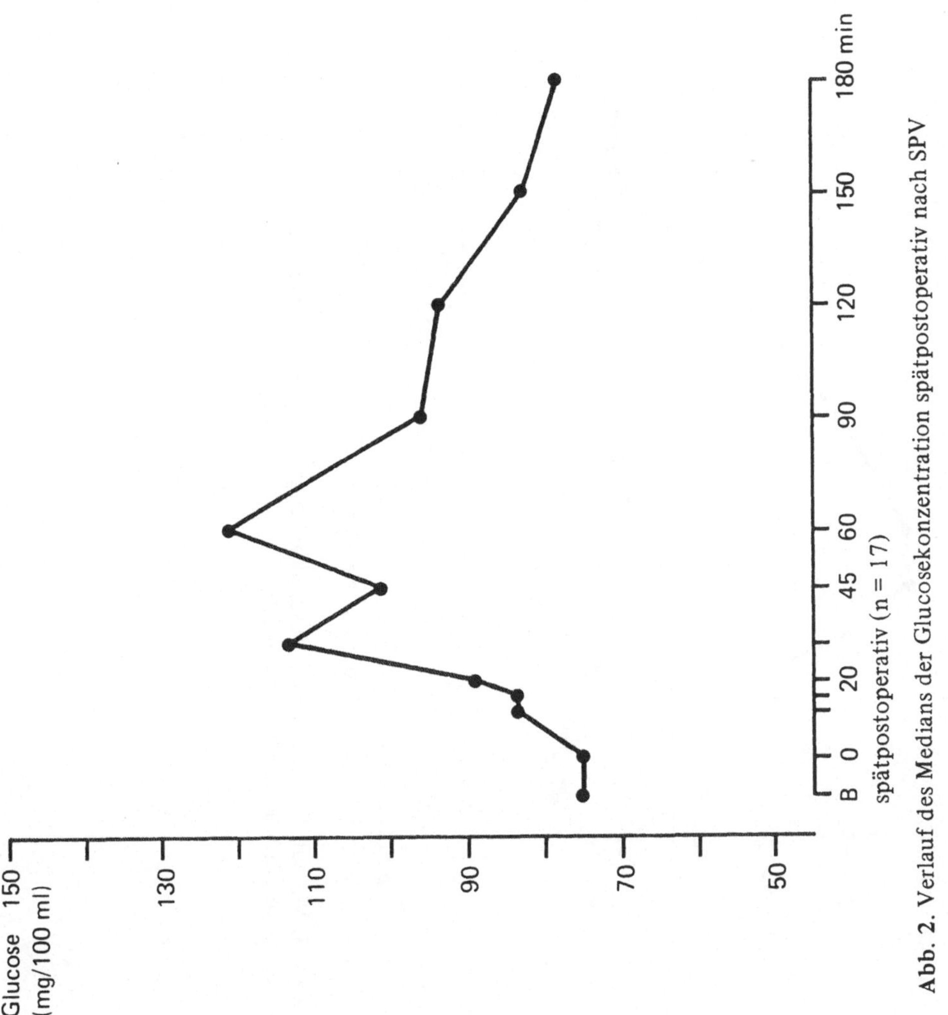

Abb. 2. Verlauf des Medians der Glucosekonzentration spätpostoperativ nach SPV

Diskussion

Die Ergebnisse beweisen, daß die Magenentleerung das Profil der oralen Glucosetoleranzkurve mitbestimmt. Besonders deutlich erkennbar ist dies in der frühen postoperativen Phase nach SPV.

Die Denervation der Corpus/Fundus-Region führt zu einer völligen Desorganisation des Musters der elektrischen Aktivität des Magens [10, 14] mit konsekutiver Desynchronisation und Minderung der phasischen motorischen Aktivität. Die Minderung oder sogar der Verlust der Kontraktionsfähigkeit von Corpus/Fundus muß trotz erhaltener Innervation der Antrum-Pylorus-Region und trotz der intragastrischen Drucksteigerung [16] aufgrund des Verlustes der „receptive relaxation" als Ursache der extremen Verzögerung der Magenentleerung frühpostoperativ angesehen werden. Entsprechend der ver-

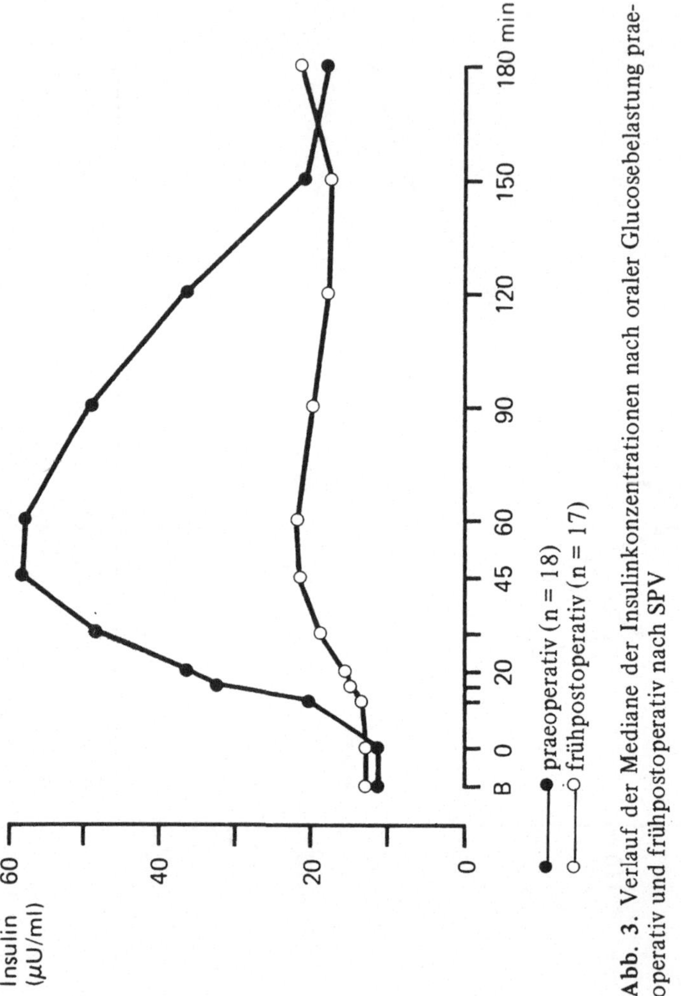

Abb. 3. Verlauf der Mediane der Insulinkonzentrationen nach oraler Glucosebelastung praeoperativ und frühpostoperativ nach SPV

zögerten Entleerung gelangt die Glucose nur allmählich und in kleinen Mengen zum Resorptionsort, der Anstieg im peripher-venösen Blut ist nur gering. Die höchsten Konzentrationen werden erst gegen Ende der Testperiode gemessen. Nach den dargestellten Ergebnissen erweist sich der 3 Stunden-Glucosewert als das entscheidende Kriterium für die Beurteilung der Magenentleerungsgeschwindigkeit. Es wäre denkbar, daß auch ein enger Zusammenhang zwischen der T 1/2 und der Ansteigungsgeschwindigkeit der Glucose im Blut bestehen könnte. Dies ist nicht nur von der Magenentleerung, den Resorptionseigenschaften des Darmes und der Assimilationsfähigkeit des peripheren Gewebes bestimmt, sondern auch von der Größe des Extracellulärraumes und vor allem auch vom Typ der Entleerungsstörung. So konnte von uns beobachtet werden, daß zwar frühpostoperativ nach SPV und auch bei Patienten mit Magenausgangsstenose entsprechend der verzögerten Entleerung auch ein langsamer Glucosenastieg erfolgt,

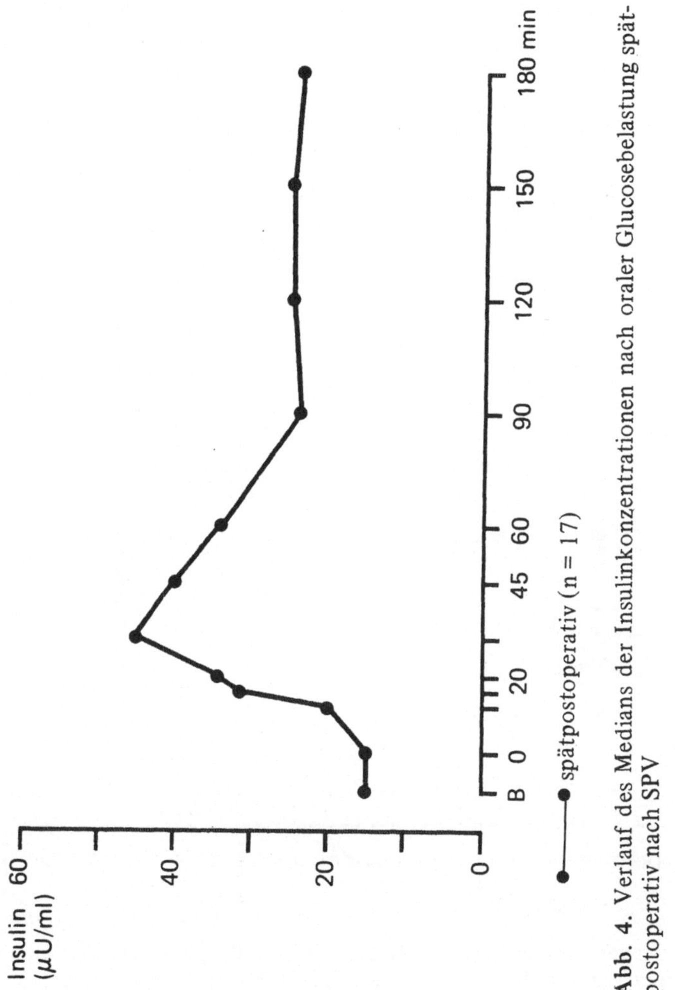

Abb. 4. Verlauf des Medians der Insulinkonzentrationen nach oraler Glucosebelastung spätpostoperativ nach SPV

dagegen jedoch bei Patienten mit funktioneller Entleerungsverzögerung der Anstieg zunächst normal oder sogar beschleunigt sein kann und erst nach 20 bis 30 Minuten die Verzögerung eintritt. Ursache dieses „biphasischen" Verhaltens könnte sein, daß der erste Bolus, der rasch in das Duodenum gelangt, über eine Stimulierung hyperaktiver Osmoreceptoren [9] zur anschließenden Hemmung der weiteren Entleerung führt.

In der spätpostoperativen Phase kommt es zur Reorganisation der elektrischen und konsekutiv auch der phasischen motorischen Aktivität des Magens [10]. Ebenfalls ist eine zumindest teilweise Restitution der Fähigkeit zur „receptive relaxation" zu beobachten. Die Magenentleerungsgeschwindigkeit normalisiert sich wieder. Es muß jedoch betont werden, daß bei 76% der hier untersuchten Patienten spätpostoperativ nach der SPV weiterhin gegenüber praeoperativ eine längere T 1/2 und bei 20% sogar

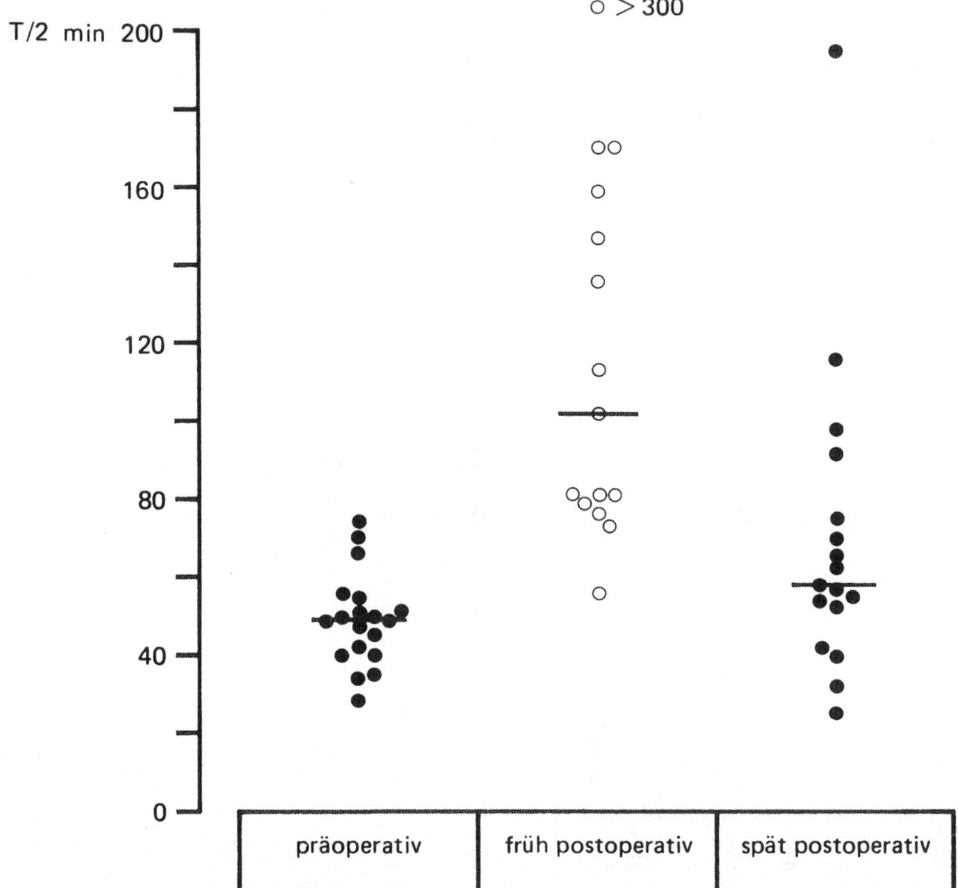

Abb. 5. Halbwertzeit der Magenentleerung (T 1/2) für die halb-fest Testmahlzeit aller Patienten bei der praeoperativen, frühpostoperativen und spätpostoperativen Untersuchung

eine wesentliche Verzögerung festzustellen ist. Ob für diese Verzögerung eine zu ausgedehnte Denervation oder eine mangelhafte Fähigkeit zur Reorganisation der Motilität verantwortlich ist, kann durch die vorliegende Untersuchung nicht geklärt werden. Parallel zu den Veränderungen der Entleerungsgeschwindigkeit gehen die Veränderungen der Glucosetoleranzkurve. Spätpostoperativ gleicht der Kurvenverlauf wieder dem praeoperativen Bild, jedoch ist die Gipfelkonzentration weiterhin niedriger und der 3-Stunden-Wert höher als praeoperativ. Es ist hervorzuheben, daß im Gegensatz zum magenresezierten Patienten nur sehr selten eine postprandiale Hyperglykämie oder ein postprandiale Hypoglykämie zu beobachten ist.

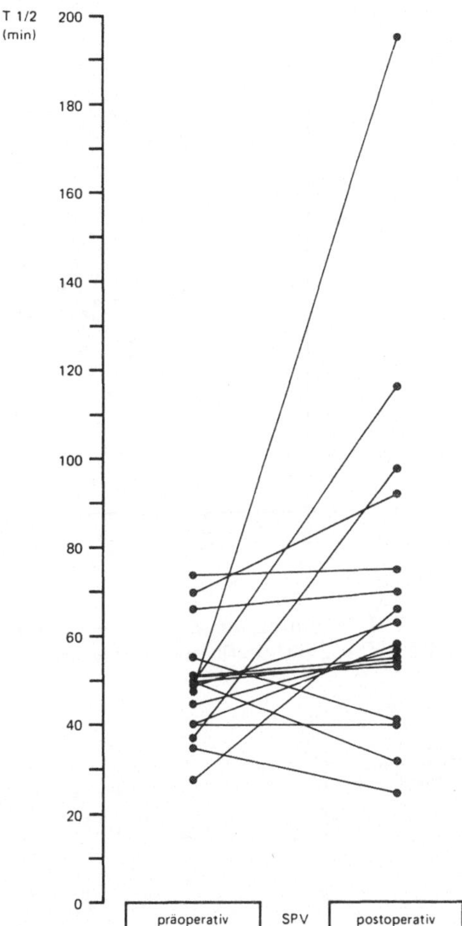

Abb. 6. Gegenüberstellung der Halbwertzeiten der Magenentleerung (T 1/2) für die halb-feste Testmahlzeit frühpostoperativ und spätpostoperativ nach SPV

Schlußfolgerung

Die selektiv-proximale Vagotomie hat einen wesentlichen Einfluß auf die motorische Magenfunktionen. In der frühen postoperativen Phase ist beim liegenden Patienten eine ausgeprägte Verzögerung der Magenentleerung zu beobachten. In der späten postoperativen Phase kommt es zwar wieder zu einer weitgehenden Normalisierung der Magenentleerungsgeschwindigkeit, jedoch bei 76% der Patienten ist noch 8 Monate nach der Operation eine längere Halbwertzeit als praeoperativ zu messen. Parallel zu den Veränderungen der Magenentleerung gehen charakteristische Veränderungen des Profils der oralen Glucosetoleranzkurve. Es besteht eine signifikant positive Korrelation zwischen der Halbwertzeit der Magenentleerung und der Glucosekonzentration drei Stunden nach Einnahme der Testmahlzeit. Für die Beurteilung der motorischen Magenfunktionen kann daher der orale Glucosetoleranztest eine wesentliche Orientierungshilfe sein.

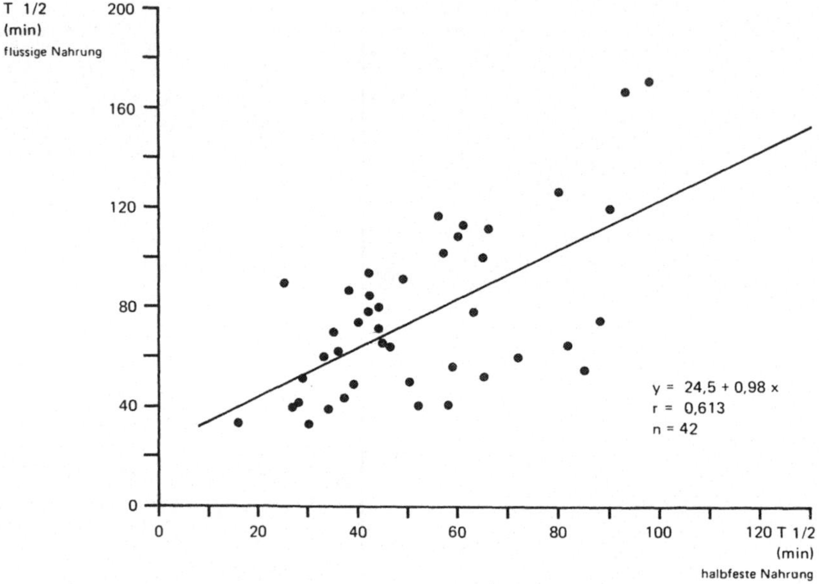

Abb. 7. Darstellung der Beziehung zwischen der T 1/2 für die halb-feste Testmahlzeit und der T 1/2 für die flüssige Mahlzeit bei 42 Ulcus-duodeni-Patienten

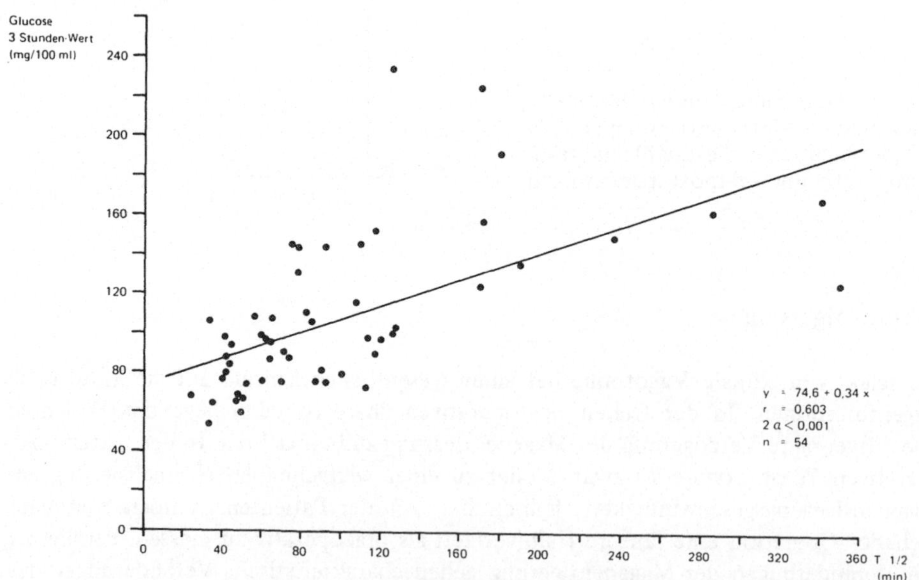

Abb. 8. Darstellung der Beziehung zwischen der T 1/2 für die flüssige Testmahlzeit und der 3 Stunden-Glucosekonzentration nach Einnahme der Testmahlzeit bei 54 Untersuchungen an 50 Ulcus-duodeni-Patienten (12 Messungen fanden frühpostoperativ nach SPV statt)

Literatur

1. Arnold, R., Creutzfeldt, W., Ebert, R., Becker, H.D., Börger, H.W., Schafmayer, A.: Serum gastric inhibitory polypeptide (GIP) in duodenal ulcer disease: Relationship to glucose tolerance, insulin, and gastrin release. Scand. J. Gastroent. *13*, 41–47 (1978)
2. Bittner, R., Beger, H.G., Meves, M., Krass, E., Gögler, H.: Influence of nutritive density of a meal on gastric emptying in duodenal ulcer patients. In: Gastrointestinal motility in health and disease. Duthie, H.L. (ed.). Proc. 6. Intern. Symp. Gastrointestinal Motility, held at the Royal College of Surgeons of Edinburgh, September 1977, pp. 205–212, MTP Press Limited 1978
3. Breuer, R.I., Zuckerman, L., Hauch, T.W., Green, W., O'Gara, P., Lawrence, A.M., Foa, P.P., Matsuyama, T.: Gastric operations and glucose homeostasis. II. Glucagon and secretin. Gastroenterology *69*, 598–606 (1975)
4. Christlieb, W.: Blutzuckerkurven und Magensaftproduktion bei verschiedenen Magenerkrankungen. Dtsch. Arch. klin. Med. *181*, 394–412 (1938)
5. Evensen, O.K.: Alimentary hypoglycemia after stomach operations and influence of gastric emptying on glucose tolerance curve. Acta Med. Scand. Suppl. *126*, 1 (1942)
6. Hart, W., Holle, F., Heymann, H.: Glukosetoleranz nach Billroth I und II und ihre Beziehung zum „Dumpingsyndrom". Langenbecks Arch. klin. Chir. *302*, 106–117 (1963)
7. Holdsworth, C.D., Turner, D., McIntyre, N.: Pathophysiology of postgastrectomy hypoglycemia. Brit. med. J. *IV*, 257–259 (1969)
8. Humphrey, C.S., Dykes, J.R.W., Johnston, D.: Glucose tolerance and insulin secretion in patients with chronic duodenal ulcer. Brit. med. J. *IV*, 393–396 (1972)
9. Hunt, J.N.: The osmotic control of gastric emptying. Gastroenterology *41*, 49–51 (1961)
10. Kelly, K.A., Code, Ch.F.: Effect of transthoracic vagotomy on canine gastric electrical activity. Gastroenterology *57*, 51–58 (1969)
11. Lapp, F.W., Dibold, H.: Blutzuckerablauf in seiner Beziehung zum resezierten Magen. Klin. Wschr. *12*, 547–548 (1933)
12. Mehnert, H., Haslbeck, M., Förster, H.: Zur Prüfung der oralen Glukosetoleranz. Dtsch. med. Wschr. *97*, 1763–1766 (1972)
13. Meves, M.: Die Magenentleerung des Menschen: Ihre Veränderung durch die Ulcuskrankheit und den Einfluß der gastro-intestinalen Hormone. Habilitationsschrift, Berlin 1977
14. Nelsen, Th.S., Eigenbrodt, E.H., Keoshian, L.A., Bunker, C., Johnson, L.: Alterations in muscular and electrical activity of the stomach following vagotomy. Arch. Surg. *94*, 821–835 (1967)
15. Shultz, K.T., Neelon, F.A., Nilsen, L.B., Lebovitz, H.E.: Mechanism of postgastrectomy hypoglycemia. Arch. intern. Med. *128*, 240–246 (1971)
16. Stadaas, J., Aune, S.: Intragastric pressure/volume relationship before and after vagotomy. Acta chir. Scand. *136*, 611–615 (1970)
17. Straaten, Th. Hünermann, M.: Die hypoglykämischen Zustände bei Magenkranken in ihrer Bedeutung für die Magenchirurgie. Med. Klinik *32*, 562–566, 594–596 (1936)

Prae- und postoperative Diagnostik der Kardiafunktion

J.R. Siewert

Die Diagnostik der Kardiafunktion vor und nach proximal-selektiver Vagotomie ist eine sinnvolle und wichtige Untersuchung, da Einflüsse der Vagotomie auf die Kardiafunktion denkbar und in der Literatur bereits wiederholt beschrieben worden sind. Daß aus den Literaturangaben bislang nur schwer ein eindeutiges Bild über die Folgen der Vagotomie auf die Kardiafunktion zu gewinnen ist, liegt nicht zuletzt daran, daß die Abklärung von Kardiafunktionsstörungen unzureichend oder falsch erfolgte.
Grundsätzlich sind zwei verschiedene Störungen der Kardiafunktion denkbar: Einmal sind Hypertonien im Bereich des unter Oseophagussphincters oder eine unzureichende schluckreflektorische Erschlaffung desselben beschrieben worden. Diese Veränderungen führen zum klinischen Bild der Dysphagie. Zum anderen ist auf die Möglichkeit einer Beeinträchtigung der Verschlußkraft der Kardia mit der Folge des gastrooesophagealen Refluxes hingewiesen worden. Die Abklärung der Kardiafunktion wird sich somit am klinischen Beschwerdebild orientieren. Steht die Dysphagie im Vordergrund, so ist durch Röntgenuntersuchung und Endoskopie meist eine grobe Orientierung möglich. Ist ein organisches Geschehen ausgeschlossen, führt vor allem die Manometrie zu einer Feindiagnostik der Kardiafunktion. Stehen dagegen refluxverdächtige Beschwerden im Vordergrund des klinischen Bildes, führt die Endoskopie mit der Möglichkeit der Biopsie am weitesten. Röntgen und Manometrie sind geeignet, begleitende oder ursächliche Funktionesstörungen aufzuzeigen, die pH-Metrie kann als besonders sensibler Test für den Nachweis eines Refluxes angesehen werden. Soll im Rahmen von wissenschaftlichen Untersuchungen die Kardiafunktion abgeklärt werden, müssen alle vier genannten Verfahren gleichrangig zum Einsatz kommen. Um die in der Literatur publizierten Befunde zur Kardiafunktion nach Vagotomie richtig bewerten zu können, ist es notwendig, die Aussagekraft der einzelnen Verfahren zu kennen.

Röntgenuntersuchung

Die Röntgenuntersuchung ist vor allem zur Dokumentation funktioneller und anatomischer Befunde geeignet. So ist der Nachweis einer Hiatushernie am sichersten mit diesem Untersuchungsverfahren zu erbringen. Allerdings kommt dem Nachweis einer Hiatushernie nach Vagotomie kein Krankheitswert zu. Darüberhinaus kann die Radiologie Motilitätsstörungen im Bereich der Speiseröhre aufzeigen, insbesondere dann, wenn die Röntgencinematographie mit herangezogen wird. Ein besonderer Vorteil der Radiologie ist es, daß auch über die Motilität des Magens, insbesondere über die Magenentleerung, qualitative Aussagen möglich sind. Schließlich können organische Stenosen der Speiseröhre diagnostiziert und vor allem topographisch einwandfrei lokalisiert werden. Ungeeignet ist die Röntgenuntersuchung dagegen zum Nachweis von Schleimhautveränderungen, insbesondere so lange sie noch diskret sind. Der Nachweis einer Oesophagitis ist in der Regel erst im Stadium der Ulceration möglich. Ebenso muß der radiologische Nachweis eines gastrooesophagealen Refluxes mit Skepsis aufgenommen werden. Dieser Aussage kommt nur dann Bedeutung zu, wenn der Radiologe all seine Patienten unter standardisierten Bedingungen untersucht und somit gut zwischen noch physiologischen und schon pathologischem Reflux differenzieren kann. Nur unter diesen strengen Kriterien kommt dem radiologischen Nachweis eines gastrooesophagealen Refluxes eine Bedeutung zu.

Manometrie

Aus der Fülle manometrischer Techniken hat vor allem die sogenannte Dreipunktmanometrie klinische Relevanz erlangt. Sie ist auch am besten geeignet, Funktionsstörungen im Bereich von Oesophagus und Kardia nachzuweisen. Der besondere Vorteil der Manometrie ist es, daß Motilitätsstörungen exakt klassifiziert werden können. Darüberhinaus kann das Ausmaß der Störung auch quantitativ erfaßt werden. Auf diese Weise gelingt es, Motilitätsstörungen im Bereich des tubulären Oseophagus einwandfrei zu diagnostizieren. Auch die Diagnostik von Kardiafunktionsstörungen ist zuverlässig möglich. Beim klinischen Bild der Dysphagie sind in der Regel der Ruhedruck oder das Ausmaß der schluckreflektorischen Erschlaffung wichtige Kriterien für die Diagnose. Dysphagien können bei erhöhtem Ruhedruck und bei fehlender oder unzureichender Erschlaffung entstehen. Es wurden aber auch Dysphagien ohne pathologischen Befund im Bereich des UOS beobachtet. Hier wird eine perioesophageale Hämatom- bzw. Oedembildung oder eine entsprechende Verschwielung ursächlich diskutiert.
Manometrisch ist darüberhinaus auch der Nachweis eines gastrooesophagealen Refluxes möglich. Dies gelingt unter Refluxprovokation durch externe Bauchkompression. Pflanzt sich die intragastral entstehende Druckwelle ohne überschießend reflektorische Tonisierung des unteren Oesophagussphincters bis in den tubulären Oesophagus fort, so kann ein gastrooesophagealer Reflux manometrisch als bewiesen gelten (sog. Common cavity-Phänomen). Aus eigener Erfahrung muß allerdings gesagt werden, daß dieser Refluxtest relativ empfindlich ist und in etwa 10 bis 20% zu falsch positiven Diagnosen Anlaß gibt. Eigene derartige manometrische Untersuchungen vor und nach Vagotomie sind in Abb. 1 wiedergegeben. Diese Ergebnisse zeigen, daß durch die proximal-selektive Vagotomie die Ruhedrucke im unteren Oesophagussphincter nicht signifikant beeinflußt werden. Lediglich vorübergehend ist 3 Monate postoperativ ein geringer Druckabfall nachweisbar. Zwölf Monate postoperativ haben sich die Ruhedrucke allerdings wieder erholt und entsprechen denen praeoperativ. Die gleiche Aussage gilt auch für die Sphincterfunktion unter Stimulation. Nach Pentagastrin-Applikation werden sowohl praeoperativ als auch postoperativ vergleichbare Drucksteigerungen erreicht. Die überschießende Druckzunahme im Bereich des UOS bei intragastraler Druckerhöhung wird aufgrund experimenteller und klinischer Untersuchung als vagalreflektorisch gedeutet. In diesem Sinne wäre es verständlich, wenn durch

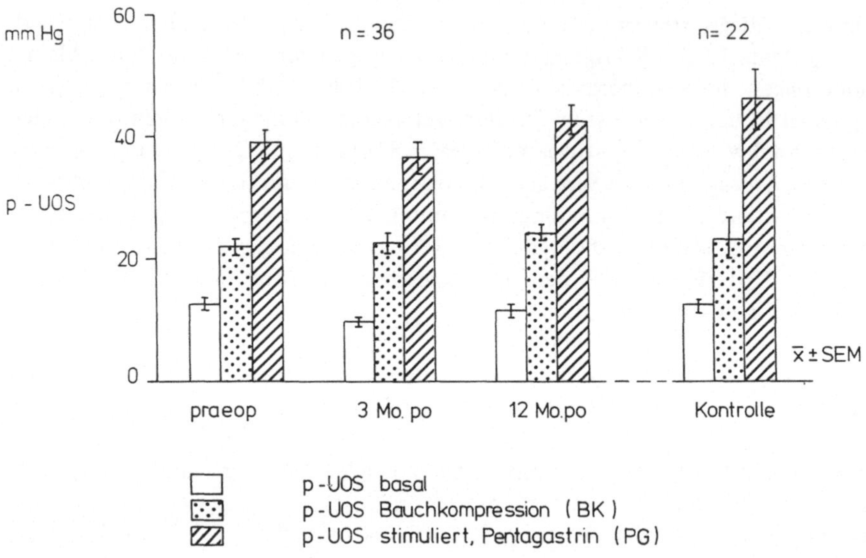

Abb. 1

Vagotomie eine Beeinträchtigung dieses Reflexbogens erfolgen würde. In unserer eigenen Studie ist allerdings die Tonisierung im Bereich des UOS unter Bauchkompression auch nach Vagotomie unverändert. Insgesamt kommt es durch die Vagotomie also nicht zu bleibenden manometrisch nachweisbaren Kardiafunktionsstörungen.
Im Gegensatz zu dieser guten Aussagekraft bei der Erfassung von Motilitätsstörungen kommt der Manometrie praktisch keine Bedeutung zum Nachweis einer Hiatushernie und erst recht nicht zum Nachweis morphologischer Befunde wie z.B. einer Oesophagitis, zu.

pH-Metrie

Unsere eigenen Untersuchungen mit der pH-Metrie haben gezeigt, daß lediglich einer Langzeitmessung Aussagekraft zukommt und eine zuverlässige Differenzierung zwischen pathologischem und physiologischem Reflux erlaubt. Besonders geeignet ist die Messung über 24 Stunden oder zur Not lediglich während der Nacht. Die pH-Metrie ist geeignet, den gastrooesophagealen Reflux unmittelbar zu erfassen und darüberhinaus auch die Selbstreinigungfunktion der Speiseröhre zu quantifizieren. Auf diese Weise ist indirekt auch ein Hinweis auf das Vorliegen von Motilitätsstörungen zu erhalten. Selbstverständlich ist die pH-Metrie nicht geeignet, morphologische Veränderungen zu diagnostizieren.
Die eigenen Ergebnisse mit der pH-Metrie vor und nach Vagotomie sind in Abb. 3 und 4 wiedergegeben. Es ist eindeutig zu erkennen, daß Ulcuskranke vermehrt einen pathologischen Reflux haben. Durch die Vagotomie kommt es nicht zu einer quantitativen, sondern zu einer qualitativen Veränderung des Refluxes. Es werden nach Vagotomie

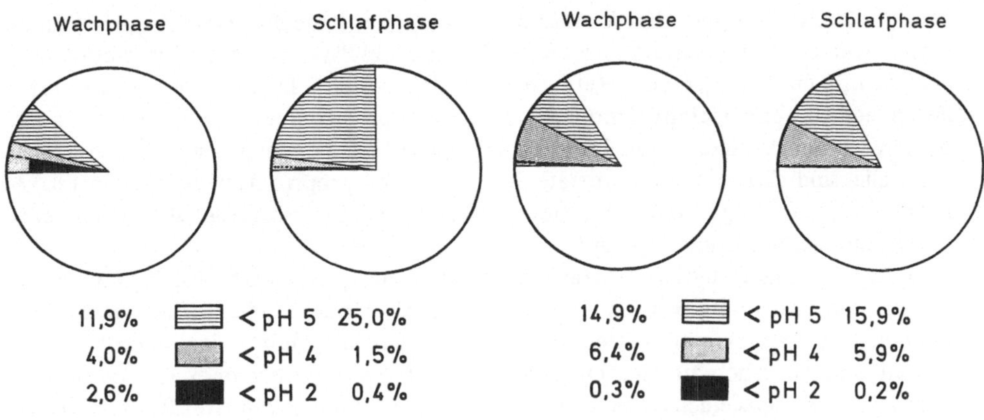

Abb. 2. Refluxpeaks bei Ulcuskrankheit prae-Op. (n = 16)

Abb. 3. Nach SPV (n = 10)

deutlich seltener Refluxpeaks mit einem pH-Wert unter 2 beobachtet. Durch diese Änderung der Zusammensetzung des Regurgitates kann eine therapeutische Wirkung der Vagotomie auf die Refluxkrankheit erwartet werden.

Endoskopie

Aus klinischer Sicht kommt der Endoskopie die zentrale Stellung bei der Beurteilung von Folgen einer Kardiafunktionsstörung zu. Die Endoskopie ist geeignet – gegebenenfalls in Kombination mit der Histologie – eine Oesophagitis zuverlässig nachzuweisen. Die Oesophagitis ist die häufigste und vor allem relevanteste Folge einer Kardiafunktionsstörung. Darüberhinaus können Stenosen einer Oesophagus oder der Kardia identifiziert, eine Hiatushernie wahrscheinlich gemacht und schließlich auch indirekte Rückschlüsse auf die Magenentleerung gewonnen werden. Für die Diagnostik eines Refluxes und für die Klassifizierung von Motilitätsstörungen erscheint die Endoskopie allerdings weniger aussagekräftig.

Auch in der eigenen Studie hat sich die Endoskopie, insbesondere aber die Histologie als bester Parameter für die Erfassung von Folgen einer Kardiafunktionsstörung erwiesen. Da die Veränderungen nur in der Lamina propria verläßlich nachweisbar sind, ist eine ausreichend tiefe Biopsie von besonderer Bedeutung. Wir haben in unserer Studie Saugbiopsien entnommen. Eine Oesophagitis wurde nur dann diagnostiziert, wenn die Lamina propria Infiltrate von Granulocyten aufwies. Selbstverständlich waren auch bereits makroskopisch erkennbare Epitheldefekte, wie Erosion oder Ulceration, für eine Oesophagitis beweisend. Unter diesen Kriterien konnten wir in 33,3% unserer Patienten mit aktiver Ulcuskrankheit bereits praeoperativ Granulocyteninfiltrationen im Bereich der Tunica propria nachweisen. Bei 5,6% der Patienten bestanden endoskopisch sichtbare Epitheldefekte. Dieses Ergebnis unterscheidet sich signifikant von dem der Kontrollgruppe. Hier konnte nur in 8,0% der Fälle eine Oesophagitis diagnostiziert werden. Diese Befunde haben gezeigt, daß bei Patienten mit einer Ulcuskrankheit signifikant häufiger eine Refluxoesophagitis besteht. Drei Monate postoperativ lassen sich die praeoperativ erhobenen Befunde reproduzieren. Erst 12 Monate postoperativ ist es zu einer Ausheilung der Oesophagitis gekommen. Nur noch in 11,5% der Fälle sind Granulocyteninfiltrate in der Tunica propria nachweisbar, in 88,5% kann ein unauffälliger Befund erhoben werden. Diese Oesophagitishäufigkeit entspricht nun der der Kontrollgruppe.

Von dem von uns analysierten Krankengut ließen sich praeoperativ keine so schweren Kardiafunktionsstörungen nachweisen, wie sie als Ursache einer primären Refluxkrankheit zu fordern wären. Der für die nachgewiesenen morphologischen Veränderungen verantwortlich zu machende gastrooesophageale Reflux muß also als Begleitkrankheit des Ulcusleidens angesehen werden (sogenannter sekundärer Reflux). Durch die Vagotomie erfährt dieser Zustand zunächst keine Änderung. Nach drei Monaten werden histologisch die gleichen Ergebnisse wie praeoperativ erhoben. Bezüglich der Kardiafunktion tritt eine vorübergehende geringgradige Verschlechterung ein. Nach 12 Monaten dagegen ist die Ausgangssituation bezüglich der Kardiafunktion wieder erreicht, und es ist zu einer Ausheilung der praeoperativ nachweisbaren Oesophagitis gekommen. Dieser Effekt kann am besten so erklärt werden, daß es durch die Vagotomie zu einer günstigen Beeinflussung des Regurgitats (Säurereduktion) kommt und/oder daß sich eine im Rahmen der Ulcuskrankheit auftretende Magenentleerungsverzögerung mit Ausheilen der Ulcuskrankheit zurückbildet. In jedem Fall muß der Vagotomie ein günstiger Einfluß auf die Refluxkrankheit bei fehlender Beeinträchtigung der Kardiafunktion bescheinigt werden.

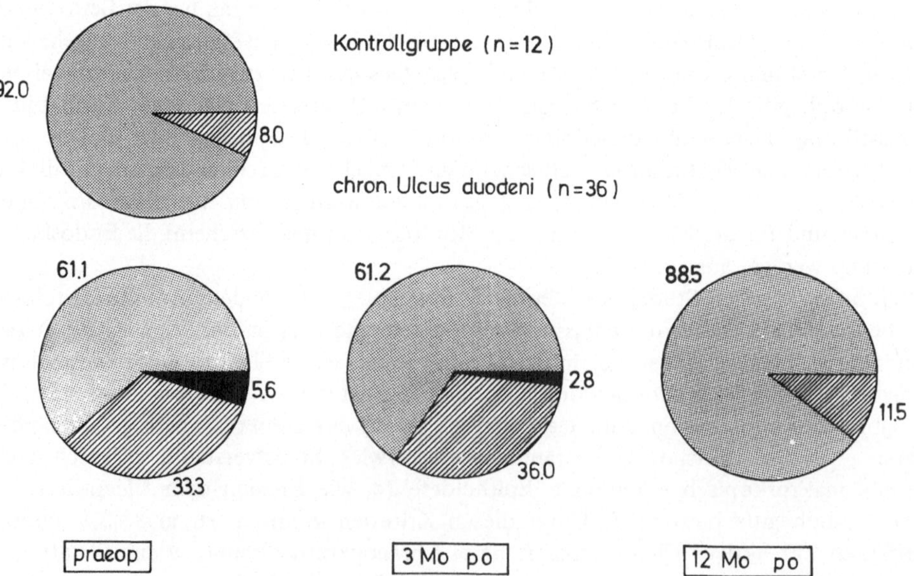

Abb. 4. Histologisch verifizierte Oesophagitis (schattiert) und sichtbare Epitheldefekte (schwarz) bei Magengesunden und Ulcus-duodeni-Patienten vor und nach SPV

Schlußfolgerungen

Untersuchungen zur Kardiafunktion nach Vagotomie sind nur dann aussagekräftig, wenn vergleichbare prae- und postoperative Befunde vorliegen. Eine verbindliche Aussage ist dabei erst 12 Monate postoperativ möglich. Da vor allem morphologische Folgen einer Kardiafunktion klinische Relevanz haben, muß die Endoskopie als entscheidendes Untersuchungsverfahren angesehen werden. Steht das klinische Bild der Dysphagie im Vordergrund, ist zusätzlich eine röntgenologische und manometrische Untersuchung empfehlenswert.

Bezüglich des Einflusses der Vagotomie auf die Kardiafunktion lassen sich folgende Aussagen treffen:

- Bei 38,9% der untersuchten Ulcuspatienten bestand bereits praeoperativ eine Oseophagitis, so daß ein Zusammenhang zwischen Ulcuskrankheit und begleitender Refluxkrankheit vermutet werden kann.
- Zwölf Monate nach proximal-gastrischer Vagotomie kommt es zu einer Ausheilung der Oesophagitis. Dieser Befund bestätigt die Vermutung, daß die Ulcuskrankheit gehäuft von einer Refluxkrankheit begleitet wird. Mit Ausheilen der Ulcuskrankheit kommt es auch zu einer Verbesserung der Refluxkrankheit.
- Ein direkter Einfluß der proximal-gastrischen Vagotomie auf die Kardiafunktion ist nicht nachweisbar.

Literatur

1. Siewert, R., Blum, A.L., Waldeck, F.: Funktionsstörungen der Speiseröhre. Berlin, Heidelberg, New York: Springer 1976
2. Schattenmann, G., Lepsien, G., Siewert, R.: Cardiafunktion nach proximal-gastrischer Vagotomie. Langenbecks Arch. klin. Chir. (im Druck)

Die intraoperative Vagotomiekontrolle

Th. Junginger

Die unvollständige Nervendurchtrennung gilt als wesentliche Ursache eines Rezidivulcus nach Vagotomie, deren intraoperative Kontrolle damit besonderes Interesse besitzt. Die Beurteilung der Effektivität der einzelnen Verfahren ist aufgrund des postoperativen Säuresekretionsverhaltens problematisch, da die Kriterien für eine vollständige Vagotomie umstritten und ihre prognostische Bedeutung unklar sind. Maßgebender Parameter ist letzlich die Höhe der Ulcusrezidivrate, wobei die Probleme ihrer Bestimmung mit in Rechnung zu ziehen sind.
Unter diesem Aspekt sollen die vorliegenden Erfahrungen mit den verschiedenen Möglichkeiten der intraoperativen Vagotomiekontrolle dargestellt werden (Tabelle 1).

Der Leukomethylenblau-Test [20]

Leukomethylenblau wird im Nervengewebe schneller oxygeniert als in umgebendem Gewebe, wodurch vagale Fasern sichtbar werden. In allen vorliegenden Untersuchungsreihen hat die Vitalfärbung zum Nachweis zusätzlicher Nervenfasern geführt, wobei die Quote falsch positiver Anfärbungen mit 22%–70% relativ hoch ist und auch falsch negative Färbungen, vor allem dicker Nervenstränge [11] beobachtet wurden (Tabelle 2). Die postoperativen Säuresekretionswerte sind in den einzelnen Studien nicht vergleichbar, da sie zu unterschiedlichen Zeitpunkten erfolgten. Erwähnenswert sind die Ergebnisse von Jensen et al. [16], die trotz Entfernung von Nervenfasern, die durch die Vitalfärbung nach vermeintlich kompletter Vagotomie entdeckt wurden, hinsichtlich der postoperativen Säuresekretionsparameter, keinen Unterschied zu einem nicht getesteten Patientenkollektiv fanden. Angaben über die Ulcusrezidivshäufigkeit nach Anwendung des Tests liegen nicht vor. Wenngleich zum Nachweis kleiner Nervenfasern geeignet, engen die geringe Spezifität und der bisher nicht erwiesene Einfluß auf die postoperative Säuresekretion und die Ulcusrezidivrate die Wertigkeit des Verfahrens ein.

Die intragastrale pH-Messung auf der Schleimhaut [10]

Vorteil der intragastralen pH-Metrie unter Pentagastrinstimmulation ist die Lokalisierbarkeit noch innervierter Areale, nachteilig ist die Notwendigkeit einer Gastrotomie, wodurch ein wesentliches Positivum gerade der selektiven proximalen Vagotomie (SPV) verlorengeht. Die Quote der mit Hilfe des Verfahrens gefundenen Nervenfasern schwankt zwischen 8% [10] und 58% [17], vermutlich durch unterschiedliche Operationstech-

Tabelle 1. Möglichkeiten der intraoperativen Vagotomiekontrolle

Leukomethylenblau-Test (Lee, 1969)
Intragastrale pH-Metrie (Grassi, 1974)
Kongorot-Test (Kusakari et at., 1972; Salk et al., 1976)
Neutralrot-Test (Cole, 1972; Nundy u. Baron, 1975)
Desoxy-D-Glucose Motlitätstest (Franks u. Griffen, 1968)
Elektrostimulationstest (Burge u. Vane, 1958)

Tabelle 2. Vitalfärbung mit Leukomethylenblau

		n	Op.	Test falsch positiv	Test falsch negativ	postop. Sekretions-analyse %	Hollander positiv	Rez. quote
Lee	1969	20	tr. V.	26%	0%	?	?	?
Frimmer	1970	20	tr. V.	70%	1%	85%	23%	?
Cooke	1970	11	tr. V.	70%	3%	73%	50%	?
Jensen	1971	37	SV	30%	?	68%	20%	?
Grassi	1974	30	S, SPV	22%	?	?	23%	?

niken bedingt (Tabelle 3). Bei den postoperativen Säurewerten stehen die Befunde von Grassi [10] mit einer Quote positiver Insulinteste von 1% den Ergebnissen von Shorey et al. [25] gegenüber, die bei Belassen des Befundes der pH-Metrie zwar eine höhere Säurereduktion bei negativem als bei positivem Test fanden (76% : 58%), ohne daß der Unterschied signifikant gewesen wäre. Auf die Bedeutung der intragastralen pH-Metrie zur Festlegung der distalen Denevationsgrenze am Magen-CorpusAntrumübergang wurde hingewiesen [17], wobei offen bleiben muß, ob dem bei standardisierter Operationstechnik und makroskopischer Orientierung an der Nervenaufzweigung klinische Bedeutung zukommt. Tierexperimentelle Untersuchungen haben die Wertigkeit des Tests in Frage gestellt [1], dessen Effektivität in klinischen Studien, im Hinblick auf eine Verminderung des Rezidivrisikos, bisher ebenfalls nicht nachgewiesen ist.

Der Kongorot-Test, der Neutralrot-Test, der Desoxy-D-Gluccose-Motilitäts-Test

Kongorot, ein Farbstoffindikator, wechselt von rot nach schwarz bei einem pH-Wert unter drei. Die endoskopische Suche nach innervierten, säureproduzierenden Arealen, durch Sprühen von Kongorot auf die Schleimhaut ohne [14] und nach [24] Säurestimulation wurde postoperativ und bei einem kleinen Patientenkollektiv intraoperativ angewendet. Größere Untersuchungsreihen mit Angaben der eingetretenen Säurereduktion und der Rezidivrate fehlen.

Neutralrot dient ebenfalls zum Nachweis innervierter Schleimhautbezirke. Bei erhaltener vagaler Innervation wird nach Vagusstimulation mit Desoxy-D-Glucose, intravenös verabreichtes Neutralrot von den Parietalzellen sezerniert und kann nach Gastrotomie auf der Schleimhaut nachgewiesen werden [6]. Statt Desoxy-D-Glucose haben Nundy u. Baron [23] die Elektrostimulation der Vagusstämme vorgeschlagen. Beide Modifikationen haben das tierexperimentelle Stadium bisher nicht verlassen.

Desoxy-D-Glucose steigert auch die Magenkontraktion und aus ihrem Fehlen kann auf eine vollständige Nervendurchtrennung geschlossen werden. Nach tierexperimentellen Voruntersuchungen wurde der Test bisher bei 3 Patienten angewendet [10].

Der Elektrostimulationstest

Von allen Verfahren der intraoperativen Vagotomiekontrolle hat der Elektrostimulationstest nach Burge u. Vane [3] die breiteste Anwendung gefunden. Hierbei wird aus dem Ausmaß der Kontraktion des Magens, nach Vagusstimulation, auf die Ausdehnung der Vagotomie geschlossen. Vorteil der Methode sind die fehlende Notwendigkeit einer Gastrotomie oder intraoperativen Endoskopie, nachteilig ist die fragliche Zuverlässigkeit, die sich aus der Abhängigkeit der motorischen Aktivität vom Dehnungszustand der Magenwand, der Frequenz und Spannung des Reizstroms, der Narkose und anderer Faktoren und dem ungeklärten Zusammenhang zwischen motorischer und sekretorischer Aktivität ergibt. Die vorliegenden klinischen Ergebnisse sind nur mit Einschränkung vergleichbar, da die Bedingungen, unter denen das Verfahren zur Anwendung kam, differieren.
Bei der Mehrzahl der Untersuchungsreihen hat die Anwendung des Tests zur Entfernung zusätzlicher Nervenfasern geführt (Tabelle 4). Der Effekt auf die postoperative Säureproduktion ist unterschiedlich. Maybury et al. [22] fanden eine gute Korrelation zwischen dem intraoperativen Befund einer kompletten Vagotomie und dem postoperativen Insulintest, in der Untersuchungsserie von Shorey et al. [25] waren demgegenüber die Säurereduktionswerte zwischen Patienten mit „kompletter" und „inkompletter" Vagotomie bei dem Elektrostimulationstest identisch. Im Verlauf zweier aufeinanderfolgenden Untersuchungsserien von Inberg et al. [14] haben sich die Quoten fehlerhafter Tests reduziert, und die Zahl gefundener Nervenfasern erhöht, ohne daß dies zu einer Änderung der postoperativen Säurewerte geführt hätte.
Die Rezidivrate wurde nur in wenigen Studien mitgeteilt. In einer nicht randomisierten Studie wiesen Coupland et al. [8] eine schwach signifikante Reduzierung der Ulcusrezidivrate bei Anwendung des Elektrostimulationstests nach. In einer multizentrischen Studie errechnete sich ebenfalls ein signifikanter Unterschied in der Säureproduktion und der Ulcusrezidivrate, zwischen Patienten mit „kompletter" und „inkompletter" Vagotomie, wobei postoperativ eine Neuklassifizierung der intraoperativen Meßergebnisse erfolgte, was den Aussagewert einschränkt [26].

Eigenes Krankengut

Ausgehend von diesen Resultaten war es das Ziel einer randomisierten Studie an 100 Patienten mit selektiv proximaler Vagotomie wegen Duodenalulcus die Wertig-

Tabelle 3. Intragastrale pH-Messung auf der Schleimhaut

		n	Op.	Test nicht verwertbar	Nervenfasern gefunden	postop. %	Sekretionsanalyse Hollander positiv	Rez. quote
Grassi	1974	619	V	?	8%	51%	1%	?
Jakobs	1977	678	SPV	32%	?	?	?	?
Johnson	1977	50	V	?	58%	nicht erfolgt		0
Shorey	1978	25	V	?	45%[a]	kein signif. Einfluß		?

[a] positiver Test

Tabelle 4. Elektrostimulationstest

		n	Op.	Test nicht verwertbar	Nervenfasern gefunden	postop. %	Sekretionsanalyse Hollander positiv	Rez. quote
Lythgoe	1961	25	tr. V.	12%	0%	100%	9%	?
Clark	1963	100	tr. V.	7%	9%	32%	6%	3%
Burge	1969	600	tr. V.	?	ca. 50%	4%	0%	?
Cooke	1970	10	tr. V.	10%	?	80%	0%	?
Hollanders	1971	50	SV	?	74%	100%	2%	?
Watkin	1971	50	V	6%	?	keine Korrelation		?
Inberg	1973	37	SV	27%	19%	82%	14%	1
Inberg	1973	64	SPV	5%	25%		25%	
Grassi	1974	150	tr. V., SV	?	9%	58%	8%	?
Maybury	1977	24	SPV	17%	0%	71%	0%[a]	?
Coupland	1977	53	SV	?	ca. 50%	54%	30%	signif. Einfluß
Feifel	1978	245	?	?	21%	?	?	?
Böttcher	1978	77	SPV	?	?	79%	15%[a]	5%
Schacht	1978	699	SPV	4%	44%	?	signif. Einfluß	signif. Einfluß

[a] anderes Kriterium

keit des Elektrostimulationstests anhand der hierdurch gefundenen Nervenfasern, der postoperativen Säureparameter und der Rezidivraten zu klären.

Es ergaben sich folgende Ergebnisse [18]:

1. Der Test war bei 2 von 50 Patienten technisch fehlerhaft und nicht verwertbar. Histologisch bestätigte Nervenfasern wurden nach vermeintlich vollständiger Vagotomie bei 6 von 48 Patienten (13%) gefunden. Eine „komplette“ Vagotomie (Druckanstieg bis 2,5 mm H_2O) war bei Operationsende bei 38 Patienten vorhanden, bei 10 Patienten bestand ein meist inkonstanter größerer Druckanstieg (x 4,3 mm H_2O).
2. Beim Vergleich der intraoperativen Befunde mit dem postoperativen Säureparameter ergab sich kein signifikanter Unterschied zwischen den aufgrund des Elektrostimulationstests „komplett“ und „inkomplett“ vagotomierten Patienten.
   Ebenso waren die qualitativen und quantitativen Säuremeßwerte der getesteten Patientengruppe nicht signifikant von der Kontrollgruppe verschieden.
3. Die postoperative Verlaufsbeobachtung beträgt zwischen 6 Monaten und 2 Jahren. Bei 98 Patienten ist der Verlauf bekannt. 80 Kranke wurden mindestens einmal 6 Monate postoperativ endoskopiert. Zu einem Rezidivulcus kam es in der Patientengruppe mit intraoperativem Test dreimal. In zwei Fällen sprach die Druckmessung für eine komplette Vagotomie. Hierbei sind die Rezidivulcera durch einen nicht unerheblichen Salicylatabusus zumindest mitbedingt. Auch ohne Berücksichtigung dieser beiden Patienten ist der Unterschied der Rezidivrate zur Patientengruppe ohne intraoperative Testung, wo zwei Rückfallgeschwüre beobachtet wurden, bisher nicht signifikant.

Literatur

1. Berg, W.P.J. van den, Borman, P.C.: Evaluation of the Grassi test for the completeness of vagotomy. S. Afr. Med. J. *48*, 2459 (1974)
2. Böttcher, I., Knoblich, H.J., Eigler, F.W., Jakubowski, A.D.: Ergebnisse nach operativer Behandlung des chronisch rezidivierenden Duodenalulcus durch proximale selektive Vagotomie unter besonderer Berücksichtigung der intraoperativen Druckmessung. In: Selektive proximale Vagotomie. Pichlmaier, H., Junginger (Hrsg.). Stuttgart: Thieme 1979
3. Burge, H., Vane, J.: Method of testing for complete nerve section during vagotomy. Brit. Med. J. *1*, 615 (1958)
4. Burge, H., Roberts, T.B.L., Stedeford, R.D., Lancaster, M.L.: Present position of the electrical stimulation test. Gut *10*, 155 (1969)
5. Clark, C.G., Murray, J.G.: The Burge test for complete vagotomy. J. Roy. Coll. Sur. (Edinb.) *8*, 212 (1963)
6. Cole, R.E.: An intraoperative test for the completeness of vagotomy. Am. J. Surg. *123*, 543 (1972)
7. Cooke, W.M., Welbourn, R.B., Talbot, I.C., Cox, A.G.: Leucomethylene-blue as aid to complete vagotomy. Lancet *1*, 864 (1970)
8. Coupland, G.A.E., Cumberland, V.H., Lorgang, M.E.: Selective vagotomy for duodenal ulcer: A five-year follow-up. Med. J. Aust. *2*, 386 (1977)
9. Feifel, G.: Erfolgskontrolle bei chirurgischer Therapie. In: Ulcustherapie. Blum, A.L., Siewert, J.R. (Hrsg.), S. 350. Berlin, Heidelberg, New York: Springer 1978
10. Franks, Ch.D., Griffen, B.S., Griffen, W.O.: An intraoperative test for complete vagal section. Surg. Forum *19*, 318 (1968)

11. Frimer, M.L., Cohen, M.M., Harrison, R.C., Holubitsky, I.B.: The selective nerve stain leucomethylene-blue as an intraoperative aid to achieving complete vagotomy. Gut *11*, 881 (1970)
12. Grassi, G., Orecchia, C.: A comparison of intraoperative tests of completeness of vagal section. Surg. *75*, 155 (1974)
13. Hollanders, D.: Electrical stimulation and insulin tests used with bilateral selective vagotomy. Gut *12*, 629 (1971)
14. Inberg, K.R., Möller, C., Tavela, K., Kekomäki, M.P.: The Burge test for completeness of vagotomy. Acta Chir. Scand. *139*, 66 (1973)
15. Jacobs, G., Baumgartner, H., Feifel, G., Marinoli, S.: Proximal-selektive Vagotomie (Intra-operative Vollständigkeitskontrolle). Dtsch. Med. Wschr. *102*, 1 (1977)
16. Jensen, H.-E., Nielsen, J., Poll, P., Amdrup, E.: Leucomethylene-blue staining during vagotomy. Acta Chir. Scand. *137*, 451 (1971)
17. Johnson, A.G., Baxter, H.K.: Where ist your vagotomy incomplete? Observations on operative technique. Br. J. Surg. *64*, 583 (1977)
18. Junginger, Th., Zehle, A., Stock, W., Rosenberger, J., Pichlmaier, H.: Wertigkeit des intraoperativen Elektrostimulationstests – Ergebnisse einer prospektiven randomisierten Studie. In: Die selektive proximale Vagotomie. Pichlmaier, H., Junginger, Th. (Hrsg.). Stuttgart: Thieme 1979
19. Kusakari, K., Nyhus, M., Gillison, E.W., Bombeck, C.Th.: An endoscopic test for completeness of vagotomy. Arch. Surg. *105*, 386 (1972)
20. Lee, M.: A selective stain to detect the vagus nerve in the operation of vagotomy. B. J. Surg. *56*, 10 (1969)
21. Lythgoe, J.P.: Comparison of the insulin and electrical stimulation test for completeness of vagotomy. B. med. J. *1*, 1196 (1961)
22. Maybury, N.K., Russell, R.C.G., Faber, R.G., Hobsley, M.: A new interpretation of the insulin test validated and then compared with the Burge test. Br. J. Surg. *64*, 673 (1977)
23. Nundy, S., Baron, J.H.: The use of neutral red as a preoperative test of vagal innervation. Scand. J. Gastroent. *10*, 847 (1975)
24. Salk, R.P., Greenburg, A.G., Farris, J.M., Peskin, G.W.: The practicality of the congro red test, or is your vagotomy complete? Am. J. Surg. *132*, 164 (1976)
25. Shorey, B.A., Owens, C., Davies, P., Baird, R.N., Clendinnen, B.G., Eltringham, W.K., Johnston, D.: Which is the best test of completeness of vagotomy – the Burge, the Grassi or the insulin test? Surg. Res. Soc. *64*, 298 (1977)
26. Schacht, U., Martinoli, S., Rath, W. v., Jacobs, G., Fiedler, S.: Der Einfluß des intraoperativen vagotomotorischen Elektrotests auf die Säureproduktion und Rezidivrate. In: Die selektive proximale Vagotomie. Pichlmaier, H., Junginger, Th. (Hrsg.). Stuttgart: Thieme 1979
27. Watkin, D.F.I., Ng Kee Kwong, Waterfall, W., Duthie, H.L.: An evaluation of Burge's electrical test for completenesss of vagotomy. Brit. J. Surg. *58*, 871 (1971)

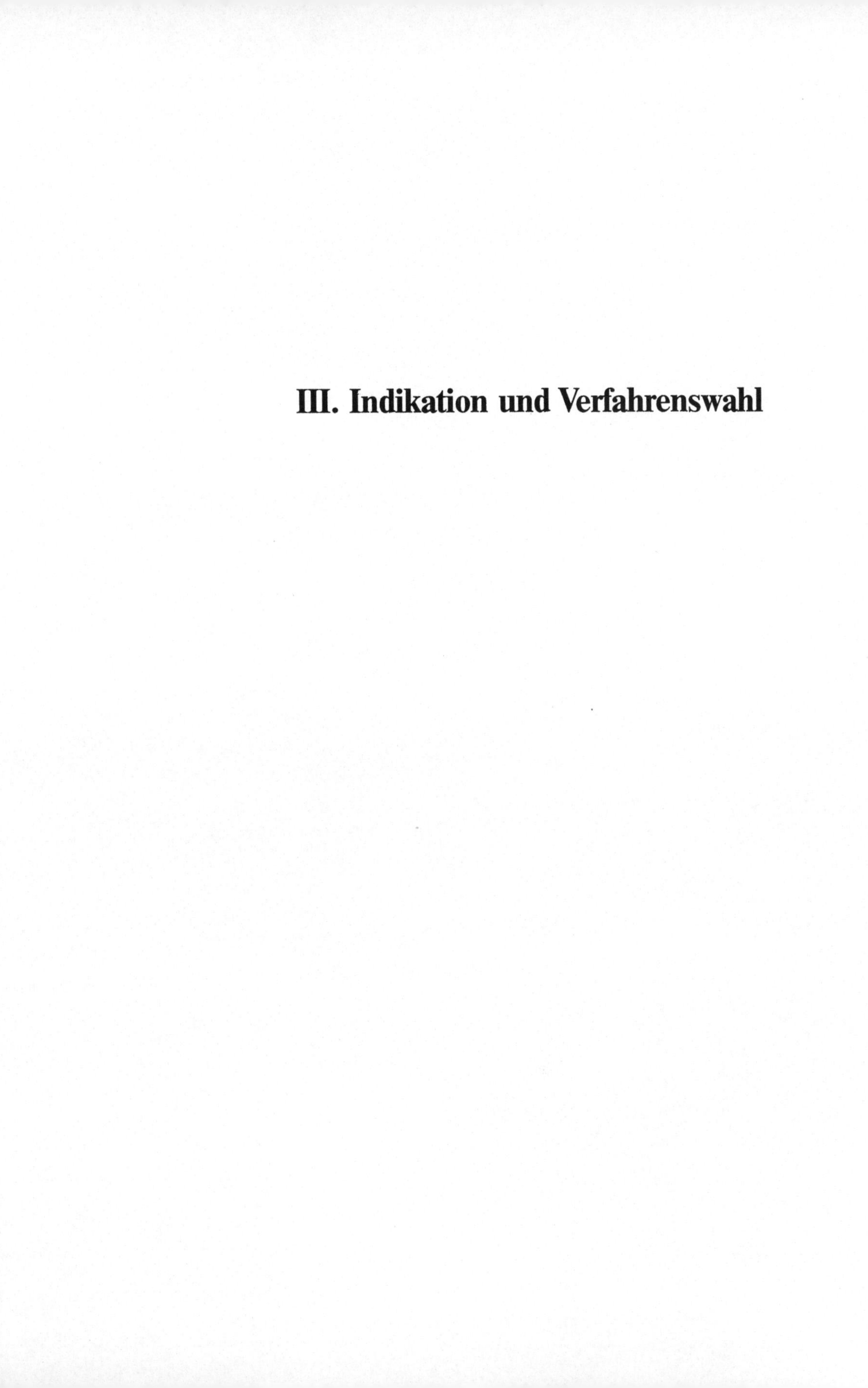

III. Indikation und Verfahrenswahl

Indikation zur operativen Therapie des unkomplizierten Ulcus duodeni

H. Kaess

Die Unterscheidung des komplizierten Ulcus, d.h. eines Geschwürs mit Blutung, Penetration, Perforation oder Stenose vom „unkomplizierten Ulcus" beruht auf klinischer Zweckmäßigkeit, weil Verlauf und Therapie sich voneinander abheben. Da Klinik sowie direkten und indirekten Untersuchungsverfahren Komplikationen z.B. Blutung oder Penetration entgehen können, ist das Kolletiv der unkomplizierten Ulcera duodeni inhomogen und enthält einen variablen Anteil an komplizierten Ulcera, welche häufig einer konservativen Therapie gegenüber resistent sind und als solche erst beim chirururgischen Eingriff erkannt werden.
Unsere Kenntnisse über den spontanen Verlauf des unkomplizierten Ulcus duodeni sind lückenhaft. Hierfür sind angesichts der hohen Prävalenz des Ulcus duodeni, welches in Sektionsstatistiken 2,5 bis 3,5% ausmacht und nach klinischen Felduntersuchungen ca. 7% der Bevölkerung im Verlaufe des Lebens betrifft, fehlende subjektive Beschwerden und die beschränkte Spezifizität der klinischen Symptome verantwortlich. Diese Feststellung hat unverändert Gültigkeit, obwohl Gesundheitsbewußtsein und Gesundheitsanspruch einen bisher noch nie erreichten und die Diagnostik durch Verwendung der Endoskopie einen nahezu optimalen Standard erreicht haben.
Beobachtungen ausgewählter Kollektive unkomplizierter Ulcera duodeni unter Placebo zusammen mit der Verwendung von Antacida ad libitum zeigen einen exponentiellen Heilungsverlauf. Die Heilungsgeschwindigkeit steht in direkter Abhängigkeit von der Größe der Läsion. Dies gilt auch für den Heilungsverlauf unter wirksamen Therapeutica. Die heterogene Zusammensetzung der Patientengruppen und die Interferenz nicht erfaßter Faktoren auf Genese und Heilung des Ulcus erklären, daß die Rückbildungsquote unter Placebo in verschiedenen Zentren Europas zwischen 20 und 60% schwankt und die unterschiedliche Ansprechbarkeit auf Therapeutica bestimmt.
Die Beurteilung der Leistungsfähigkeit einer Behandlung wird anhand der Rückbildung subjektiver Symptome und der Abheilung der Nekrose einerseits sowie der aktuellen und anhaltenden Nebenwirkungen andererseits erbracht. Die Indikation für eine chirurgische Therapie ergibt sich, wenn die konservative Therapie erfolglos bleibt, d.h. die Persistenz des Ulcus mit der Gefahr von Komplikationen oder das Ausmaß und die Schwere spezifischer klinischer Symptome (Leidensdruck) das Risiko mittelbarer und unmittelbarer Operationsfolgen überwiegen. In der Entscheidungsfindung, welche aus dem Kräfte-Leistungsparallelogramm von konservativer und operativer Behandlung resultiert, ist seit Einführung der selektiven Vagotomie einerseits und der Anwendung wirksamer Pharmako-Therapeutica andererseits in beide Richtungen bzw. für beide Vektoren Bewegung gekommen. Die Leistungsfähigkeit der selektiven Vagotomie ist höher als jene der resezierenden Verfahren und bietet dem Patienten mit einem un-

komplizierten Ulcus duodeni einen hoffnungsvollen Ausblick nach einer gescheiterten oder unzureichenden Pharmako-Therapie über deren Effektivität kontrollierte Studien einen guten Einblick geben.

Ein signifikanter therapeutischer Effekt über die Placebo-Wirkung hinaus ist gesichert für folgende Substanzen mit verschiedenen Angriffspunkten: Antacida (hochdosiert), Carbenoxolon, Wismutsalze sowie den Histamin-2-Antagonisten Cimetidine, welcher durch eine gute klinische Verträglichkeit herausragt. Obwohl die Liste der bisherigen reversiblen Nebenwirkungen umfangreich ist, waren sie nur in Einzelfällen Anlaß, das Therapeuticum abzusetzen. Die Verbesserung der Heilungsquote und die positive Beeinflussung der Schmerzen liegt für Cimetidine umso höher, je niedriger die Placebo-Wirkung ist. 60–80% der Ulcera duodeni heilen nach 4–6 Wochen mit Cimetidine 1 g/die ab. Aus dem Vergleich der Heilungsquoten für Placebo und Cimetidine ergibt sich eine Annahme der Patienten mit persistierendem Ulcus um 20–60%, d.h. der chirurgische Eingriff aus dieser Indikation ist seltener geworden.

Die moderne Pharmaka-Therapie mit Cimetidine hat darüberhinaus gezeigt, daß die hohe spontane Rezidiv-Entwicklung unter Anwendung einer Erhaltungsdosis von 400 mg/die signifikant um 10–35% gesenkt werden kann. Die hohe Leistungsfähigkeit von Cimetidine ist somit eindeutig belegt, sowohl für Abheilung als auch Rezidiv-Prophylaxe.

Die Evolutionskapazität der Ulcus-Krankheit wird durch den H2-Antagonisten Cimetidine nicht beeinflußt. Nach Absetzen findet sich innerhalb der kurzen Zeit von 6 Monaten eine hohe Rezidivquote. Nach neueren Untersuchungen ist dieses Phänomen unabhängig von der Dauer der vorangegangenen Behandlung. Hansky beobachtete 76% Rezidive innerhalb von 6 Monaten nach Absetzen einer 12monatigen Cimetidine-Langzeitbehandlung. Vergleichbare Zahlen werden nach einer 1–3monatigen Cimetidine-Behandlung von Blum berichtet. Dabei neigen langsam heilende Ulcera nicht nur zu einer verzögerten Abheilung, sondern auch zu einer erhöhten Rückfalltendenz. Die Rückfallquote nach einer kurativen oder prophylaktischen Therapie steht mit der Aktivität der Ulcuserkrankung, welche sich aus der Spontanheilungsinzidenz unter Placebo erkennen läßt, im direkten Zusammenhang. Eine hohe Spontanheilung ist mit einer geringen Rezidiv-Quote, eine niedrige mit einer hohen Rezidiv-Quote gekoppelt.

Faßt man die Befunde zusammen, so ist Cimetidine ein wirkungsvolles Therapeuticum für die Behandlung des unkomplizierten Ulcus duodeni, welches die Aktivität der Ulcuserkrankung unterdrückt, aber keinen kurativen Effekt ausübt. Die Wirksamkeit von Cimetidine ist an seine unmittelbare Einnahme gebunden. Die Feststellung zeigt Grenzen der Therapie auf, wie sie sich aus den zahlreichen Problemen einer Dauerbehandlung ergeben. Kontrolluntersuchungen des Magens zum Ausschluß eines symptomlosen Magen-Carcinoms, die Gefahr rasch entstehender, oft symptomloser komplizierter Ulcera nach kurzfristig abgesetzter Therapie, die pharmakologische Interferenz von Cimetidine mit anderen Substanzen z.B. Marcumar, die Antiandrogen-Effekte, die Behinderung der Vitamin-B-12-Absorption, die Beeinflussung der T-Lymphocyten-Funktion sind Elemente, welche in die Waagschale der Entscheidungsfindung für eine konservative oder operative Behandlung gelegt werden müssen. Die Dynamik in der Entwicklung einer Pharmako-Therapie mit erhöhter Leistungsfähigkeit, d.h. mit einer größeren therapeutischen Wirksamkeit und geringeren Nebenwirkung ist indessen unvermindert und hoffnungsvoll. Auf der anderen Seite steht die Operation,

vorzugsweise die SPV, ein irreversibler Eingriff mit seinen intra- und postoperativen Komplikationen und Beschwerden, welcher in seiner heutigen Perfektion die Grenze einer erfolgreichen Entwicklung aufzeigt.
Die eingangs formulierten Kriterien für die Indikation zum chirurgischen Eingriff gelten unverändert. Die moderne Pharmako-Therapie bewahrt indessen einen höheren Anteil von Patienten mit großem Operationsrisiko vor den Gefahren des chirurgischen Eingriffes als es bisher mit der konventionellen Antacida-Therapie möglich war. Im einzelnen sind Patienten mit einem persistierenden Ulcus unter Cimetidine bzw. Cimetidine + Pirenzepin sowie Ulcus-Rezidiven unter einer kurativen oder prophylaktischen Behandlung einer operativen Therapie zuzuführen. Angesichts der Probleme einer medikamentösen Dauertherapie sind rezidivierende Ulcera nach Absetzen der Pharmaka-Therapie, insbesondere bei jungen Patienten mit niedrigem Operationsrisiko, welche zu einer erheblichen persönlichen Beeinträchtigung und sozialen Rückwirkung Anlaß geben, eine relative Indikation zur Operation. Zusammenfassend fällt die Indikation zur operativen Therapie des unkomplizierten Ulcus duodeni bei Versagen der konservativen Behandlung, angesichts der guten Ergebnisse der SPV, leichter. Die moderne Pharmako-Therapie bietet indessen risikoreichen Patienten um den Preis einer Dauerbehandlung eine echte Alternative zur Operation und verbessert die Prognose dieser Patienten, d.h. auch nebensächlich die Ergebnisse unserer chirurgischen Kollegen.

Literatur

1. Bardhan, K.D. et al.: The effect of Cimetidine on duodenal ulceration. In: Cimetidine. Burland, W.L., Simkins, M.A. (eds.), pp. 260–271. Amsterdam-Oxford: Excerpta Medica 1977
2. Blackwood, W.S. et al.: Prevention by bedtime Cimetidine of duodenal-ulcer relapse. Lancet *I*, 628 (1978)
3. Blum, A.L. et al.: Ulcustherapie mit Cimetidine. Dtsch. med. Wschr. *103*, 135 (1978)
4. Bodemar, G., Walan, A.: Maintenance treatment of recurrent peptic ulcer by Cimetidine. Lancet *I*, 403 (1978)
5. Cargill, J.M. et al.: Very long-term treatment of peptic ulcer with Cimetidine. Lancet *II*, 1113 (1978)
6. Flind, A.C.: Cimetidine and oral anticoagulants. Lancet *II*, 1054 (1978)
7. Greaves, M.W.: Cimetidine and the delayed hypersensitivity response. Lancet *I*, 880 (1978)
8. Hansky et al.: Relaps rate after cessation of 12 months Cimetidine in duodenal ulcer. Gastroenterology *76*, 1151 (1979)
9. Liavag, I., Roland, M.: A seven-year follow-up of proximal gastric vagotomy. Scandinav. J. of Gastroenterology *14*, 49 (1979)
10. Sonnenberg, A. et al.: Rezidivprophylaxe des Ulcus duodeni mit Cimetidine. Dtsch. med. Wschr. *104*, 725 (1979)
11. Steinberg, W. et al.: Cimetidine inhibits the absorption of protein-bound Vitamin B12 but not crystalline vitamin B12. Gastroenterology *74*, 1099 (1978)
12. Carbenoxolon sodium capsules in the treatment of duodenal ulcer. Gut *18*, 717 (1977)
13. Drugs for duodenal ulcer. Lancet *II*, 1012 (1977)
14. Cimetidine for duodenal ulcer. Lancet *II*, 1237 (1978)

Indikation beim unkomplizierten Ulcus ventriculi

H.D. Becker

Im Gegensatz zum Ulcus duodeni ist die chirurgische Behandlung des Ulcus ventriculi in den letzten Jahren nicht sehr ausführlich diskutiert worden. Dies liegt sicherlich nur teilweise an den verbesserten konservativen Behandlungsmaßnahmen, denn eine definitive medikamentöse kausale Therapie vor allem zur Verhinderung von Rezidivulcera ist bisher nicht bekannt. Vielmehr war die Magenresektion in der chirurgischen Behandlung des Ulcus ventriculi bis heute das Standardverfahren, das von den meisten Chirurgen perfekt beherrscht wurde und gute Ergebnisse lieferte. In den letzten Jahren ist jedoch von verschiedenen Seiten erwogen worden, nichtresezierende Verfahren in die chirurgische Therapie des Ulcus ventriculi einzubringen.
Eine Indikation zur chirurgischen Therapie des Ulcus ventriculi ist immer dann gegeben, wenn wir meinen oder beweisen können, daß durch das chirurgische Vorgehen die Ziele der Ulcustherapie besser erreicht werden können. Beim Ulcus ventriculi ist besonders die Verhütung von Komplikationen sowie die Verhütung von Rezidiven von Bedeutung [1].
Beim Ulcus ventriculi lassen sich verschiedene Typen unterscheiden, die in Tabelle 1 dargestellt sind. Im folgenden soll jedoch ausschließlich über den Typ 1 nach Johnson berichtet werden [2], da die Typen 2 und 3 evtl. mehr den Ulcera duodeni zuzuordnen sind oder eigene Ulcustypen darstellen (Tabelle 1).

Leistungsfähigkeit der konservativen Therapie

Da ein chirurgisches Vorgehen beim unkomplizierten Ulcus ventriculi immer eine relative Indikation darstellt, muß zunächst die Leistungsfähigkeit der konservativen

Tabelle 1. Klassifikation der verschiedenen Typen des Ulcus ventriculi (nach Johnson [2])

Typ	Lokalisation	Säuresekretion
I	An der kleinen Kurvatur, vom Angulus bis zur Kardia	Subacid
II	Kombination von Ulcus ventriculi und Ulcus duodeni, sog. Kombinationsulcus	Norm- bis hyperacid
III	Praepylorisches Ulcus	Norm- bis hyperacid

Therapie des Ulcus ventriculi betrachtet werden. Die Angaben in der Literatur zur konservativen Therapie sind außerordentlich unterschiedlich. In Tabelle 2 sind die Ergebnisse eines konservativen Behandlungsversuches beim Ulcus ventriculi von Larson und Mitarb. [3] in einer ausführlich untersuchten Studie dargestellt.
Diese Untersuchungen zeigen eindeutig, daß nach einer Beobachtungsdauer von 5 Jahren und mehr nur 21,7% aller Patienten mit vorausgegangenem Ulcus ventriculi beschwerdefrei sind, während bei ca. 40% eine chirurgische Therapie vorgenommen werden mußte.
Die besondere Problematik der konservativen Therapie des Ulcus ventriculi stellt die hohe Komplikationsrate während des konservativen Vorgehens dar. Wie in der Untersuchung von Christiansen et al. [4] dargelegt wird, treten nach einer Beobachtungsdauer von 7–15 Jahren bei einem erheblichen Prozentsatz so schwerwiegende Komplikationen auf, daß 12% der Patienten an Komplikationen der Ulcuskrankheit verstorben sind. Weitere 28% der Patienten waren mittlerweile Komplikationen der häufig zu beobachtenden Zweiterkrankung erlegen.
Die Einführung der Histamin H_2-Receptorantagonisten in die Therapie peptischer Ulcerationen stellen einen wesentlichen Fortschritt dar. So konnten Wulff [6] sowie Colin-Jones [7] zeigen, daß die Abheilungsrate für Ulcera ventriculi im Vergleich zu einem Placebo bzw. zu Carbenoxolon deutlich verkürzt werden konnte. Solange das Problem der Rezidive nach Ulcera ventriculi jedoch nicht endgültig geklärt ist, ist der Wert auch der Histamin H_2-Antagonisten in der Behandlung des Ulcus ventriculi nicht endgültig zu beurteilen.
Der Zeitpunkt, wann eine konservative Therapie als erfolglos anzusehen ist, kann nicht eindeutig beantwortet werden, da es sich bei der Indikation zu einem bestimmten therapeutischen Vorgehen um das Problem eines Risikovergleiches handelt. Unterliegt ein Patient bei weiterem konservativen Vorgehen einem erhöhten Risiko, ist die Indikation für ein chirurgisches Vorgehen gegeben [1].

Indikation zur chirurgischen Behandlung des Ulcus ventriculi

Neben den akuten Komplikationen, die eine absolute Indikation darstellen, sind andere Faktoren zu beachten, die bei der Abwägung der Operationsindikation von Bedeutung sind:

Verdacht auf Malignität

Ein nicht zu entkräftender Verdacht des Vorliegens eines ulcerierten Carcinoms oder die wohl seltene maligne Degeneration eines primär benignen Ulcus ventriculi stellen eine absolute Indikation zum chirurgischen Vorgehen dar und zwar läßt sich durch die moderne Untersuchungstechnik die Zahl der in ihrer Dignität nicht abgeklärten Ulcus ventriculi-Patienten deutlich senken, jedoch muß man davon ausgehen, daß bei ca. 3–7% aller Patienten ein gewisser Unsicherheitsfaktor bestehen bleibt.

Tabelle 2. Ergebnisse der konservativen Therapie beim unkomplizierten Ulcus ventriculi (Larson et al.)

Zahl der Patienten: 664 Beobachtungsdauer: 5 Jahre und mehr	
Vollständige Besserung	21,7%
Teilweise Besserung	15,8%
Keine Besserung	11,4%
Schlechter	7,2%
Unbekannt	5,4%
Unbefriedigend, daher chirurgische Therapie	38,5%

Rezidiv nach vorausgegangener erfolgreicher konservativer Therapie

Ein Rezidiv nach vorausgegangener erfolgreicher konservativer Therapie ist bei Ulcus ventriculi-Patienten in Abhängigkeit von der Beobachtungsdauer in 40–70% zu beobachten [8, 9, 10] (Tabelle 3).
Rezidive werden meist am Ort des Primär-Ulcus beobachtet. Während einige Autoren darauf hinweisen, daß bei Rezidivulcera die Carcinomquote besonders hoch sei [14, 15], konnten andere Untersucher [8] diese Befunde nicht bestätigen. Komplikationen beim Rezidivulcus werden vor allem dann beobachtet, wenn nicht unmittelbar nach der Diagnose des Ulcus eine adäquate konservative Therapie eingeleitet wird [9]. Ulcera ventriculi heilen bei konsequenter konservativer Therapie innerhalb von 3 Wochen um wenigstens 50% ab, innerhalb von 6 Wochen um wenigstens 90%. Lassen sich diese Ergebnisse durch konsequente Therapie nicht erzielen, ist eine operative Indikation gegeben [16].

Multiple Ulcera ventriculi

Für das einzelne Ulcus ventriculi beim Vorliegen multipler Ulcerationen ist keine höhere Rezidivrate, Komplikationsrate oder maligne Degeneration nachgewiesen worden. Bei multiplen Ulcerationen ist die Wahrscheinlichkeit jedoch deutlich größer, daß die Ulcera nicht in adäquater Zeit abheilen oder Komplikationen verursachen [5].

Sogenannte Riesen-Ulcera-ventriculi

Der Prozentsatz maligner Befunde bei Riesen-Ulcera-ventriculi ist deutlich höher als bei Ulcerationen mit kleinerem Durchmesser [17]. Außerdem weisen diese Ulcusformen eine schlechtere Abheilungstendenz auf, so daß eher ein chirurgisches Vorgehen angezeigt ist.

Ulcera mit vorausgegangenen Komplikationen

Sind bei einem Ulcuspatienten anamnestisch ulcusbedingte Komplikationen aufgetreten, erscheint eine Operation eher indiziert, da in dieser Patientengruppe Komplikationen häufiger wiederum beobachtet werden [18].

Tabelle 3. Prognose chronischer Ulcera ventriculi bei konservativer Behandlung nach kompletter Abheilung

Autoren	Zahl der Patienten	Dauer der Beobachtung	% Rezidive
Natvig u. Mitarb. [11]	152	3 Jahre	56
Smith u. Jordan [12]	104	2 Jahre	20,1
	76	2–5 Jahre	31,4
	111	5 Jahre	46,8
Flood u. Henning [13]	101	5,6 Jahre	50
VA-Studie [8, 9]	377	5 Jahre	41,9

Verfahrenswahl

Die Magenresektion ist bis heute das Standardverfahren in der chirurgischen Behandlung des Ulcus ventriculi. Anhand der vorliegenden publizierten Resultate sollen die verschiedenen Methoden dargestellt werden. Es muß jedoch darauf hingewiesen werden, daß nur eine ganz geringe Zahl von kontrollierten Studien vorliegt, so daß erhebliche Abstriche in der Vergleichbarkeit publizierter Daten vorgenommen werden müssen. Als besondere Bewertungsmaßstäbe gelten die Letalität, die Rezidivhäufigkeit und die Zahl der Postgastrektomie- bzw. Postvagotomiesyndrome.

Die klassischen Magenresektionen

In Tabelle 4 sind die Ergebnisse der klassischen Magenresektionen Billroth I und Billroth II in der chirurgischen Therapie des Ulcus ventriculi wiedergegeben.
Bei beiden Operationsverfahren beträgt die mittlere Letalität 3–4%. Rezidive werden bei der Billroth I-Resektion etwas häufiger beobachtet als bei Billroth II-Resektionen. Die Zahl der Postgastrektomiesyndrome erscheint bei Patienten mit Ulcus ventriculi deutlich niedriger zu liegen als bei Patienten mit Ulcus duodeni.

Vagotomie beim Ulcus ventriculi

Die Stellung der Vagotomie in der Behandlung des unkomplizierten Ulcus ventriculi ist zum jetzigen Zeitpunkt nicht endgültig geklärt. In der Tabelle 5 sind einige der berichteten Resultate dargestellt.
Wie zu erwarten ist die Letalität bei den Vagotomieverfahren deutlich niedriger als bei den resezierenden Verfahren, jedoch ist eine hohe Rezidivquote zu beobachten. Auch werden Postvagotomiebeschwerden häufiger berichtet.
Werden die verschiedenen Vagotomieformen aufgeschlüsselt, wie dies in Tabelle 6 geschehen ist, dann wird deutlich, daß lediglich die von Bauer und Mitarb. [31] berichteten Ergebnisse bezüglich der Rezidivquote vertretbar sind.
Von Johnston [34] wurde eine prospektive Studie über die selektiv proximale Vagotomie mit Ulcusexcision verglichen mit der Billroth I-Resektion vorgelegt (Tabelle 7).
Nach einer Beobachtungsdauer von 1–5 Jahren wiesen Patienten mit selektiv-proxi-

Tabelle 4. Resultate bei der chirurgischen Behandlung des Ulcus ventriculi – Magenresektion

Billroth I – Resektion

Autoren	Fälle	% Letalität	% Rezidive	% PGS
Nielsen [19]	97	6	5	4
Duthie [20]	47	0	2,4	5
Henley [21]	15	0	6,5	6,6
Sapala [22]	31	3,4	15	–
McKeown [23]	124	0,6	1,3	2,4
Salzer [24]	63	4,2	2,0	2,4

Billroth II – Resektion

Autoren	Fälle	% Letalität	% Rezidive	% PGS
Nielsen [19]	158	3	5	2
Kraus [25]	112	6	6	3
Welch [15]	424	4,7	1	2,4
Stemmer [26]	39	0	0	–
Henley [21]	78	4,2	1,4	13
Sapala [22]	21	0	20	–
Harvey [27]	448	2,9	1,5	1,6
McKeown [23]	80	1,2	1,3	2,4

Tabelle 5. Resultate bei der chirurgischen Behandlung des Ulcus ventriculi – Vagotomie

Autoren	Fälle	% Letalität	% Rezidive	% PGS
Farris [28]	34	0	5	–
De Miguel [29]	73	0	19,1	–
Duthie [20]	39	0	14,3	20
Stemmer [26]	14	0	36	–
Sawyers [30]	48	8	15	28
Bauer [31]	148	2	2,1	18

maler Vagotomie und Ulcusexcision deutlich weniger postoperative Beschwerden auf, als die Vergleichsgruppe mit Billroth I-Resektion.

Prospektive randomisierte Studien sind bisher lediglich von Duthie und Mitarb. [20, 35] sowie Madsen und Mitarb. [24] durchgeführt worden (Tabelle 8). Beide Studien stimmen darin überein, daß die selektiv-proximale Vagotomie plus Ulcusexcision durch eine hohe Rezidivquote belastet ist. Außerdem ergeben sich bei Penetration des Ulcus im Bereich der kleinen Kurvatur erhebliche technische Probleme bei der Durchführung der Vagotomie.

Tabelle 6. Rezidivquote nach Vagotomie und Drainageoperation bei Ulcus ventriculi

Autoren	Typ der Vagotomie	Zahl der Patienten	% Rezidive
Farris [28]	TV oder SGV	34	5
Kraft [32]	TV	118	5
Dorton [33]	TV	30	7
Stemmer [26]	TV	34	38
Sawyers [30]	TV	48	15
De Miguel [39]	SGV	73	18
Duthie [20]	TV + SGV	39	14,3
Bauer [31]	SPV + PP	148	2,1

Synopsis

Anhand der hier dargelegten Untersuchungen erscheint eine relativ frühzeitige chirurgische Intervention einen günstigen Einfluß auf den natürlichen Verlauf des Ulcus ventriculi-Leidens zu haben. Obwohl potente konservative Behandlungsmethoden zur Verfügung stehen, sollte gerade beim Ulcus ventriculi ein chirurgisches Vorgehen immer in Erwägung gezogen werden.

Als Standardverfahren der chirurgischen Therapie muß zum jetzigen Zeitpunkt die Magenresektion in der Modifikation nach Billroth I (Gastroduodenostomie) angesehen werden. Die nichtresezierenden Verfahren mit Ulcusexcision scheinen nach den bisher vorliegenden randomisierten Studien von einer hohen Rezidivquote belastet zu sein, die Operationsletalität dagegen ist gering. Es bleibt prospektiven randomisierten Studien vorbehalten, die endgültige Wertigkeit beider Operationsverfahren gegeneinander abzugrenzen.

Literatur

1. Becker, H.D.: Indikationen zur chir. Therapie beim unkomplizierten Ulcus ventriculi. In: Ulcus-Therapie. Blum, A.L., Siewert, J.R. (Hrsg.), S. 298–311. Berlin, Heidelberg, New York: Springer 1978
2. Johnson, H.D., Love, A.H.G., Rogers, N.C., Wyatt, A.P.: Gastric ulcer, blood groups and acid secretion. Gut *5,* 402 (1964)
3. Larson, N.E., Cain, J.C., Bartholomeus, L.G.: Prognosis of medically treated small gastric ulcer. New Engl. J. Med. *264,* 119 (1961)
4. Christiansen, P., Amdrup, E., Fenger, G., Jensen, H.E., Lindskov, J., Nielsen, J., Damgaard-Nielsen, S.A.: Gastric ulcer. Non surgical treatment. Acta Chir. Scand. *139,* 466 (1973)
5. Becker, H.D., Peiper, H.-J.: Ulcus ventriculi. Stuttgart: Thieme 1977
6. Wulff, H.R.: Cimetidine in the treatment of gastric ulcer. In: Cimetidine. Creutzfeldt, W. (Ed.), pp. 217–221. Amsterdam: Excerpta Medica 1978
7. Colin-Jones, D.G., Misiewicz, J.J., Milton-Thompson, G.J., Taylor, R.H., Laidlow, J.M., Chapman, R.G., Golding, P.L., Hunt, R.H., Vincent, S.H.: A controlled trial comparing cimetidine with carbenoxolone in the treatment of gastric ulcer. In: Cimetidine. Creutzfeldt, W. (Ed.), pp. 222–226. Amsterdam: Excerpta Medica 1978

Tabelle 7. Ergebnisse der selektiv-proximalen Vagotomie mit Ulcusexcision oder der Billroth-I-Resektion beim unkomplizierten Ulcus ventriculi (nach Johnston [34])

Op.-Verfahren	Zahl der Patienten	Beobachtungsdauer in Jahren	Postop. Völlegefühl	Beschwerden % Diarrhoen		Dumping	Erbrechen		Visick-Klassifikation			
				Leicht	Schwer		Galle	Nahrung	I	II	III	IV
Selektiv-proximale Vagotomie	45	1–5	10	13	0	9	6	9	50	30	12	8
									80 (I+II)			
Billroth-I-Resektion	50	1–5	30	9	5	21	12	16	40	25	20	15
									65 (I+II)			

Tabelle 8. Rezidivrate nach selektiv-proximaler Vagotomie (SPV) plus Ulcusexcision bzw. Billroth II-Resektion beim unkomplizierten Ulcus ventriculi

	Autoren	Duthie [20, 35]	Madsen et al. [35]
Billroth I	Zahl der Patienten	50	22
	Rezidive	2	–
SPV	Zahl der Patienten	50	23
	Rezidive	6	2

8. Littmann, A., Hanscom, D.H.: VA cooperative study on gastric ulcer. Gastroenterology *61*, 592 (1971)
9. Roth, J.L.A.: Indications for operation and selection of operative procedure for peptic ulcer. In: Gastroenterology, Vol. I, Bochus, H.L. (Ed.); Philadelphia: W.B. Saunders 1974
10. Richardson, C.T.: Chronic gastric ulcer. In: Gastrointestinal disease. Sleisenger, M.H., Fordtran, J.S. (Eds.). Philadelphia: W.B. Saunders 1973
11. Natvig, P., Römcke, O., Swaar-Seljesaeter, O.: Results of medical treatment of gastric and duodenal ulcer. Acta med. Scand. *1134*, 444 (1948)
12. Smith, F.H., Jordan, S.M.: Gastric ulcer. A study of cases. Gastroenterology *11*, 575 (1948)
13. Flood, C.A., Henning, G.C.: Recurrence in gastric ulcer under medical management. Gastroenterology *16*, 57 (1950)
14. Kukral, J.C.: Gastric ulcer, an appraisal. Surgery *63*, 1024 (1968)
15. Welch, C.E., Burke, J.F.: An appraisal of the treatment of gastric ulcer. Surgery *44*, 943 (1958)
16. Hanscom, D.H., Buchmann, E.: VA cooperative study on gastric ulcer. Chapter 4. Gastroenterology *61*, 585 (1971)
17. Grossman, M.I.: VA cooperative study on gastric ulcer. Gastroenterology *61*, 635 (1971)
18. Menguy, R.: Surgery of peptic ulcer. Philadelphia: W.B. Saunders 1976
19. Nielsen, J., Amdrup, E., Christiansen, P., Fenger, C., Jensen, H.E., Lindskov, J., Damgaard-Nielsen, A.A.: Gastric ulcer. II. Surgical treatment. Acta chir. Scand. *139*, 460 (1973)
20. Duthie, H.L., Moore, K.T.H., Bardsiely, D., Clark, C.G.: Surgical treatment of gastric ulcers. Brit. J. Surg. *57*, 784 (1970)
21. Henley, W.H., Bowers, R.F.: Observations of surgical therapy for gastric ulcer. Arch. Surg. *90*, 205 (1965)
22. Sapala, J.A., Ponka, J.L.: Operative treatment of benign gastric ulcers. Amer. J. Surg. *125*, (1973)
23. McKeown, K.C.: A study of peptic ulcer with special reference to the results of partial gastrectomy. Brit. J. Surg. *50*, 220 (1962)
24. Salzer, G.: Indikationen zur Resektion nach Billroth I und Billroth II einschließlich des hochsitzenden Ulcus. Klin. Med. *22*, 13 (1967)
25. Kraus, M., Mendeloff, G., Condon, R.E.: Prognosis of gastric ulcer. Ann. Surg. *184*, 471 (1976)
26. Stemmer, E.A., Zahn, R.L., Hom, L., Conolly, J.E.: Vagotomy and drainage procedures for gastric ulcer. Arch. Surg. *96*, 586 (1968)
27. Harvey, H.D.: Twenty-five years of experience with elective gastric resection for gastric ulcer. Surg. Gynec. Obstet. *113*, 191 (1961)
28. Farris, J.M., Smith, G.K.: Treatment of gastric ulcer with vagotomy and pyloroplasty. A clinical study. Ann. Surg. *158*, 461 (1963)

29. De Miguel, J.: Recurrence of gastric ulcer after selective vagotomy and pyloroplasty for chronic uncomplicated gastric ulcer: A 5–10 year follow-up. Brit. J. Surg. *62,* 875 (1975)
30. Sawers, J.L., Scott, H.W., Graham, C.: Clinical trial of vagotomy and pyloroplasty in the treatment of benign gastric ulcer. Amer. J. Surg. *121,* 119 (1971)
31. Bauer, H., Brückner, W., Welsch, K.H., Holle, F.: Die nicht-resezierende Chirurgie des Gastroduodenal-Ulcus. III. Klinische Resultate. Münch. Med. Wschr. *118,* 785 (1976)
32. Kraft, R.O., Myers, J., Overton, S., Fry, W.J.: Vagotomy and the gastric ulcer. Amer. J. Surg. *121,* 122 (1971)
33. Dorton, H.E.: Vagotomy, pyloroplasty and suture for bleeding gastric ulcer. Surg. Gynec. Obstet. *122,* 1015 (1966)
34. Johnston, D.: Rationale and results of highly selective vagotomy without a drainage procedure plus excision of the ulcer in the treatment of gastric ulcer. In: Ulcus ventriculi. Becker, H.D., Peiper, H.-J. (Eds.). Stuttgart: Thieme 1977
35. Duthie, D.L., Bransom, C.J.: Highly selective vagotomy with excision of the ulcer compared with gastrectomy for gastric ulcer in a randomiced trial. Brit. J. Surg. *66,* 43 (1979)

Nichtresezierende Chirurgie bei Ulcuskomplikationen

H. Bauer und K.H. Welsch

Auf einen knappen Nenner gebracht, lassen sich die indikatorischen Überlegungen bei der Perforation und der Blutung, und nur auf diese Komplikationen soll hier eingegangen werden, auf die Frage reduzieren, nämlich, *welcher Patient soll zu welcher Zeit mit welcher Methode operiert werden?*

Bei der *Perforation* zwingt uns das akute Abdomen zum sofortigen chirurgischen Handeln. Konservative Maßnahmen mit Dauerabsaugung des Magensaftes, entsprechender Infusionstherapie, Antibiotikagaben und Sekretionsblockade, haben nach allgemeiner Auffassung heute nur noch bei extremen Risikopatienten ihre Berechtigung. Die eingangs gestellte Frage beantwortet sich damit für die Perforation insoweit, daß *jeder* Patient *sofort* nach Diagnosestellung operiert werden sollte.

Die *Verfahrenswahl* dagegen, ob nämlich nur der kleinstmögliche Eingriff mit Übernähung des Ulcus oder ein kuratives Verfahren, Resektion oder Vagotomie mit Pyloroplastik durchgeführt werden kann, wird wesentlich durch zwei Faktoren bestimmt. Zum einen limitieren Allgemeinzustand und Ausmaß der Peritonitis das Vorgehen. Die häufig angegebene Sechs-Stunden-Grenze kann wegen der Unsicherheit der Interpretation meist nur Hinweise geben. Zum anderen kommt der Anamnese ganz entscheidende Bedeutung zu [21]. Ein hoher Prozentsatz der Patienten mit leerer Anamnese bleibt nach alleiniger Übernähung weiterhin beschwerdefrei. Bei diesen Patienten wäre die im Notfalleingriff durchgeführte SPV mit Pyloroplastik sicher ein inadäquat zu großer Eingriff, d.h. wir würden zuviel an Chirurgie unter Eingehen eines erhöhten Risikos durchführen.

Bei unseren eigenen Fällen sind wir deshalb in der Indikation zur primären SPV mit Pyloroplastik, nicht nur aus lokalen Gründen, zurückhaltend. Das zweizeitige Vorgehen wird eindeutig bevorzugt (Tabelle 1). Bei der Notoperation wird das perforierte Ulcus duodeni primär nur übernäht. Bei den häufigen intra- und unmittelbar postpylorisch gelegenen Perforationen kann das Geschwür quer ovalär excidiert und der Defekt als Pyloroplastik verschlossen werden. Schwere Stenosen lassen sich so vermeiden. Beim Magenulcus ist die Ulcusexcision immer anzustreben, um histologisch die Dignität des Geschwürs abklären zu können. Der elektive Eingriff in Form der SPV erfolgt frühestens 6 Wochen nach dem Noteingriff, wenn zwischenzeitlich gesichert ist, daß es sich um ein echtes Ulcusleiden handelt.

Zusammengefaßt stellen sich unsere indikatorischen Überlegungen bei der Perforation (Tabelle 2) folgendermaßen dar: Die Sofortoperation ist bei allen Patienten indiziert. Den kleinstmöglichen Eingriff mit der Übernähung, evtl. mit der Excision und Pyloroplastik, führen wir bei Risikopatienten durch, bei akuten Ulcera mit leerer Anamnese, bei unklaren Angaben, wobei wir vor allem bei Ausländern zurückhaltend sind, und

Tabelle 1. SPV und Pyloroplastik beim perforierten Ulcus pepticum

	Zahl	Mortalität
Einzeitig:		
SPV + Pyloroplastik	3	0
SPV + GE/Übernähung	3	0
Zweizeitig:		
1. Übernähung bzw. Pyloroplastik	58	1
2. SPV + Pyloroplastik	47	0
SPV + GE	4	0
SPV + Antrect.	2	0
Resektion	1	1
Gesamt:	64	2 (3,1%)

Tabelle 2. Perforation

Sofortoperation bei allen Patienten
Kleinstmöglicher Eingriff (Übernähung) bei – Risikopatienten (Alter, Begleiterkrankung, Peritonitis) – Akuten Ulcera – Leerer Anamnese – Unklaren Angaben (Ausländer) – Unklarer Dignität (UV)
Definitiv-Versorgung des Ulcusleidens (SPV, Ulcusexcision, Pyloroplastik) – bei geringem Risiko (Peritonitis) – Ulcus pepticum chronicum – Ulcusanamnese – Malignitätsausschluß (UV)

unklarer Dignität beim Ulcus ventriculi. Die definitive Versorgung des Ulcusleidens mit SPV, Ulcusexcision und Pyloroplastik erfolgt im Primäreingriff nur bei geringem Risiko, bei gesichertem chronischen Ulcus mit typischer Anamnese sowie bei ausgeschlossener Malignität.

Für das Vorgehen bei der *akuten Blutung* gelten andere Kriterien. Sie ist als solche zu definieren, wenn die stationäre Aufnahme wegen der Blutung erfolgte oder die Blutung während des Klinikaufenthaltes auftrat und die Operation dann während des gleichen Klinikaufenthaltes durchgeführt wird. Die Blutung muß sich in einer Hämatemesis und/oder Melaena manifestieren und hämodynamisch wirksam sein. Ein Hb-Abfall muß im Beobachtungszeitraum auftreten, da ein konstant niedriger Hb-Wert alleine wie bei einer chronischen Blutung keine Aussage über den Schweregrad der Hämorrhagie erlaubt [3].

Der Wert der Notfallendoskopie ist bezüglich der Primärdiagnostik sicherlich unbestritten. So erlaubt die Notfallendoskopie eine befundorientierte Therapie, vor allem was die Diagnostik der großen Arterienblutung mit der konsekutiven Entscheidung zur Sofortoperation anbelangt. Dennoch wird die Bedeutung der sofortigen Endoskopie bei der akuten Blutung für den Gesamtverlauf heute in prospektiven Studien auch in Zweifel gezogen [10]. Für das weitere Vorgehen müssen deshalb klinische Parameter mitentscheidend sein. Wir glauben, daß nach adäquater konservativer Therapie ein Blutungsstillstand dann angenommen werden kann, wenn Kreislaufverhältnisse und Hb nach entsprechender Substitution konstant bleiben und klarer Magensaft über die Sonde abfließt [3].

Diese konservative Behandlung der Ulcusblutung (Tabelle 3) kann entweder über die intragastrale Applikation von Eiswasser und Antacida, über eine primäre Sekretionsblockade mit Cimetidin, Somatostatin oder Sekretin oder mit lokalen Verfahren, die mit den diagnostischen Methoden der Endoskopie oder der Angiographie kombiniert werden, erfolgen [2, 5, 6, 9, 11, 12, 17, 18, 20, 22]. Letzere haben neben großem Geschick und Routine des Untersuchers oft einen erheblichen Aufwand zur Voraussetzung, die Versagerquoten sind z.T. hoch.

Das Hauptgewicht der konservativen Therapie besteht darin, den hemmenden Einfluß des peptisch aktiven sauren Magensaftes auf die spontane Hämostase auszuschalten. Die Gabe von Antacida, unterstützt durch Eiswasserspülungen, weist nicht nur wegen des lokalen Spüleffektes Probleme auf [5]. Ein logischer Therapieansatz scheint deshalb die primäre pharmakologische Sekretionshemmung zu sein, wobei neben den Hormonen Somatostatin und Sekretin vor allem der H_2-Receptorantagonist Cimetidin zur Diskussion steht.

Wir verwenden seit nunmehr 2 Jahren Cimetidin mit gutem Erfolg. Die Applikation des H_2-Blockers gehört neben Volumenersatz, meist über zentralen Venenkatheter, Blutabnahme zur Labordiagnostik und zur Blutgruppenbestimmung, Legen einer Nasogastralsonde sowie evtl. eines Blasenkatheters, bereits mit zur Initialbehandlung. Das Pharmakon wird über den Perfusor mit einer Anfangsdosis von 150 mg/h über 4 Stunden und dann weiter mit einer stündlichen Dosierung von 75 mg injiziert. Mit dieser Dosierung erreichen wir eine konstante Anhebung des intragastralen pH-Wertes über 5,5. Unterhalb dieses Wertes kommt es nach den Untersuchungen von Green zur Thrombocytendisaggregation und zur Auflösung von bereits bestehenden Verschlußthromben [13].

Mit diesem Vorgehen ist es uns möglich, das Ziel der konservativen Blutungsbehandlung, nämlich die Verlagerung des Operationszeitpunktes von der Sofortoperation hin zum Früh- oder besser Elektiveingriff, zu erreichen [3, 14, 15]. Als Verfahren der Wahl

Tabelle 3. Konservative Behandlung der Ulcusblutung

Eiswasserspülung	Cimetidin	Endoskopische
Antazida	Somatostatin	Elektrocoagulation
	Sekretin	Lasercoagulation
		Lokale Unterspritzung mit Aethoxysklerol
		Intraarterielle
		Vasopressininfusion
		Embolisation

hat sich dabei, und zwar bei allen Interventionszeitpunkten, die standardisierte Technik der SPV mit Pyloroplastik bewährt [20]. Muß im Stadium der Blutung operiert werden, beginnen wir beim blutenden Duodenalulcus den Eingriff mit der Pyloroplastik, beim Magenulcus mit der Gastrotomie. Das Vorgehen nach Illingworth mit digitalem Eindrücken des Ulcusgrundes halten wir wegen der möglichen Begleitverletzungen, insbesondere bei der engen Lagebeziehung zum Ductus choledochus, für nicht empfehlenswert [15]. Gerade beim Duodenalulcus gehen wir daher immer unter Sicht vor, notfalls im Sinne des Straußschen Manövers. Das Ulcus wird möglichst in toto excidiert, die Hinterwand wird dann durch eine einreihige Naht wieder aufgebaut. In vielen Fällen kann das nur über eine Pylorektomie geschehen. Gerade bei den Blutungen versuchen wir immer, das Ulcus zu extraterritorialisieren und uns nicht auf die Umstechung im Ulcusgrund und die Gefäßligatur zu verlassen [20]. Die anschließende SPV wird in der sonst geübten standardisierten Technik durchgeführt [20], wobei wir typischerweise in cranio-caudaler Richtung sowohl im vorderen als auch im hinteren Blatt vorgehen und bis in die Übergangszone des Antrums hinein denervieren.

Beim blutenden Magenulcus wird über die Gastrotomie immer das Ulcus in toto excidiert, möglichst mit Schnellschnittuntersuchung des Geschwürs. Die SPV erfolgt hier nicht in der radikalen Form wie beim typischen hyperaciden Ulcus duodeni. Eine submucöse Pyloroplastik als Drainagemaßnahme schließt sich an. Die Indikation beim Ulcus ventriculi zur Resektion ist jedoch weit zu stellen, insbesondere wenn es sich um Riesenulcera handelt oder wenn die Antruminnervation, sei es durch Penetration des Ulcus oder auch durch die Excision nicht sicher erhalten ist. Betont werden soll noch, daß wir in allen Fällen mit unserer, für das unkomplizierte Ulcus standardisierten Technik auch bei der Ulcusblutung zurecht kamen. Wir sehen keine Indikation zur trunkulären Vagotomie bei der Ulcusblutung, etwa mit dem Argument, daß diese Vagotomieform rascher durchzuführen sei. Die Rezidivblutungsquoten nach diesen Vagotomievarianten sind eindeutig höher [15].

In früheren Jahren, in denen die konservative Therapie im wesentlichen in Eiswasserspülungen und intragastralen Antacidagaben bestand, hatten wir mit diesem Vorgehen eine Mortalität von 4% bei einer Rezidivblutungsquote von 8% beobachtet [1]. Während der letzten 2 Jahre unter Einsatz von Cimetidin konnten wir 24 Patienten ohne Mortalität und ohne postoperative Rezidivblutung operieren (Tabelle 4). Bei 6 Patienten, entsprechend 25%, mußte die Operation im Blutungsrezidiv erfolgen. Das durchschnittliche Intervall vom Blutungsbeginn zur Operation betrug 7,2 Tage. Mit der alleinigen Cimetidin-Behandlung hatten wir bei 19 (Tabelle 5) vorwiegend internistischen Intensivpatienten mit nicht tragbarem Operationsrisiko eine Mortalität von 15,8% bei einer Rezidivblutungsquote von ebenfalls über 20%. Dennoch scheint der Einsatz von Cimetidin gerade auch bei diesen Problemfällen ein wirksames therapeutischen Prinzip zu sein [19, 23, 24]. In letzter Zeit haben wir, ausgehend von experimentellen Untersuchungen über die Sekretionsblockade bei simultaner Gabe vom Cimeditin und Somatostatin, die eine deutliche additive Wirkung gezeigt hatten, auch bei einer Ulcus- und einer Erosionsblutung zur Cimetidin-Basistherapie in vierstündigen Intervallen Somatostatin gegeben. In beiden Fällen konnte die nach alleiniger Cimetidin-Behandlung anhaltende Blutung gestoppt werden [4].

Unser Therapieregime bei der akuten Blutung besteht somit in einer kombiniert medikamentös-konservativen/operativen Behandlung (Tabelle 6). Nach möglichst früh-

Tabelle 4. Gastrointestinale Blutung. Cimetidine und Operation (Lokale Blutstillung, SPV + Pyloroplastik)

Blutungsquelle	Alter der Patienten	Operation im Blutungsrezidiv	Verstorben	Rezidivblutung nach Operation
Ulcus duodeni n = 10	24–51 Jahre	4	0	0
Ulcus ventriculi n = 5	34–83 Jahre	1	0	0
Ulcus pept. jejuni n = 4	29–72 Jahre	0	0	0
Erosionen n = 5	21–55 Jahre	1	0	0
Gesamt n = 24	$\bar{x}$ = 43,4 Jahre	6 (25%)	0	0

Durchschnittl. Intervall Blutungsbeginn/Operation 7,2 Tage (5 h–17 Tage)

Tabelle 5. Gastrointestinale Blutung. Alleinige Cimetidine-Behandlung

Blutungsquelle	Alter der Patienten	Blutungsrezidiv	Verstorben
Ulcus duodeni (n = 7)	35–88 Jahre	1	1
Ulcus ventriculi (n = 3)	43–78 Jahre	1	1
Ulcus pept. jejuni (n = 2)	21–41 Jahre	0	0
Erosionen (n = 7)	15–68 Jahre	2	1
Gesamt (n = 19)	$\bar{x}$ = 56 Jahre	4 (21%)	3 (15,8%)

Tabelle 6. Akute Behandlung

Immer zunächst konservative Therapie
Sofortoperation nur bei spritzender arterieller Blutung oder bei Rezidivblutung nach anfänglichem Blutungsstillstand
Frühoperation (innerhalb 24 Std) bei persistierender Blutung mit > 6 Konserven /24 h
Elektivoperation (innerhalb 8–10 Tage) nach Blutungsstillstand bei gesichertem Ulcusleiden und vertretbarem Risiko
Verfahrenswahl: SPV mit Ulcusexcision/Umstechung und Pyloroplastik
Keine Operation nach konservativ erreichtem Blutungsstillstand bei Erosionsblutungen und akuten Ulcera sowie bei anhaltendem erhöhten Op.-Risiko

zeitiger endoskopischer Diagnosesicherung sollte immer zunächst die konservative Therapie erfolgen. Diese darf wegen der hohen Rezidivblutungsquoten [3, 5, 6, 8, 9] keine Alternative zur Operation darstellen, sondern nur dazu dienen, um die Operation unter verbesserten Bedingungen später durchführen zu können [3, 11, 14, 15, 27]. Eine *Sofortoperation* ist praktisch nur bei spritzender arterieller Blutung oder aber bei einer Rezidivblutung nach anfänglich konservativ erreichtem Blutungsstillstand angezeigt. Weiteres konservatives Vorgehen ist hier nicht berechtigt. Eine *Frühoperation* erfolgt innerhalb von 24 Stunden bei persistierender Blutung. In den meisten Fällen ist die *Elektivoperation*, meist innerhalb der ersten Woche nach Blutungsstillstand, möglich. Therapieverfahren der Wahl ist bei uns die SPV mit Ulcusexcision oder Umstechung und Pyloroplastik. Nicht operiert wird nach konservativ erreichtem Blutungsstillstand bei Erosionsblutungen und bei akuten Ulcera sowie bei anhaltendem erhöhten OP-Risiko. Aufgrund unserer Ergebnisse halten wir nichtresezierende Verfahren auch bei Ulcuskomplikationen für berechtigt.

Literatur

1. Bauer, H., Brückner, W., Welsch, K.H., Holle, F.: Die nichtresezierende Chirurgie des Gastro-Duodenal-Ulcus. III. Klinische Resultate. Münch. med. Wschr. *118*, 785–792 (1976)
2. Bauer, H., Doenicke, A., Holle, F.: Kasuistische Mitteilung über die Möglichkeiten der Prophylaxe und Therapie gastrointestinaler Blutungen mit Cimetidin oder Somatostatin bei Schwerstkranken. Anaesthesist *26*, 662–664 (1977)
3. Bauer, H.: Cimetidin in der präoperativen Behandlung akut blutender gastroduodenaler Läsionen. Münch. med. Wschr. *121*, 1085–1088 (1979)
4. Bauer, H.: Tierexperimentelle und klinische Untersuchungen zur Kombination von Cimetidin und Somatostatin. Ref. 34. Tg. Dtsch. Ges. Verd.- u. Stoffw.-Krankheiten, Garmisch 1979, Gastroenterologie (im Druck)
5. Becker, H.D.: Medikamentöse Behandlung der akuten Magenblutung. Chir. Akt. *5*, 25–28 (1979)
6. Burland, W.L., Parr, S.N.: Experiences with cimetidine in the treatment of seriously ill patients. Proc. of the II. Int. Symp. on Histamine H_2-receptor Antagonists. Excerpta Medica (Amsterdam) *416*, 345 (1977)
7. Domschke, W., Domschke, S., Reim, R., Koch, H., Demling, L.: Zur Wirkung des H_2-Rezeptor-Antagonisten Cimetidin auf Sekretion und Schleimhautdurchblutung des menschlichen Magens. 32. Tg. Dtsch. Ges. Verd. u. Stoffwechselkrankheiten, Göttingen, September 1977
8. Dudley, H.F., Fielding, L.P., Glazer, G.: Gastroduodenal rebleeding on cimetidine. Lancet *I*, 481 (1977)
9. Dykes, P.W., Hoare, R.: Behandlung der Blutung aus dem oberen Gastrointestinaltrakt mit Cimetidin. Amsterdam: Excerpta Medica 1978
10. Eastwood, G.L.: Does early endoscopy benefit the patient with active upper gastrointestinal bleeding? Gastroenterology *72*, 737–739 (1977)
11. Farthmann, E.H.: Ulcusblutung. In: Das komplizierte gastroduodenale Ulcus. Häring, R. (Hrsg.), S. 1–11. Stuttgart: Thieme 1978
12. Frühmorgen, P., Bodem, F., Reichenbach, H.D., Demling, L.: Was ist gesichert in der Laserkoagulation zur Stillung gastrointestinaler Blutungen? Internist *19*, 707–712 (1978)
13. Green, F.W., Kaplan, M.M., Curtis, L.E., Levine, P.H.: Effect of acid and pepsin on blood coagulation and platelet aggregation. Gastroenterology *71*, 38–43 (1978)
14. Himal, A.S., Perrault, C., Mzabi, R.: Upper gastrointestinal hemorrhage: aggressive management decreases mortality. Surgery *84*, 448–454 (1978)
15. Holle, F., Andersson, S.: Vagotomy, Latest Advances. Berlin, Heidelberg, New York: Springer 1977
16. Holle, F., Doenicke, A., Loeweneck, H., Bauer, H.: Die nichtresezierende Chirurgie des Gastro-Duodenal-Ulkus. II. Indikation und Technik. Münch. med. Wschr. *118*, 777 (1976)

17. Kayasseh, L., Gyr, K., Stalder, G.A., Allgöwer, M.: Somatostatin als konservative Therapie bei der Ulkusblutung. 32. Tg. Dtsch. Ges. Verd. u. Stoffwechselkrankheiten. Göttingen, September 1977
18. Katzen, B.T., McSwany, J.: Therapeutic transluminal arterial embolisation for bleeding in the upper part of the gastrointestinal tract. Surg. Gyn. Obstet. *141,* 523–527 (1975)
19. Lorenz, W., Reimann, H.J., Fischer, M.: Pathogenese der akuten gastroduodenalen Läsion. In: Ulcustherapie. Blum, A.L., Siewert, J.R. (Hrsg.), S. 50–62. Berlin, Heidelberg, New York: Springer 1978
20. McDougall, B.R.D., Bailey, R.J., Williams, R.: Histamine H_2-receptor antagonists in the prophylaxis and control of acute gastrointestinal hemorrhage in liver disease. Proc. of the II. Int. Symp. on Histamine H_2-receptor Antagonists. Excerpta Medica (Amsterdam) *416,* 329 (1977)
21. Sawyer, J.L., Herrington, J.L., Mulherin, J.L., Whiteblad, W.A., Mody, B., Marsch, J.: Acute perforated duodenal ulcer. Arch. Surg. *110,* 527–530 (1975)
22. Schildberg, F.W., Kiefhaber, P., Feifel, G., Heberer, G.: Therapie der gastroduodenalen Ulcusblutung mit Laserkoagulation und Operation. Chir. Akt. *5,* 29–30 (1979)
23. Troidl, H., Lorenz, W., Fischer, M.: Indikationen bei den akuten Ulcerationen. In: Ulcustherapie. Blum, A., Siewert, J.R. (Hrsg.), S. 341–349. Berlin, Heidelberg, New York: Springer 1978
24. Welch, R.W., Benteb, H.L., Harris, S.C.: Reduction of aspirin-induced gastrointestinal bleeding with cimetidine. Gastroenterology *74,* 459–463 (1978)

SPV und Pyloroplastik bei Hiatushernie und Achalasie

W. Brückner, B. Leisner und J. Kleinschmidt

Trotz beträchtlicher Fortschritte bei der Behandlung der Hiatushernie ist häufig postoperativ ein Reflux nachzuweisen und bei zahlreichen Patienten eine Beschwerdefreiheit nicht zu beobachten. Nach Belsey [1] gibt es hierfür drei Gründe:

Ungenügende Diagnostik und falsche Indikationsstellung. 50% aller Hiatushernien werden gelegentlich einer Röntgen-Routine-Untersuchung entdeckt. Es bestehen in den meisten Fällen keinerlei Beschwerden. Gefährlich wird es, wenn in solchen Fällen die Aufmerksamkeit des untersuchenden Arztes von dem eigentlichen Krankheitsherd (z.B. einer Cholecystitis oder einer Pankreatitis) weggelenkt wird.

Der zweite Grund ist in dem angewandten Operationsverfahren zu suchen. Eine adäquate Mobilisierung des Oesophagus und eine spannungsfreie Nahttechnik sind ebenso wichtig wie eine korrekt durchgeführte „balanced operation".

Als 3. Grund kommen schließlich administrative Ursachen in Betracht. Hiermit sind z.B. Rezidivquoten gemeint, die auf das Konto der technisch noch nicht ganz versierten Assistenten gehen.

Seit 1968 führen wir an unserer Klinik die von Holle [4] empfohlene modifizierte „balanced operation" durch. Dabei wird anstelle einer trunkulären Vagotomie eine SPV, kombiniert mit einer Pyloroplastik und einer Gastropexie durchgeführt. Dazu eine Einengung des Hiatus oesophagi, und, falls indiziert, eine Oesophagofundopexie, bzw. eine Cholecystektomie [2].

Technik

Bei der Durchführung der SPV wird der distale Oesophagus, sowie der Hissche Winkel, schrittweise freipräpariert. Dabei wird sorgfältig auf die Schonung der Vagusstämme geachtet. Die SPV wird dann bis zum distalen Grenzast nach caudal fortgesetzt. Die Basalsekretion wird dadurch um über 90% gesenkt, sodaß bei einem Persistieren eines Restrefluxes dessen korrosive Wirkung verringert wird und die endoskopisch nachgewiesene Refluxoesophagitis zur Abheilung kommen kann. Eine submucöse *Pyloroplastik* ist notwendig, um die Entleerung aus dem Magen zu verbessern und dadurch die Möglichkeit eines gastro-oesophagealen Refluxes zu verringern. Der dritte Schritt ist eine *Gastropexie*. Diese ist aus zwei Gründen notwendig: Einmal, um den Dehnverschluß-Mechanismus des terminalen Oesophagus wirksam werden zu lassen und, zweitens, um den Hisschen Winkel wieder herzustellen [5].

Die *Diagnostik* der Refluxkrankheit ist jedoch ein schwieriges Problem: Die Vielzahl der vorgeschlagenen Verfahren weist darauf hin. Das Wesentliche für die *Indikations-*

stellung sind nach wie vor die Beschwerden des Patienten und der endoskopische Befund. Zur Dokumentation des Refluxes kann seit kurzem in eleganter Weise das äußerst zuverlässige Verfahren der Refluxszintimetrie angewandt werden. Es ist dies die Kombination des direkten Refluxnachweises mit einer Belastungsprobe des UOS. Ein pathologischer Reflux konnte, wie eine Gegenüberstellung von Röntgen- und Szintimetriebefunden bei 34 Patienten (Abb. 1) zeigt, röntgenologisch bei 18 und szintimetrisch bei 30 Patienten dokumentiert werden. Diese Quote entspricht den Ergebnissen von Fisher [3].

Ergebnisse

Objektiv hatten zwei Drittel der Patienten keinen provozierbaren Reflux mehr (Abb. 2). Da uns die Refluxszintimetrie erst kurze Zeit zur Verfügung steht, konnten wir nur bei 16 Patienten prae- *und* postoperative Werte ermitteln (Abb. 3). Es ließ sich, mit 2 Ausnahmen, eine deutliche Absenkung des Refluxindexes (RI) postoperativ nachweisen. Der RI berechnet sich aus der höchsten registrierten Impulsrate über der Oesophagusregion und der Initial-Aktivität im Magenfundus.

Wie eine Gegenüberstellung (Abb. 4) von objektiv nachgewiesenem pathologischen Reflux und subjektiven Beschwerden postoperativ zeigt, konnte bei 32 Patienten (= 58%) kein Reflux mehr nachgewiesen werden. Neun Patienten aus dieser Gruppe klagten jedoch über leichte Beschwerden, während in der Patientengruppe mit einem pathologischen Reflux (23/55) *zehn* davon völlig beschwerdefrei waren!

Die Ergebnisse nach SPV, Pyloroplastik und Gastropexie können sich durchaus mit den Ergebnissen der als Methode der Wahl von vielen Chirurgen angesehene Fundoplicatio messen. Zweifellos ist unsere modifizierte „balanced operation" in der Lage,

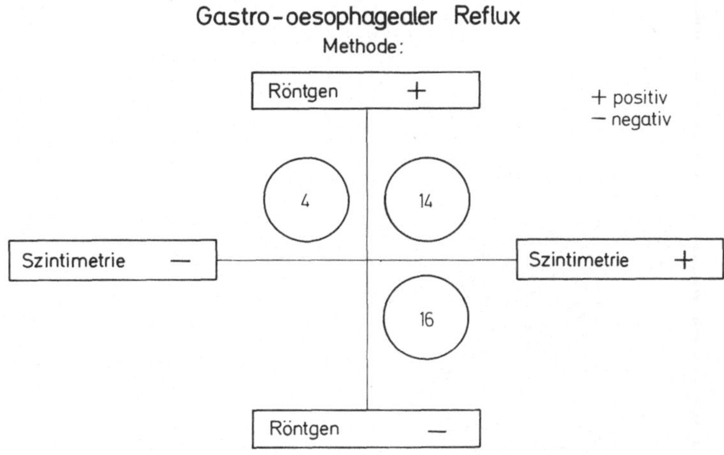

Abb. 1. Gegenüberstellung von Röntgen- und Szintimetriebefund bei 34 Patienten mit einer Hiatushernie

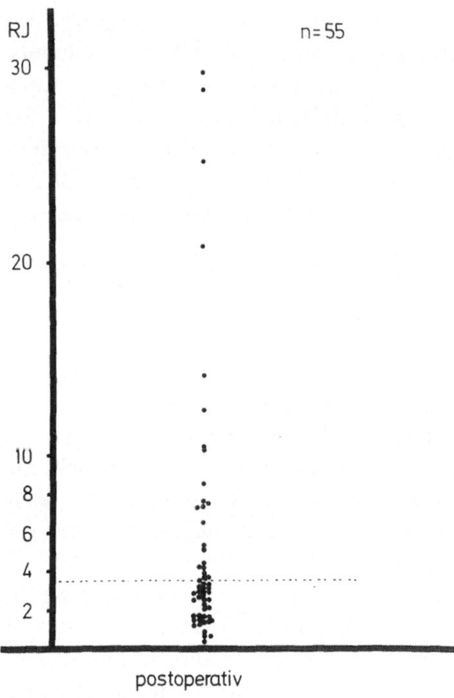

Abb. 2. Refluxindex bei 55 Patienten postoperativ nach einer Hiatushernien-Operation

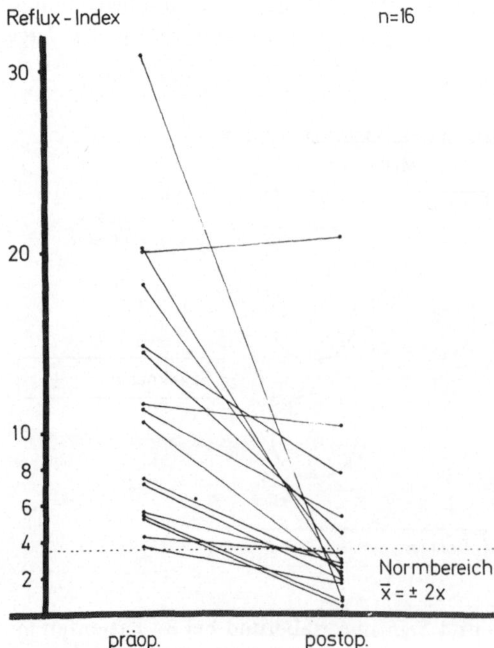

Abb. 3. Prae- und postoperativer Refluxindex bei 16 Patienten

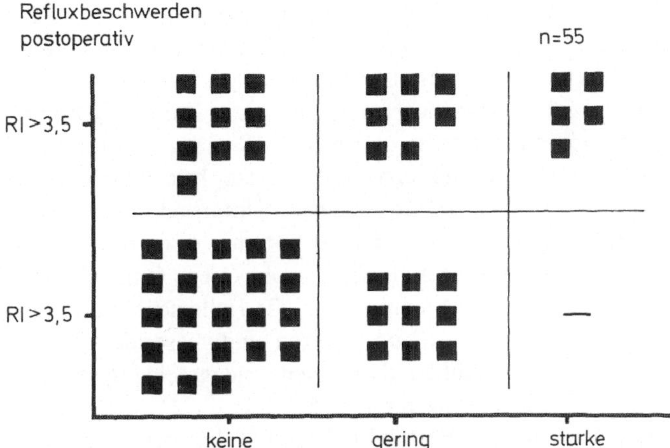

Abb. 4. Gegenüberstellung von objektiv nachgewiesenem, pathologischen Reflux und subjektiven Beschwerden, postoperativ bei 55 Patienten nach Hiatushernien-Operation

den Circulus vitiosus der Refluxkrankheit zu durchbrechen. Dies allerdings nicht um den Preis einer unphysiologischen, kompletten Refluxverhinderung und nicht einer gelegentlich erschwerten Entleerung der tubulären Speiseröhre.

Man muß für diese Ergebnisse nach einer Erklärung suchen: Durch eine Senkung der basalen Säuresekretion, verbunden mit einer Entleerungsverbesserung, können die entzündlichen Veränderungen am UOS abklingen. Das scheinbar Paradoxe hierbei, daß nämlich Patienten postoperativ schon beschwerdefrei sind, daß endoskopisch die praeoperativ nachgewiesene Oesophagitis schon abgeheilt ist und daß trotzdem noch immer ein massiver Reflux nachgewiesen werden kann, dies scheinbar Paradoxe kann damit erklärt werden.

Literatur

1. Belsey, R.H.: Surgical treatment of hiatus hernia and reflux esophagitis. World J. Surg. *1*, 421–423 (1977)
2. Berman, E.J., Berman, J.K.: Hiatal hernia complex. Amer. J. Surg. *110*, 806–811 (1965)
3. Fisher, R.S., Malmud, L.S., Roberts, G.S., Lobis, I.F.: Gastroesophageal (GE) scintiscanning to detect and quanitate GE reflux. Gastroenterology *70*, 301–307 (1976)
4. Holle, F.: Spezielle Magenchirurgie. S. 525. Berlin, Heidelberg, New York: Springer 1968
5. Stelzner, F.: Über den Dehnverschluß der terminalen Speiseröhre und seine Störungen. Dtsch. med. Wschr. *96*, 1455–1461 (1971)

Bei der Diskussion über die Achalasie ging es in den letzten Jahren im wesentlichen um zwei Probleme: Einmal um die Ursachen für die neuralen Veränderungen im Kardiabereich und zum anderen um den ewigen Konflikt zwischen den Befürwortern einer pneumatischen Dilatation und denen einer Kardiomyotomie. Die Hellersche Operation [3] ist mit einer Rezidivquote von 10–25% behaftet. Die Häufigkeit einer Refluxoesophagitis, aufgrund eines gastro-oesophagealen Refluxes, liegt zwischen 17% [1] und 40% [2]. Nach unseren jüngsten Untersuchungen ist diese Zahl jedoch zu niedrig. Mit Hilfe der Refluxszintimetrie konnten wir unter 24 Patienten in 18 Fällen einen massiven pathologischen Reflux nachweisen. Ohne dieses Ausmaß zu kennen, hatte Holle [4] bereits 1968 empfohlen, die Hellersche Kardiomyotomie mit einer SPV und einer Pyloroplastik zu kombinieren und, besonders in Fällen eines Stadium II, zur Streckung des erheblich dilatierten und geschlängelten terminalen Oesophagus eine Gastropexie hinzuzufügen (Abb. 5).

Dieses kombinierte Verfahren ist aus folgenden Gründen erklärlich: Bei der Durchführung der SPV wird der distale Oesophagus schrittweise freipräpariert, sodaß bei der Kardiomyotomie anschließend eine versehentliche Durchtrennung der Vagus-Stämme ausgeschlossen ist. Durch die SPV kommt es zu einer Senkung der basalen Säuresekretion um über 90%, sodaß postoperativ bei Auftreten eines gastro-oesophagealen Re-

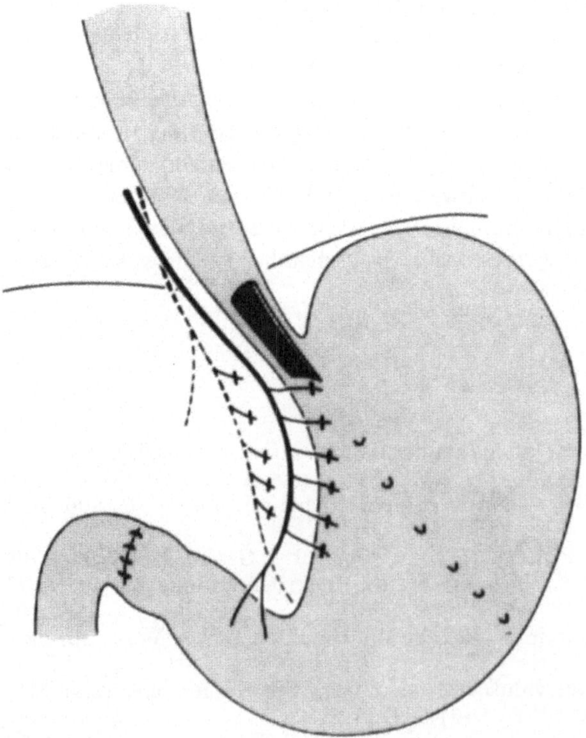

Abb. 5. SPV, Kardiomyotomie, submucöse Pyloroplastik und Gastropexie zur Behandlung der Achalasie

fluxes die minimale basale Säuresekretion nicht zu einer ausgeprägten Reflux-Oesophagitis führen kann. Die Pyloroplastik ist indiziert, damit bei einer Imkompetenz des UOS die Magenentleerung verbessert ist und somit die Gefahr eines gastro-oesophagealen Refluxes verringert wird. In bestimmten Fällen (besonders bei Stadium III) ist zusätzlich eine Gastropexie indiziert (s.o.), um den Dehnverschluß-Mechanismus des terminalen Oesophagus wieder herzustellen.
Während der letzten zehn Jahre sind an unserer Klinik insgesamt 26 Patienten nach diesem Verfahren operiert worden. In drei Fällen mußte die Methode abgewandelt werden: Bei einem Patienten war zuvor in einem anderen Krankenhaus, neben einer Kardiomyotomie, eine Fundoplicatio durchgeführt worden, sodaß in diesem Falle eine selektive Vagotomie indiziert war. Bei einem anderen Patienten war auswärts eine Billroth-II-Resektion vorausgegangen. Wegen ausgedehnter Narbenbildung war bei einem anderen Patienten eine Fundektomie nicht zu vermeiden.

Ergebnisse

Zweiundzwanzig Patienten sind subjektiv beschwerdefrei. Lediglich drei Patienten klagten noch über leichte dysphagische Beschwerden. Nur in einem Fall handelt es sich um ein echtes Rezidiv. Der Patient ist nur in der Lage, breiige Kost zu sich zu nehmen. Seit 3 Jahren sind wir in der Lage, mit Hilfe des Radio-Oesophagogramms [5], neben der Routine-Röntgen-Untersuchung, genauere Auskunft über die Entleerung aus dem unteren Oesophagus zu erhalten. Mit Hilfe einer Gammakamera wird der Radioaktivitätsverlauf über der Oesophagus-Region registriert. Aus den „Regions of interest“ werden Zeitaktivitätskurven in 3 oder mehr Etagen des Oesophagus ermittelt und zusätzlich Szintiphotos angefertigt. Die Kurvenparameter, sowie ihre charakteristische Abhängigkeit voneinander erlauben eine exakte und reproduzierbare Funktionsdarstellung des Oesophagus.

Ergebnis: 12 Patienten wiesen postoperativ noch eine erhebliche Passagebehinderung auf. Bei 14 Patienten konnte postoperativ ein Normalbefund erhoben werden. Verlaufsbeobachtungen sind wegen der geringen Strahlenbelastung und der fehlenden Belästigung des Patienten häufiger möglich.

Resümee: Wir können die Ursache der Achalasie nicht beseitigen, da wir sie nicht kennen. Wir können lediglich eine symptomatische Behandlung durchführen: Wiederherstellung einer normalen Passage, Beseitigung der Dysphagie und Regurgitation, Einhalt dem Gewichtsverlust.

Literatur

1. Barker, J.R., Franklin, R.H.: Heller's operation for achalasia of the cardia. A study of the early and late results. Brit. J. Surg. *58*, 466–468 (1971)
2. Braun, L., Sanatger, R.: Therapie und Prognose des Kardiospasmus. Zbl. Chir. *99*, 884–891 (1974)

3. Heller, E.: Extramuköse Cardioplastik beim chronischen Cardiospasmus mit Dilatation des Oesophagus. Mitt. Grenzgeb. Med. Chir. *27*, 141–149 (1914)
4. Holle, F.: Spezielle Magenchirurgie. S. 535. Berlin, Heidelberg, New York: Springer 1968
5. Kazem, J.: A new scintigraphic technique for the study of the esophagus. Amer. J. Roentgen, Radium Therapy and Nucl. Med. *4*, 681–688 (1972)

Duodeno-Pankreatektomie ohne Magenresektion

I. Klempa

Praeoperative Untersuchungen bei Patienten mit chronisch-recurrierender Pankreatitis haben neben den bisher bekannten Symptomen, wie akute pankreatitische Schübe, Pseudocysten, exkretorische Pankreasinsuffizienz, Schmerzen, Gewichtsverlust und allgemeines Krankheitsgefühl die übermäßige Säureproduktion des Magens herausgestellt [1, 4, 7]. Die Tatsache der erhöhten basalen und stimulierten Magensäuresekretion veranlasste – wegen der möglichen pathogenetischen Zusammenhänge zwischen der chronischen Pankreatitis und Ulcusleiden – ein neues Konzept in der operativen Behandlung der Pankreatitis zu suchen.

Bei der chirurgischen Therapie der chronischen Pankreatitis und ihrer Komplikationen wurde bei der Duodenopankreatektomie die 2/3-Magenresektion angestrebt [2, 3, 8, 9, 10]. Diese üblicherweise geforderte Magenresektion nach Entfernung des Pankreaskopfes und Duodenums sollte die Verminderung der Säuresekretion bewirken; ganz anders beim Kopfcarcinom, wo die Radikalitätsfrage durch Größe der Magenresektion im Vordergrund steht [2, 9, 10].

Im Folgenden beschreiben wir eine neue von uns entwickelte Operationstechnik, die sowohl das Intaktbleiben des Magens als auch die Säurereduktion berücksichtigt. Das Ziel dieser Operation ist, das Operationstrauma durch den Verzicht auf eine Magenresektion zu reduzieren und das Überwiegen der Säuresekretion durch die Vagotomie zu eliminieren [7].

Operationsindikation

Die Indikation zur Duodenopankreatektomie wurde in Übereinstimmung mit der klinischen Symptomatik gestellt, wenn Veränderungen vorwiegend im Kopf des Organs lagen (Pseudocysten, Strikturen und Stenosen des Ductus Wirsungianus, Speichelsteine mit und ohne Kompression des Gallenganges).

Die praeoperative Diagnostik bestand aus Sonographie, ERCP, Röntgenkontrastuntersuchung des Magens und Duodenums sowie Angiographie der Oberbauchorgane. Sekretionsuntersuchungen des Magens und exokrinen Pankreas waren stets obligat. Die Entscheidung zur Resektion des Pankreaskopfes wurde bei der Laparotomie gestellt.

Operationstechnik

Im Gegensatz zum Pankreascarcinom ist die entzündlich veränderte Bauchspeicheldrüse immer operabel. Der Resektionsphase soll deshalb die Nervendissektion am Magen vorausgehen, deren Technik andernorts ausführlich beschrieben ist [5, 6]. Nach Isolierung des rechten Pankreas von den Mesentrialgefäßen, Mobilisierung und Skeletierung des Duodenums, Absetzen des Gallenganges erfolgt die En-bloc-Resektion des Duodenums mit Pankreaskopf (Abb. 1).

Rekonstruktion der Oberbauchorgane

Durch eine Mesocolonlücke wird die erste Jejunumschlinge in den Oberbauch geführt. Ein 40 cm langes Stück vom Anfang des Jejunums wird mit seinen Gefäßen isoliert, aus der Darmkontinuität herausgeschnitten, isoperistaltisch zum Restpankreas geführt und mit ihm anastomosiert (Abb. 2). Der Gallengang wird 10–15 cm distal von der Pankreatico-Jejunostomie einreihig, allschichtig in die ausgeschalteten Darmschlingen eingepflanzt. Die transponierte Jejunumschlinge, sozusagen der verlängerte Arm des Gallen- und Pankreasganges, wird nun end-zu-seit in die an den Magen im Duodenalbett hochgeführten Jejunumschlinge eingepflanzt.
Mit einer termino-terminalen Gastro-Jejunostomie endet die Operation. Abbildung 3 zeigt schematisch die empfohlene Rekonstruktion der Oberbauchorgane nach Duodenopankreatektomie mit selektiver proximaler Vagotomie.

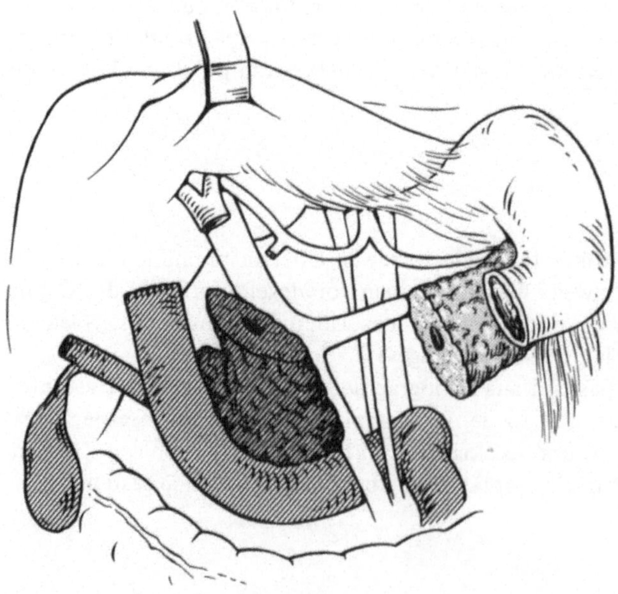

Abb. 1. En-bloc-Resektion des Duodenums und des Pankreaskopfes (aus [7])

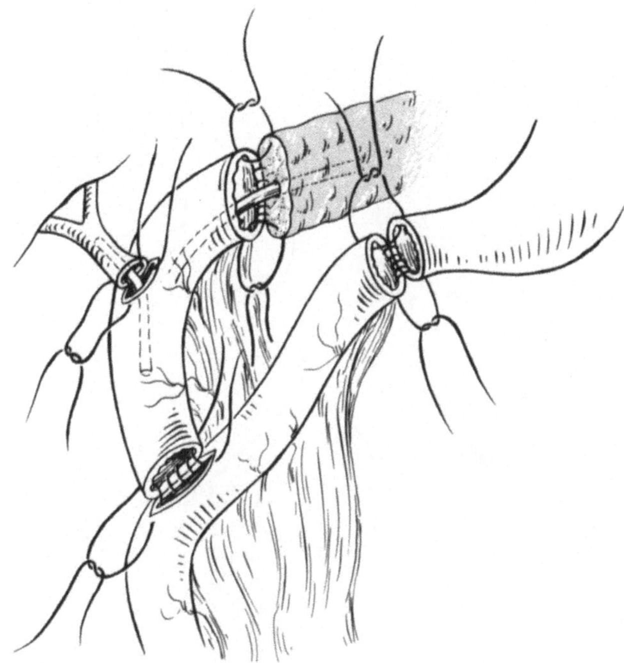

Abb. 2. Pankreatico-jejunale Anastomose mit der isolierten Jejunumschlinge

Ergebnisse

Von den 16 operierten Patienten, die ich im Zeitraum vom 1.3.1976 bis 1.2.1979 operiert habe, starb ein Patient an einer akuten postoperativen Pankreatitis. Die längste Verlaufkontrolle der restlichen Patienten erstreckt sich auf drei Jahre. Beeindruckend ist, wie bereits von anderen Resektionsverfahren am Pankreaskopf bekannt ist, die Beschwerdearmut der Patienten. Sie waren mit einer Ausnahme schmerzfrei, die Gewichtszunahme war bei ihnen stets vorhanden. Radiologische und endoskopische Kontrolluntersuchungen haben eine gute Funktion des vagotomierten Magens ergeben. Die Säuresekretion nach dem Eingriff war subnormal. Die praeoperative Hyperacidität wurde durch die selektive proximale Vagotomie behoben.
Passagere Erhöhungen der alkalischen Phosphatase bis zum 3. postoperativen Monat fanden sich in 10% der Fälle. Die endokrine Funktion des Restpankreas war, bis auf die Fälle, die schon praeoperativ einen Diabetes mellitus hatten, durch die Rechtsresektion nicht gestört.

Diskussion

Über die Vorzüge der selektiven proximalen Vagotomie ist im Rahmen dieser Tagung sehr viel berichtet worden. Mein Vorschlag, diese Maßnahme anstelle der distalen

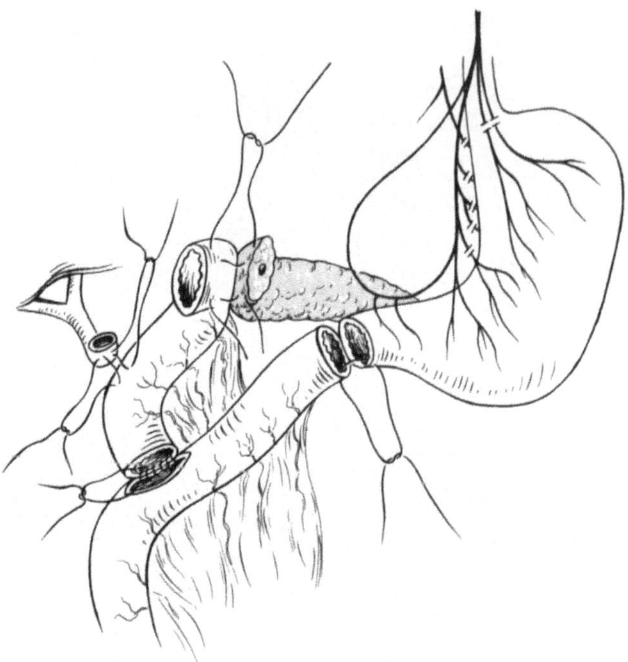

Abb. 3. Selektive proximale Vagotomie und Rekonstruktion der Oberbauchorgane nach der Duodenopankreatektomie ohne Magenresektion (aus [7])

Magenresektion nach der Duodenopankreatektomie anzuwenden, soll die Indikation zu dieser Nervendissektion erweitern. Die Konzeption dazu ist eindeutig die Fortführung der von Fritz Holle empfohlenen form- und funktionsgerechten Operationen der Oberbauchorgane wegen des Ulcusleidens; hier jedoch indiziert für ein anderes, häufiges gutartiges Leiden der Bauchspeicheldrüse.

Die vermehrte basale und stimulierte Sekretion des chronisch Pankreaskranken gab die Anregung, die Hyperacidität des Magens einmal mehr auf die „physiologische Weise" zu eliminieren. Die bisher geforderte Magenresektion nach der Duodenopankreatektomie soll sich auch säuresenkend auswirken. Dadurch wird die Reservoirfunktion des Magens beeinträchtigt und der Eingriff beträchtlich ausgedehnt. Neben der Erhaltung der Reservoirfunktion des Magens bietet die hier vorgestellte Operation weitere Vorteile: die komplette Ausschaltung der Sekretionswege (Galle, Pankreas) aus der Nahrungsstrombahn und das Verhüten von Refluxvorgängen von Galle und Pankreassekret in den Magen. Zusammenfassend läßt sich feststellen, daß unsere guten Ergebnisse mit der neuartigen Operation nach der Duodenopankreatektomie uns ermutigen, diese Maßnahmen anstelle der sog. Whippleschen Operation bei gutartigen Pankreasprozessen durchzuführen.

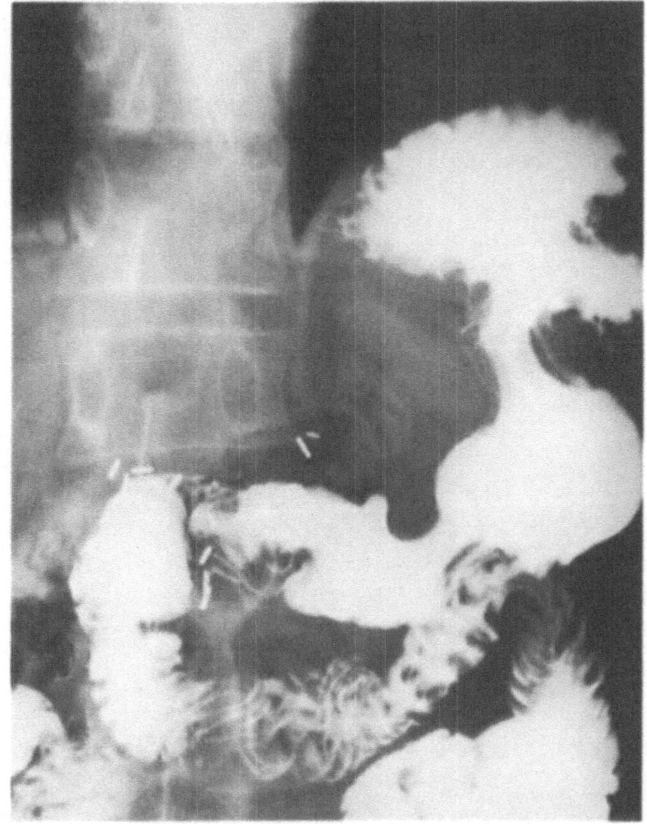

Abb. 4. Radiologische Funktionskontrolle des Magens und Jejunums nach Duodenopankreatektomie (aus [7])

Literatur

1. Becker, V.: Bauchspeicheldrüse. In: Spezielle pathologische Anatomie, Bd. 6, Doerr, W., Seifert, G. , Uehlinger, E. (Hrsg.). Berlin, Heidelberg, New York: Springer 1973
2. Child, C.G. III, Frey, C.F.: Pancreaticoduodenectomy. Surg. Clin. N. Amer. *46,* 1201 (1969)
3. Frey, C.F., Child, C.G. III, Fry, W.: Pancreatectomy for chronic pancreatitis. Ann. Surg. *184,* 403 (1976)
4. Hess, W.: Die chronische Pankreatitis. Bern, Stuttgart: Huber 1969
5. Holle, F.: Spezielle Magenchirurgie. Berlin, Heidelberg, New York: Springer 1968
6. Klempa, I., Becker, H.D.: Vagus-Gastrin-Magensekretion. In: Gastroenterologie und Stoffwechsel, Bd. 11. Bartelheimer, H., Kühn, H.A., Stelzner, F., Becker, V. (Hrsg.). Stuttgart: Thieme 1977
7. Klempa, I.: Jejunumtransposition und selektive proximale Vagotomie nach Duodenopankreatektomie. Chirurg *49,* 556 (1978)
8. Kümmerle, F.: Chirurgie der chronischen Pankreatitis. Langenbecks Arch. Chir. *334,* 343 (1973)

9. Longmire, W.P.: The technique of pancreaticoduodenal resection. Surgery *59,* 334 (1966)
10. Whipple, A.O., Parsons, W.B., Mullins, C.R.: Treatment of carcinoma of the ampulla of Vater. Ann. Surg. *102,* 763 (1935)
11. Warren, K.W.: Surgical management of chronic relapsing pancratitis. Am. J. Surg. *117,* 24 (1969)

Prophylaktische Vagotomie vor Nierentransplantation

M.M. Linder, W. Kösters und R. Rethel

Nach Nierentransplantation können 3,5 bis 22,5% gastroduodenale Komplikationen wie Blutung oder Perforation auftreten. Sie verlaufen bis zu 75% tödlich [1, 2, 3, 4, 5, 8, 9, 10, 12], (Tabelle 1). Bei etwa 200 Nierentransplantationen in der Bundesrepublik jährlich wird die Bedeutung dieser Komplikation erkennbar. Die medikamentöse Prophylaxe mit Diät und Antacida wurde durch den Histamin-2-Receptoren-Blocker Cimetidin bereichert. Moore und Hume schlugen bereits 1969 bei besonders gefährdeten Nierentransplantationskandidaten eine prophylaktische Magenoperation vor [8]. Nach Dreikorn empfahlen 1976 10 von 21 Transplantationszentren der Bundesrepublik die operative Prophylaxe [4]. Die Wahl des Operationsverfahrens und die Auswahl der zu schützenden Patienten ist bis heute nicht standardisiert. Im Folgenden soll die Erfahrung einer differenzierenden, teils medikamentösen, teils operativen Prophylaxe der gastroduodenalen Komplikationen am Klinikum Mannheim dargelegt werden.

Material und Methode

Seit 1974 wurden 125 Kranke mit terminaler Niereninsuffizienz auf eine Nierentransplantation vorbereitet. Aus der Magenanamnese und den alle 1 bis 2 Jahre wiederholten Gastroduodenoskopien und Magensaftanalysen wurde jeder Nierentransplantationskandidat empirisch einer von 4 gastroduodenalen Risikogruppen zugeteilt: bei fehlender Anamnese und keinen endoskopischen Zeichen eines Ulcus pepticum fielen 9 Kranke mit A- oder Hypochlorhydrie in die Gruppe 1, 53 Patienten mit Normochlorhydrie wurden der Gruppe 2 zugeteilt. In beiden Gruppen wurden lediglich Diät und Antacida prophylaktisch verabreicht. Bei 35 Kranken bestanden eine Ulcusanamnese ohne nachweisbare Geschwürszeichen und eine erhöhte Säuresekretion. Hier wurde in Gruppe 3 die prophylaktische, selektiv proximale Vagotomie angestrebt. 28 Patienten boten entweder eine ausgeprägte Hyperchlorhydrie, die MAO lag über 40 mVal/h, oder ein florides Ulcus pepticum und fielen in Risikogruppe 4. Die selektiv gastrale Vagotomie wurde hier mit einer Halbmagenresektion nach Billroth I kombiniert (Tabelle 2).

Ergebnisse

Prophylaktische Magenoperationen wurden bei 30 Nierentransplantationskandidaten ohne Letalität durchgeführt: das durchschnittliche Alter betrug 34 Jahre, das Hämo-

Tabelle 1. Gastroduodenale Komplikationen nach Nierentransplantationen (Literaturübersicht)

Autor/Jahr	chirurgische Prophylaxe	Zahl der nieren-transpl. Patienten	Zahl der gastro-duodenalen Kom-plikationen insgesamt		davon tödlich		Mortalität der gastroduodenalen Komplikationen
Moore u. Hume (1969)	–	113	12	10,6%	8	7,1%	67%
Hadjiyannakis et al. (1971)	–	139	16	11,5%	10	7,2%	62,5%
Vetter et al. (1971)	–	80	18	22,5%	10	12,5%	55,5%
Barnes et al. (1975)		14479				4,3%	
Berg et al. (1975)	–	248	19	8%	11	4,4%	58%
Blohme (1975)	+	468	48	10%	17	4%	35%
Rasmussen et al. (1975)	+	229	8	3,5%	6	2,6%	75%
Sodal et al. (1975)	+	125	9	7,2%	9	7,2%	55%
Dreikorn et al. (1976)	+	1004				6–60%	

Tabelle 2. Gastroduodenales Risiko und Prophylaxe bei Nierentransplantations-Kandidaten – Klinikum Mannheim

Gruppe	Ulcus Ana	Sekretion	Ulcus Zeichen	Prophylaxe
1	–	A-, Hypo.	–	Medikamente
2	–	Normo.	–	Medikamente
3	+	Hyper.	–	SPV
4		MAO ≥ 40 mVal/h	+	SGV + B I

globin im Blut vor der Operation im Durchschnitt 7,7 g%. Der operative Blutverlust war nur bei einem Patienten höher als 500 ml. Die Patienten wurden 2 Tage nach der Operation bereits wieder hämodialysiert. Bei 13 Kranken wurde die SPV nach Holle aber ohne Pyloroplastik durchgeführt. Es stellten sich keine Komplikationen ein. Die BAO fiel ein Jahr postoperativ im Mittel um 78% von praeoperativ 3,8 auf 0,8 mVal/h und die MAO um 49% von 35,5 auf 18 mVal/h. Ein Patient entwickelte 2 Jahre nach SPV eine erneute Hyperchlorhydrie und wurde zusätzlich nach B I reseziert. Zwei Kranke verstarben im weiteren Verlauf: einer an neprhogenen Komplikationen, einer durch Suicid. Alle 11 Überlebenden mit SPV sind heute beschwerdefrei.

Siebzehn Kranke erhielten primär eine selektiv gastrale Vagotomie in SPV-Technik kombiniert mit einer Halbmagenresektion und Gastroduodenostomie nach Billroth I. Bei der Operation wurde durch nahes Skeletieren an der großen Kurve des Magens die A. gastroepiploica dextra erhalten. Postoperativ ergaben sich Komplikationen bei 3 Patienten: ein Wundabsceß führte bei einem 24jährigen Mann zu einem Narbenbruch, der nach einem Jahr operiert wurde. Ein 35jähriger Mann blutete am 16. postoperativen Tag aus der nicht zur Gastroduodenostomie verwandten Resektionslinie. Die Blutung stand unter konservativen Maßnahmen nach Gabe von 2 Blutkonserven. Bei einem 25jährigen Mann sistierte die Sekretion aus der Drainage am 11. postoperativen Tag bei partieller Anastomoseninsuffizienz ohne zusätzliche operative Maßnahmen. Nach einem Jahr war die BAO im Mittel um 90% von 12 auf 1,2 mVal/h abgesunken und die MAO um 87% von 49 auf 6,2 mVal/h. Ein 23jähriger Mann verstarb 1,5 Jahre später an rezidivierter akuter Pankreatitis. Die anderen 16 Patienten mit SGV und B I sind frei von Magenbeschwerden.

Dreiundsechzig der 125 Kandidaten konnten bis Mai 1969 an der Chirurgischen Universitätsklinik Freiburg bei Herrn Priv-Doz. Dr. J. Halbfass nierentransplantiert werden. Alle 3 gastroduodenalen Komplikationen traten bei den 43 nicht magenoperierten Patienten auf. Ein Kranker verstarb 3 Wochen nach Transplantation bei funktionstüchtiger Niere an einem blutenden Ulcus duodeni, bei 2 Patienten kam es zu konservativ beherrschbaren Erosionsblutungen im Magen. Die Blutungen trafen einen Kranken der Risikogruppe 2 und 2 Kranke der Gruppe 3. Alle 3 Patienten hatten während der Transplantationsvorbereitung zwar keine Ulcera, aber doch Erosionen im Antrum und Bulbus duodeni gezeigt. Bei den 20 magenvoroperierten Transplantierten ergaben sich keine gastroduodenalen Komplikationen (Tabelle 3).

Tabelle 3. Prophylaktischer Effekt der Magenoperationen (Stand Mai 1979)

63/125 Patienten wurden transplantiert
20 magenoperierte Patienten
keine gastroduodenalen Komplikationen

43 nicht magenoperierte Patienten
1 tödliche U d-Blutung 3 Wo. postop.
2 konservativ beherrschbare Blutungen

Diskussion

Die Stress-Ulcus-Genese bei Urämie ist sicher ein multifaktorielles Geschehen, einige Faktoren sind in Tabelle 4 angeführt. Korman konnte 1972 eine Hypergastrinämie als Ursache der Hyperchlorhydrie bei vielen Urämikern nachweisen [6]. Bei der Gültigkeit des Schwarzschen Satzes: „Ohne Säure kein Ulcus", scheint auch bei Urämie die Säurereduktion für die Stress-Ulcus-Prophylaxe bedeutsam zu sein.
Die medikamentöse Prophylaxe mit Diät und Antacida wird bei allen Nierentransplantationskandidaten durchgeführt. Die langfristige Wirksamkeit von Cimetidin auch nach Transplantation ist noch nicht bewiesen, obwohl der klinische Eindruck ermutigend ist. Einige kritische Aspekte seien aber angefügt: das Medikament muß wegen der Cortisongabe lebenslang angewandt werden, Cimeditinvorgänger hatten Knochenmarkstoxität, auch für Cimetidin sind bereits Fälle mit Agranulocytose beschrieben. Cimetidin besitzt eine negative Wirkung auf die zelluläre Immunität [7].
Die operative Prophylaxe wurde seit 1969 propagiert: zunächst wurde die Magenresektion empfohlen, später erweitert durch Vagotomie. In Zürich wurde seit 1971 bei Nierentransplantationskandidaten mit einer Anamnese, den Symptomen oder Zeichen eines Ulcus pepticum, mit Hyperchlorhydrie oder Ulcustemperament die beim Ulcus duodeni so bewährte SPV angewandt. 1975 mußte Uhlschmid dann über zwei konsekutive, tödlich verlaufende Magenwandnekrosen berichten, die nach Johnston beim Ulcus duodeni-Patienten eine Frequenz von 1 auf 500 erreicht [11]. Seither wurde dort die SGV mit Pyloroplastik durchgeführt. Zwischen 1971 und 1975 waren von 226 Nierentransplantatierten 32 Gefährdete oder 14% durch Vagotomie voroperierte, hier ergaben sich 3,1% nicht letale gastroduodenale Komplikationen, bei den restlichen 194 Patienten traten in 15,9% solche Komplikationen auf, zu 29% tödlich [12].
In Mannheim stellen sich unter 63 Nierentransplantierten der Jahre 1974 bis 1979 bei 20 magenvoroperierten Gefährdeten, das sind ein Drittel, keine gastroduodenalen Komplikationen ein. Die SPV hat keine postoperativen Störungen, bietet eine mäßige Säurereduktion. An unserer Klinik haben wir bei 327 selektiv proximal Vagotomien nur eine konservativ beherrschbare Magenwandnekrose erlebt. Sie stellt unserer Meinung nach keine spezifische Komplikationen bei Urämie dar. In der höheren Risikogruppe 4 ist die SGV mit B I von nicht letalen Komplikationen gefolgt, sie reduziert die Säure aber um 90%.
Bei der eigenen Risikoeinteilung hätte die gastroduodenale Blutung bei den 2 Patienten der Gruppe 3 durch SPV wohl verhindert werden können. Bei der tödlichen Blutung der Gruppe 2 hat die Einteilung versagt. Bei allen 3 Komplikationen haben vorher Wanderosionen bestanden, die eventuell in die Indikation eingefügt werden müssen.

Tabelle 4. Ursache bzw. Pathogenese des Stress-Ulcus bei Urämie

Krankheitsbedingt	Therapiebedingt
sekundärer Hyperparathyreoidismus	Dialyse
arterielle Hypertension	Stress
Hypocoagulabilität	Sepsis
Hypergastrinämie	Cortison
Gastritis	Analgetica
Brechreiz	Antacida
duodenogastraler Reflux	Diät

Insgesamt erscheint der protektive Effekt der differenzierten, zweigestuften operativen Prophylaxe gut. Ihre Überlegenheit gegenüber einer einstufigen Operationsprophylaxe ist aber bei der kleinen Zahl nicht bewiesen.

Literatur

1. Barnes, B.A., Bergan, J.J., Braun, W.E., Fraumeni, J.F., Kountz, S.L., Mickey, M.R., Rubin, A., Simmons, R.K., Stevens, L.E., Wilson, R.: The 12th report of the human renal transplant registry. J.A.M.A. *233*, 787–796 (1975)
2. Berg, B., Groth, G., Magnusson, G., Lundgren, G., Ringden, O.: Gastrointestinal complications in 248 kidney transplant recipients. Scand. J. Urol. Nephrol. Suppl. *29*, 19–20 (1975)
3. Blohme, J.J.: Gastroduodenal bleeding after renal transplantation. Scand. J. Urol. Nephrol. Suppl. *29*, 21–23 (1975)
4. Dreikorn, K.: Nierentransplantation. Klinikarzt *5*, 839–844 (1976)
Dreikorn, K., Ritze, E., Röhl, L., Lenard, V., Gurland, H.J.: Der derzeitige Stand der Nierentransplantation in der Bundesrepublik Deutschland. Dtsch. Med. Wschr. *101*, 1498–1504 (1976)
5. Hadjiyannakis, E.J., Evans, D.B., Smellie, W.A.B., Calne, R.Y.: Gastrointestinal complications after renal transplantation. Lancet *1971*, 781–785
6. Korman, M.G., Laver, M.C., Hansky, J.: Hypergastrinemia in chronic renal failure. Brit. Med. J. *1972*, 209–210
7. McGregor, C.G.C., Ogg, L.J., Smith, A.J., Cochran, A.J., Gray, G.R., Gillespie, G.: Immunological and other laboratory studies of patients receiving short-term cimetidine therapy. Lancet *1977*, 122–123
8. Moore, T.C., Hume, D.M.: The period and nature of hazard in clinical renal transplantation. Ann. Surg. *170*, 1–29 (1969)
9. Rasmussen, K., Christiansen, J., Van Nielsen, O., McNair, A., Sorensen, M.B.: Gastroduodenal ulcer in kidney transplanted patients receiving immunosuppressive treatment. Acta chir. Scand. *141*, 61–64 (1975)
10. Sodal, G., Jakobsen, A., Flatmark, A.: Effect of prophylactic gastric resection on upper gastrointestinal complications in uremic and transplanted patients. Scand. J. Urol. Nephrol. Suppl. *29*, 29–31 (1975)
11. Uhlschmid, G., Säuberli, H., Largiader, F.: Magenwandnekrose als Komplikation der proximalen selektiven Vagotomie bei urämischen Patienten. Helv. Chir. Acta *42*, 547–550 (1975)

12. Uhlschmid, G., Largiader, F.: Surgical prophylaxis of gastroduodenal complications associated with renal allotransplantation. World J. Surg. *1*, 397–405 (1977)
13. Vetter, D., Zaruba, K., Scheitlin, W.: Gastrointestinale Komplikationen und Magensaftsekretion vor und nach Nierentransplantation. Schweiz. Med. Wschr. *101*, 1893–1898 (1971)

Anaesthesie in der Magenchirurgie

A. Doenicke

Bevor ich als Anaesthesist auf das spezielle Thema eingehe, gestatten Sie mir eine persönliche Bemerkung.

Für den angehenden jungen Chirurgen war und ist es immer wieder ein Erlebnis, wenn er plötzlich den ersten Magen operieren darf. So geschah es vor 22 1/2 Jahren, im Januar 1957, als der damalige Oberarzt der Würzburger Chirurgischen Universitätsklinik, unser heutiger Jubilar, einen Ulcusmagen, den er selbst operieren wollte, mir überließ mit dem Auftrag, eine Magenresektion nach Billroth II durchzuführen.

Nicht nur der erste zu operierende Magen ist für mich unvergeßlich geblieben, sondern viel mehr die Tatsache, daß dieser Patient, 18jährig, eine Magenresektion erhielt. Daß heutzutage bei keinem 18jährigen Patienten eine Resektion bei bestehendem Ulcus durchgeführt werden muß, haben wir dem kompromißlosen Weg Holles zu verdanken. Die konsequente Haltung des Chirurgen Holle hat darüber hinaus auch einen Einfluß auf die Entwicklung der Anaesthesieabteilung in seinem Hause ausgeübt, sodaß zielstrebig gewisse wissenschaftliche Fragen beantwortet wurden; ich denke nur an das Problem Cholinesterase in Chirurgie und Anaesthesie, das wir, ,,Holle-Doenicke", jahrelang gemeinsam bearbeitet haben.

Um nach einer spV einen komplikationslosen Heilverlauf zu erzielen, sind gewisse Bedingungen seitens der Anaesthesisten einzuhalten.

1. Befunderhebung in einer Anaesthesieambulanz mit Therapievorschlägen – Kontrolle vor dem Operations-Termin.
2. Optimale Operationsbedingungen ohne Organbelastung seitens der Anaesthetika
3. sofortige Ansprechbarkeit des Patienten am Operationsende mit normaler Atemfunktion, – Aufwachstation.

Mit der *praeoperativen Befunderhebung* sind

a) Elektrolytentgleisungen
b) verminderter Eiweißgehalt (Leberfunktion) und
c) Herzkrankheiten zu diagnostizieren, mit entsprechender Therapie auszugleichen bzw. medikamentös zu behandeln.
d) Liegen Lungenerkrankungen wie Emphysembronchitis oder andere Einschränkungen der Lungenfunktion vor, sind unbedingt Atemgymnastik mit assistierender Bird-Behandlung und Röntgenkontrollen noch vor dem Operationstermin durchzuführen.

Das Verschieben eines Operationstermines ist bei der Operationsindikation zu einer spV keine Seltenheit. Optimale praeoperative Bedingungen sind entscheidende Faktoren für einen komplikationslosen postoperativen Operationsverlauf und praktisch die Ursache für die Null-Mortalität in der elektiven Ulcuschirurgie unseres Hauses.

Zahlreiche *Anaesthesiemethoden* stehen uns zur Verfügung, um optimale Operationsbedingungen zu schaffen. Es gilt abzuwägen, welche Methode im Hinblick auf den Gesamtorganismus die schonendste, gleichzeitig für den Patienten die angenehmste ist und sogenannte Reboundeffekte ausschließt.
Es würde den Rahmen dieses Vortrages sprengen, wenn wir jedes Anaesthesieverfahren ausführlich diskutieren würden, daher nur die Aufzählung der gängigsten Methoden.

Einleitung	*Aufrechterhaltung*
1. *Barbiturat*	Halothan oder Enfluran, N_2O/O_2 Relaxierung
2. *Neuroleptanaesthesie* Fentanyl (0,5 mg) DHB	 Fentanyl N_2O/O_2 Relaxierung
3. *Benzodiazepine* Etomidate/ Fentanyl 0,2 mg	 Fentanyl N_2O/O_2 Relaxierung
4. *ESA* (Elektro-Stimulations-Anaesthesie) Benzodiazepine Etomidate	 N_2O/O_2 Relaxierung

Die Anaesthesieverfahren 1 und 2 sind die allgemein bekanntesten, haben aber gewisse Nebenwirkungen wie z.B. verzögerte Metabolisierung oder kardiodepressive Wirkung, die uns nachteilig erscheinen. Wie weit immunologische Aspekte bei der Beurteilung eines Anaesthesieverfahrens eine Rolle spielen, wird von uns zur Zeit untersucht.
Seit 7 Jahren bevorzugen wir für die Oberbauchchirurgie eine Einleitung mit dem barbituratfreien Hypnoticum Etomidate, das in der Poliklinik im März 1972 erstmals klinisch verwandt wurde (Anaesthesieverfahren 3 und 4). Eine allergische Komplikation, wie früher häufig beobachtet, oder Herz-Kreislaufversagen in der Einleitungsphase haben wir in den letzten Jahren nicht erlebt. Das ohne Zweifel nicht negativ inotrop wirkende i.v. Hypnoticum Etomidate stellt in Kombination mit einem guten Anxiolyticum, dem Benzodiazepin Lormetazepam zur Prämedikation eine der kreislaufschonendsten Einleitungen dar, die Analgesie wird mit Fentanyl und Lachgas, die notwendige Relaxierungstiefe mit Pancuronium erzielt. Wir können mit dieser kreislaufschonenden Anaesthesie dem Chirurgen die extreme Lagerung, d.h. Überstreckung des Thorax zur besseren Öffnung der unteren Thoraxapertur erlauben, denn unter dem Anaesthesieverfahren 1 (Barbiturat/Halothan) und 2 (Neuroleptanalgesie) war häufig ein deutlicher Blutdruckabfall um ca. 40–60 mmHg sofort nach der extremen Lagerung eingetreten. Der den Chirurgen bei seiner Nervenpräparation mitunter störende Singultus ist immer auf eine oberflächliche Analgesie und nicht ausreichende Relaxierung zurückzuführen. Gerade bei einer selektiven proximalen Vagotomie ist eine maximale Erschlaffung des Operationsfeldes eine Voraussetzung für den positiven Erfolg. Das Aufzählen weiterer Vorteile der von uns praktizierten Methoden gegenüber den Anaes-

thesieverfahren 1 und 2 gehört nicht in den Rahmen der heutigen Thematik und sollte speziellen Anaesthesiekongressen vorbehalten bleiben.

Nur noch einige Worte zur Elektrostimulationsanaesthesie (ESA). Wir halten sie nach wie vor bei Risikopatienten in der Magenchirurgie, z.B. bei nicht zu stillender Ulcusblutung, für indiziert, da kreislaufdeprimierende Anaesthetika nicht erforderlich sind.

Vor der Ära der H_2-Receptor-Antagonisten hatten wir mit der ESA bei unstillbaren Magenblutungen ausgezeichnete Erfolge. Bei teilweise stark erniedrigtem Hb und sogar bei nicht mehr ansprechbaren Patienten wurden sie mit diesem Verfahren eingeleitet. Die Patienten waren nach dem Eingriff ansprechbar und der postoperative Verlauf war komplikationslos. Die Stimulierung einiger Körperpunkte mit geringer Stromstärke über Nadeln hat ohne Zweifel nicht nur einen kreislaufstabilisierenden Effekt, sondern wie auch inzwischen bekannt, die Freisetzung körpereigener morphin-ähnlicher Substanzen, den Endorphinen zur Folge. Der Nachweis dieser schmerzstillenden Substanzen ist inzwischen im Organismus gelungen und darüber hinaus sind sie für klinisch-wissenschaftliche Untersuchungen schon synthetisiert worden. Diese Erkenntnis hat mittlerweile ihren Niederschlag in der Tagespresse weltweit gefunden.

Den Kritikern, die der ESA eine suggestive oder hypnotische Komponente zuschreiben, wurde mit naturwissenschaftlicher Nachweismethode der Wind aus den Segeln genommen, und eine Erklärung geliefert, die auch zum allgemeinen Verständnis der Anaesthesiewirkung nicht mehr wegzudenken ist. Da die ESA zeitaufwendig ist, und eine gewisse Versagerquote beinhaltet, führen wir sie nicht mehr routinemäßig durch, sondern beschränken uns auf ausgewählte Indikationen. Um die Versagerquote auszuschalten, müßte eine praeoperative Eignungstestung des Patienten, wie es in China üblich ist, vorgenommen werden.

Jeder abdominal-chirurgische Eingriff gehört zunächst für einige Stunden, besser für 1–2 Tage auf die *Aufwachstation,* denn verzögerter Metabolismus, Reboundeffekte seitens der Barbiturate oder der Morphinderivate können bei pH-Veränderungen zu lebensgefährlichen Interaktionen führen. Postoperative Analgesie, Überwachung der Atmung gerade bei liegender Magensonde, des Eiweiß und des Elektrolythaushaltes sind Aufgaben, die gemeinsam mit dem Chirurgen und Anaesthesisten gelöst werden.

Speziell bei Oberbaucheingriffen mit schmerzhafter Einschränkung der Atmung sind die Blutgaswerte über längere Zeit pathologisch, sodaß Blutgasanalysen in den ersten 24 Stunden häufig durchgeführt werden müssen.

Die postoperative Pneunomierate von 500 vagotomierten Patienten wurde in einer retrospektiven Untersuchung erfaßt. Sie hat ergeben, daß die Auswahl des Anaesthesieverfahrens keinen Einfluß auf den prozentualen Anteil der Pneunomie besitzt. Erstaunlich hoch ist diese mit 21% bei Ausländern und somit doppelt sich hoch wie bei Inländern. Allerdings wurde als Pneunomie die geringste Veränderung im Röntgenbild gewertet, oftmals waren klinische Zeichen einer Pneumonie nicht nachweisbar. Die Operationsdauer war bei den Patienten mit einer Pneunomie und gesichertem Röntgennachweis um gut 20 Minuten länger als bei der Patientengruppe ohne Pneumonie. Die in der ESA-Gruppe Operierten hatten die weitaus längsten Operationszeiten, die Pneumonierate war jedoch nicht wesentlich höher als bei den anderen beiden Gruppen.

Zusammenfassend erscheinen uns vier wesentliche Abschnitte aus anaesthesiologischer Sicht bei der elektiven Ulcuschirurgie von Bedeutung zu sein:

1. Sorgfältige Untersuchung mit Therapievorschlägen in der Anaesthesieambulanz
2. Schonende, aber auch tiefe Anaesthesie, sodaß der Chirurg ein ruhiges Operationsfeld vorfindet
3. Keinen postnarkotischen Reboundeffekt seitens der Anaesthetika
4. Sorgfältige postoperative Atemkontrolle auf der Aufwachstation.

Anatomische Grundlagen der selektiv proximalen Vagotomie

H. Loeweneck

Die Vaguspräparation beginnt am abdominellen Abschnitt der Speiseröhre. Nach Längsspaltung des hier vorhandenen Serosaüberzuges lassen sich die extramural verlaufenden Vagusstämme aus dem vegetativen Oesophagusgeflecht auffinden. Die größeren Vagusstämme auf der Ventralseite kann man sehen, die auf der Dorsalseite zunächst nur palpieren. Hier am abdominellen Verlaufsstück des Oesophagus sind nur mehr 30% der cervicalen Vagusnervenfasern vorhanden, die zu etwa 97% fast marklos sind. Unterfängt man die an der Oesophagusaußenwand verlaufenden vegetativen Nervenstämme mit einem stumpfen Häkchen, so werden sie angespannt. Dadurch wird auch beim adipösen Patienten die weitere Auffächerung der Vagusstämme im Oberbauch sichtbar oder palpierbar. Im Oesophagus intramural verlaufende Vagusäste sind die Regel, sie entgehen dem Operateur zwangsläufig auch bei sorgfältigster Präparationstechnik (Abb. 1). Diese intramuralen Nerven lassen sich in ihrem Verlauf bis zum Magen darstellen.

Extramurale Nebenvagusstämme sind am Oesophagus abdominalis ventral in über 70%, dorsal in etwa 60% zu erwarten. Sie müssen unter allen Umständen aufgesucht und fast immer vorhandene Magenäste zum Fundus-Corpus-Bereich durchtrennt werden.

Am angespannten ventralen Vagus erkennt man den nach rechts in Kardiahöhe abzweigenden, in der Pars densa des kleinen Netzes liegenden Plexus hepaticus anterior. Über ihn erfolgt ein Teil der Leber- und Gallenwegsinnervation, aber auch die Pylorusinnervation. Die Pylorusnerven verlaufen somit durch das kleine Netz, das also nicht nur in seiner Pars densa sondern auch in seiner Pars flaccida nicht zerstört werden darf.

Am angespannten ventralen Vagus lassen sich entlang der kleinen Kurvatur die Magennerven zum Fundus, Corpus und Antrum leicht auffinden. Die antrale vagale Innervation, die typischerweise mit dem ventralen Ast der A. gastrica sinistra am Angulus ventriculi die Magenwand erreicht, kann als Endast eines gemeinsamen Hauptmagennerven oder als gesonderter Nerv vorkommen, auch beides zusammen kommt häufig vor. Pylorusnerven und vagale Antrumnerven anastomosieren entlang der kleinen Kurvatur. Das detailliertere Verteilungsmuster ist individuell verschieden.

Um eine äußerst genaue, fast skeletierende Präparation entlang der kleinen Magenkurvatur kommt man bei der selektiv proximalen Vagotomie nicht herum, will man die Fundus-Corpus-Nerven mit ihren Anastomosen um die kleine Kurvatur herum zu dorsalen Magennerven alle durchtrennen, aber nur die Antrumnerven erhalten. Dabei gilt als Orientierungsgrenze für die Präparation der Angulus ventriculi mit seinem typischen Gefäßbild (Crawsfoot). Ab hier sind ja im Antrum ventriculi nur mehr vernachlässigenswert wenige Belegzellen vorhanden (Abb. 2).

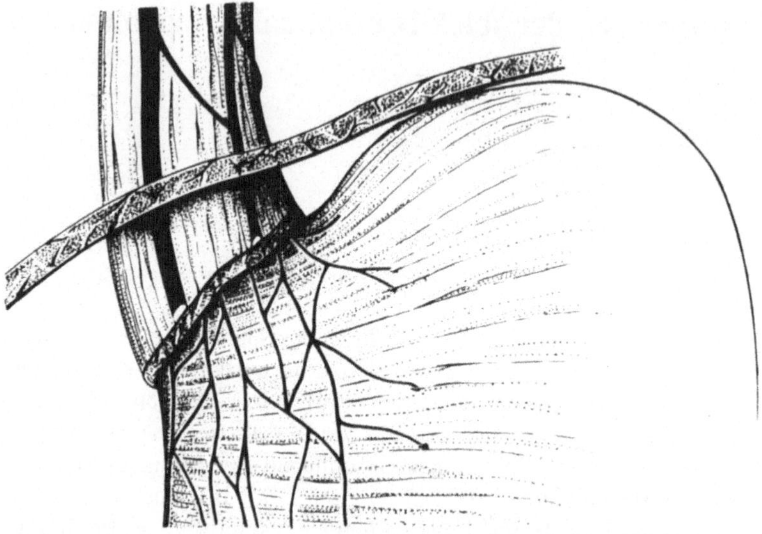

Abb. 1. Intramuraler Vagusverlauf am Oesophagus abdominalis und im Kardiabereich (aus [1])

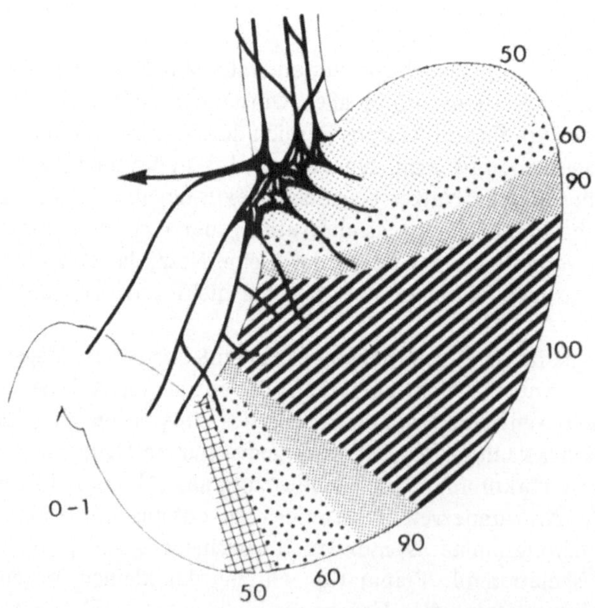

Abb. 2. Prozentuale Verteilung der Belegzelldichte mit Verlauf der ventralen vagalen Magennerven. Das Antrum ist fast frei von Belegzellen

Etwa Zweidrittel aller Vagusfasern aus dem oder den dorsalen Vagusstämmen führen als Truncus coeliacus zu Gangliennestern um die A. Coeliaca. Von hier zweigen sie dann zur Leber (als Plexus hepaticus post.) und mit den Gefäßen zum Dünndarm und zum Dickdarm bis zum Cannon-Böhmschen Punkt ab.

Die zum Magen führenden dorsalen Vagusnerven versorgen den Magen von der Kardia bis zum Antrum. Sie anastomosieren über die kleine Kurvatur mit ventralen Magennerven, ihre Innervationsareale überlappen sich. Auch hier ist das detailliertere Ausbreitungsmuster der Nervenfasern individuell unterschiedlich. Die Antruminnervation orientiert sich am hinteren Ast der A. gastrica sinistra. Ihr extramuraler Verlauf endet am Angulus ventriculi. Der Pylorus wird über den hinteren Vagusstamm im Regelfall nicht versorgt (Abb. 3).

Die Vorstellung, ein versehentlich zerstörtes kleines Netz oder ein komplett durchtrennter hinterer Vagus würden ja wohl nicht so schlimm sein, ist falsch. Störungen im

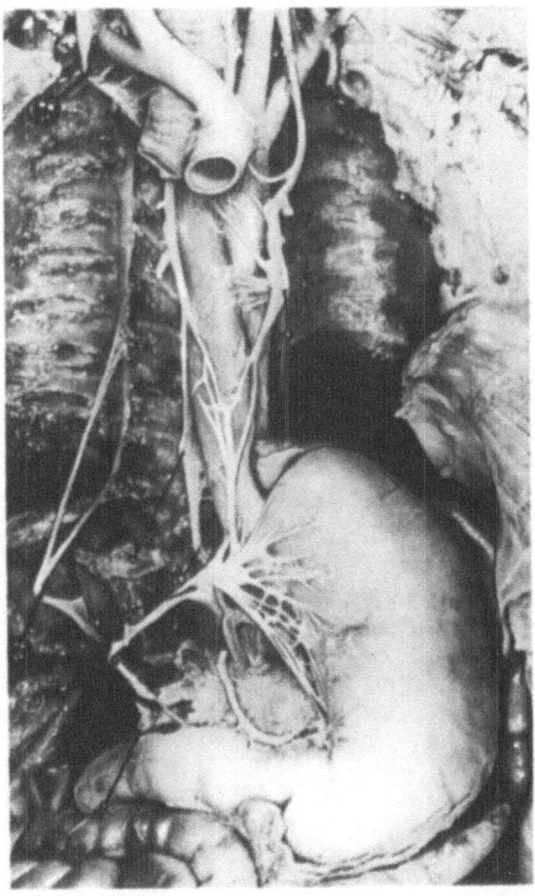

Abb. 3. Ventraler und dorsaler Vagusstamm angespannt. Auffächerung des ventralen Vagus am Magen (aus [3])

Galleflu߬, in der Gallenzusammensetzung, Störungen in der Motorik des Darmes und Störungen im Insulin-Glucagon Mechanismus (Abb. 4) sind die Antwort des dann – im wahrsten Sinne des Wortes – Patienten.
Zur Durchführung jeder selektiven Vagotomie und erst recht bei der von Holle entwickelten selektiven proximalen Vagotomie ist neben großer Erfahrung auch Akribie in der präparatorischen Technik notwendig. Vielleicht waren diese zwei Voraussetzung auch mit der Grund, weshalb diese für das Duodenalulcus heute allgemein anerkannte Operationsmethode so lange um ihre Existenzberechtigung kämpfen mußte.

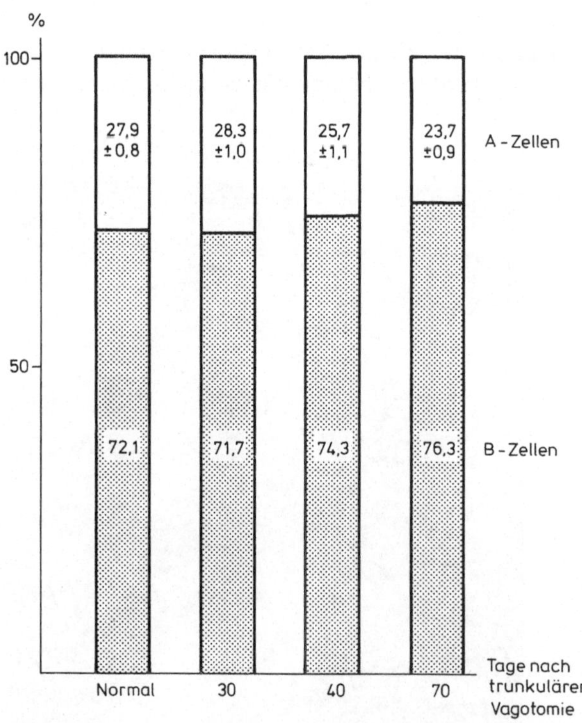

Abb. 4. Signifikante Veränderungen der A : B Zellrelationen im Pankreas nach Ausschaltung der cephalen vagalen Pankreasinnervation (aus: Handschuh, K.: Die Relation von A- zu B-Zellflächen in den Langerhannschen Inseln der Wistarratte nach Durchtrennung der vagalen Versorgung des Pankreas. Med. Diss. Univ. München 1979)

Literatur

1. Frick, H., Loeweneck, H.: Morphologische Grundlagen der selektiv proximalen Vagotomie. Labirint *95–102* (1977)
2. Holle, F., Andersson, S.: Vagotomy. Berlin, Heidelberg, New York: Springer 1974
3. Loeweneck, H.: Funktionsanatomie des Vagus im Oberbauch. Ber. Symp. Braunschweig 1975. Band 1, S. 119–128, Melsungen:Braun-Dexon GmbH 1975
4. Read, A.M., Johnstone, F.R.C.: The distribution of parietal cells in the gastric mucosa of the cat. Anat. Rec. *139,* 525–530 (1961)
5. Zenker, R., Berchtold, R., Hamelmann, H.: Die Eingriffe in der Bauchhöhle. 3. Aufl., Bd. VIII/1. Allg. und spez. chir. Operationslehre. Berlin, Heidelberg, New York: Spring 1975

Operationstechnische und -taktische Probleme

H. Heymann

Zu dem mir gestellten Thema möchte ich nur zwei aktuellere Aspekte erörtern:

1. Probleme zur Pyloroplastik;
2. technische Probleme zur postpylorischen Resektion des komplizierten Ulcus der Duodenalhinterwand.

Form- und funktiongerechte Behandlung des Duodenalulcus bedeutet:

1. Die Reduktion der pathogenetisch entscheidenden Hyperchlorhydrie durch eine selektive proximale Vagotomie und
2. weitgehende Erhaltung der Form des Magens durch sparsame Resektion der Ulcera oder organischer Stenosen mit Erhaltung der Duodenalpassage.

Unter den Anhängern der mit Vagotomie kombinierten Operationen besteht seit einiger Zeit Uneinigkeit darüber, ob die Methode immer eine Pyloroplastik erfordere oder nicht. Unter dem Blickpunkt eines individuellen Vorgehens, das sich jeweils den praeoperativ vorgefundenen Säurewerten und den ulcusbedingten anatomischen Veränderungen anpassen sollte, scheint mir diese Diskussion aus folgenden Gründen allerdings überflüssig zu sein:

a) Ein innerviert erhaltener und organisch nicht veränderter Pylorus bedarf gerade im Sinne einer form- und funktionsgerechten Ulcusbehandlung keiner operativen Korrektur.
b) Liegen dagegen Deformierungen, besonders mehr oder weniger ausgeprägte Stenosen im Pylorusbereich vor, so wird eine Pyloroplastik mit oder ohne Ulcusexcision zur Herstellung einer physiologischen Passage erforderlich.
c) Auch eine weiter pyloruswärts als normalerweise über den crow-foot hinausführende, selektive proximale Vagotomie kann zu einer vorübergehenden oder sogar dauernden Engstellung des Pylorus führen! Wir haben das gerade an einem Patienten erlebt, der nach selektiver proximaler Vagotomie ohne Pyloroplastik einen Pylorospasmus mit Erbrechen nach jeder Nahrungsaufnahme und Rückgang des Körpergewichtes entwickelte. Vier Monate nach der Operation mußte schließlich die Pyloroplastik nachgeholt werden, wonach sich der Patient prompt erholte (Abb. 1 und 2).

Sie erkennen die ausgeprägte Antrumperistaltik, die nur schwer den in allen Phasen enggestellten Pylorus überwinden kann und insgesamt zu einer unzureichenden Entleerung des Mageninhaltes führt, wie man unschwer an den Nahrungsresten im Magen zu erkennen vermag.

Eine Polarisierung in Anhänger und Gegner der Pyloroplastik würde bedeuten, daß die Erfordernisse des einzelnen Patienten zugunsten eines schematisierten Vorgehens aufgehoben würde und damit eine Operationstaktik wieder auflebt, die wir durch die Entwicklung der neuen therapeutischen Konzeption überwunden zu haben glaubten.

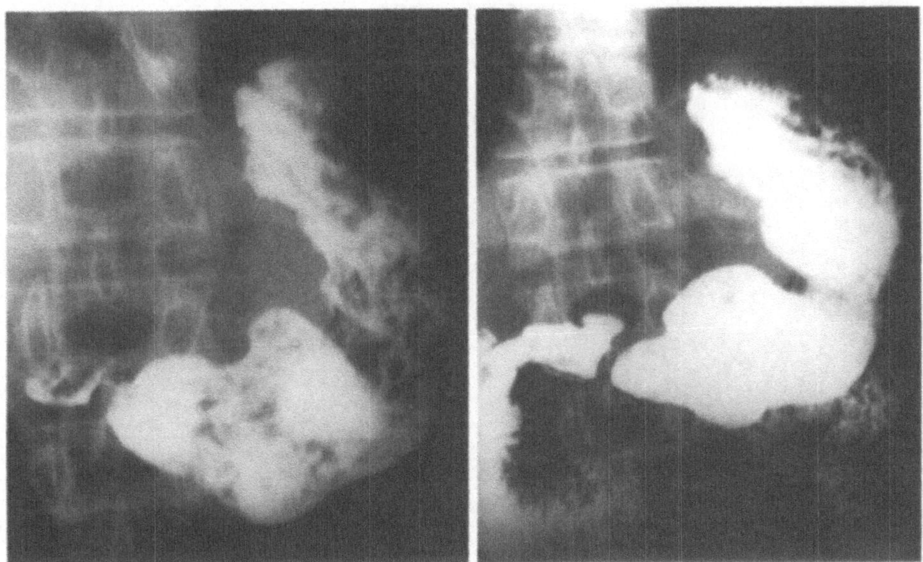

Abb. 1 und 2. Zustand nach selektiver proximaler Vagotomie *ohne* Pyloroplastik 4 Monate postoperativ

Die Form der durchzuführenden Pyloroplastik – wenn sie unseres Erachtens nicht vermeidbar ist – richtet sich meist nach den anatomisch-topographischen Gegebenheiten: das passagewirksame Lumen bleibt immer der zur Achse der Passage senkrecht stehende Lumendurchmesser. Auch eine „breite" Seit-zu-Seit-Anastomose im Sinne einer Finneyschen bzw. Pyloroplastik nach Jaboulay hat dies zu berücksichtigen.

Außerdem ist daran zu denken, daß unter Längszug stehende Incisionen sich eher verschließen als öffnen, was sich leicht durch eine schräge Schnittführung vermeiden läßt.

Unter Berücksichtigung der beiden zuletzt genannten Voraussetzungen werden in diesem Sinne Anastomosen erfolgreich durchführbar, wie sie sich nach schwierigem Duodenalstumpfverschluß und einer End-zu-Seit-Anastomose zwischen Antrum und Pars II duodeni ergeben (Abb. 3).

Sie sehen hier eine solche Anastomose dargestellt. Wir haben elf Patienten in dieser Weise in Kombination mit einer s.p.V. operiert und günstige Ergebnisse erzielt.

Seit einiger Zeit ist die duodeno-gastrische und damit meist alkalische Refluxgastritis vermehrt in das wissenschaftliche Interesse gerückt. In diesem Zusammenhang wird auch die Pyloroplastik eine verursachende Wirkung zugeschrieben.

Normalerweise strahlen die Antrumfalten radiär in den Pylorus ein. Eigene gastroskopische Untersuchungen allerdings zeigten eindeutig, daß nach verschiedenen Formen der Pyloroplastik die Antrumschleimhaut sich rosettenförmig fältelt und damit einen Reflux verhindert [1, 2, 3, 4, 5].

Beim komplizierten Duodenalulcus der Hinterwand in Pylorusnähe sah sich auch die form- und funktionsgerechte Ulcuschirurgie methodischen Schwierigkeiten gegenüber. Beim tief ins Pankreas penetrierenden, eventuell blutenden und stenosierenden Duo-

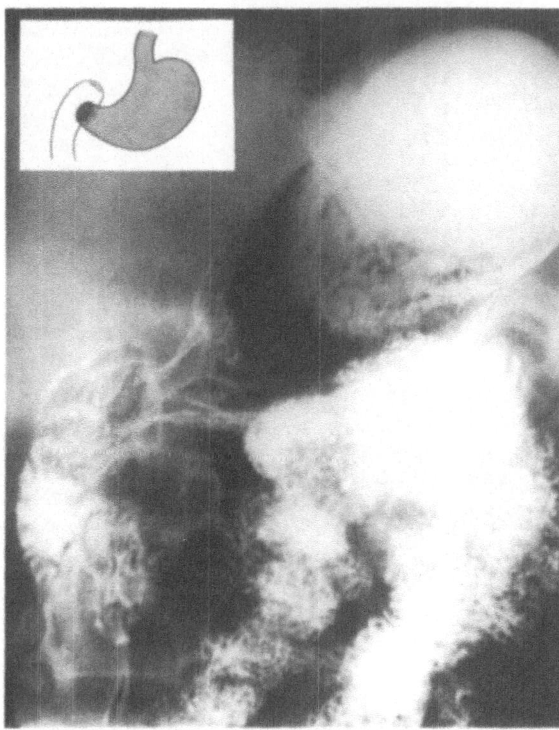

Abb. 3. End-zu-Seit-Anastomose zwischen Antrum und Pars II duodeni

denalulcus wurde bislang häufig die Grenze der Methode gesehen. Eine Billroth II-Resektion mit eventuell atypischem Duodenalstumpfverschluß galt und gilt heute hier noch bei den meisten Autoren als Methode der Wahl [6, 7].

Wir selbst führen seit einigen Jahren in diesen Fällen eine mit selektiver proximaler Vagotomie kombinierte, sparsame Duodeno-Pylorectomie durch. Über unsere im ganzen günstigen Ergebnisse haben wir 1976 und 1977 berichtet [8, 9, 10].

Die Erfahrung jedoch, daß bei einer Reihe von stenosierenden und penetrierenden, weit postpylorischen oder postbulbären Duodenalulcera ein *intakter Pylorus* besteht, hat uns zu einer neuen Variation dieses Vorgehens geführt:

Seit nunmehr drei Jahren wenden wir bei allen postpylorisch lokalisierten Duodenalulcera, die wegen tiefer Penetration in das Pankreas, Duodenalstenose oder Blutung lokal chirurgisch versorgt werden müssen und einen nicht veränderten und funktionell intakten Pylorus aufweisen, eine *postpylorische Ulcusresektion* an.

Wir gehen folgendermaßen vor [9]

1. Zu Beginn des operativen Eingriffes wird eine selektive proximale Vagotomie mit Erhaltung der Antrum- und Pylorusinnervation durchgeführt (Abb. 4).
2. Die Vorderwand des Duodenums wird etwa in Höhe des distalen palpierten Ulcusrandes quer eröffnet. Blutungen aus der Darmwand und/oder dem Ulcusgrund werden zunächst primär durch Umstechung gestillt. Das Ulcus und seine Beziehungen zum Pylorus lassen sich gut übersehen (Abb. 5).

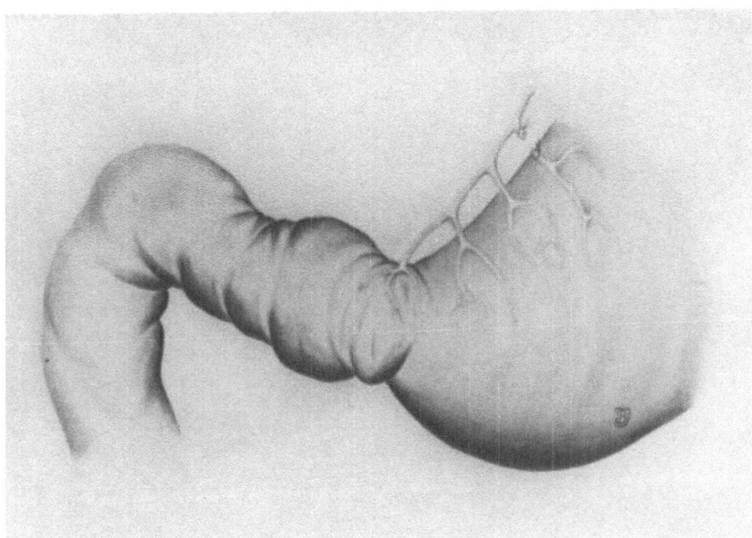

Abb. 4

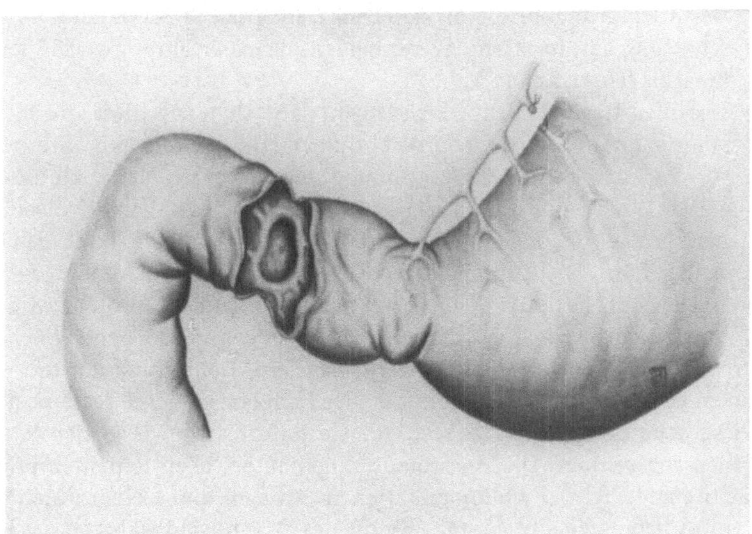

Abb. 5

3. Unter Sicht und digitaler Kontrolle wird dann eine zweite Querincision über dem pylorus*nahen* Ulcusbereich gelegt (Abb. 6) und zwischen den beiden Querincisionen die Duodenalvorderwand längs eröffnet. Major- und minorseits werden dann die zum eröffneten Duodenalbereich laufenden Gefäße ligiert und durchtrennt.
4. Die Durchtrennung der Duodenalhinterwand erfolgt beidseits von lateral im Bereich des Ulcusrandes in kleinen Schritten, wobei das mit einer Klemme majorseits ge-

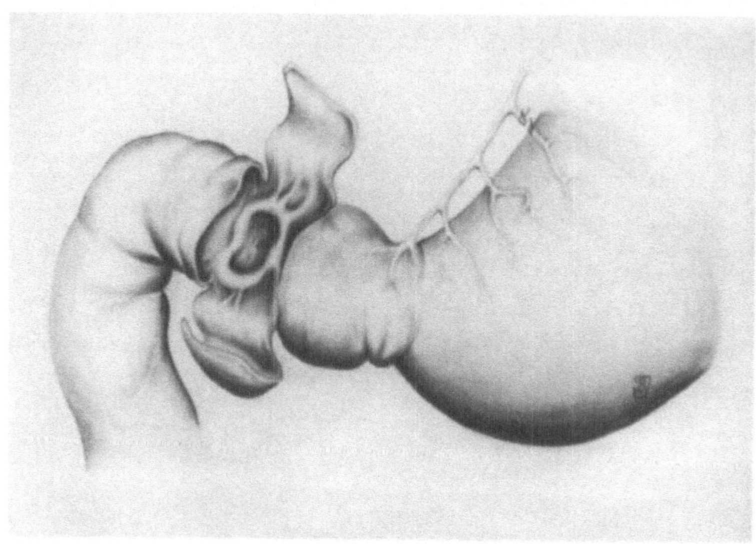

Abb. 6

faßte Duodenalsegment gleichzeitig von der Pankreskapsel scharf abpräpariert wird. Der Ulcusgrund bleibt an der Pankreaskapsel. Jede weitere Versorgung wie Verschorfung u.ä. ist streng zu vermeiden, da sie erfahrungsgemäß leicht zu einer Pankreatitis führen kann (Abb. 7).

5. Das ulcustragende Duodenalsegment läßt sich auf diese Weise sicher und *unter völliger Erhaltung des Pylorus* entfernen. Die Hinterwand wird nun mit einreihiger Allschichtennaht unter Verwendung resorbierbaren Nahtmaterials (Dexon), Fadenstärke 2 x 0, vorgenommen. Das Duodenum wird dabei nicht weiter mobilisiert. An der aboralen Duodenalwand wird die Hinterwandnaht durch den erhaltenen Ulcusrand geführt. Die Knoten liegen hier im Darmlumen (Abb. 8).
6. In gleicher Technik, jedoch mit außen liegenden Knoten, wird die Anastomose durch eine allschichtige, einreihige Naht an der Vorderwand vollendet (Abb. 9).

In wenigen Tagen heilt der exterritorialisierte Ulcusgrund ab, wie wir autoptisch bei einem Patienten feststellen konnten, der nach einem Herzinfarkt postoperativ verstarb. Diese neue postpylorische Resektionstechnik haben wir in den letzten Jahren in 77 Fällen angewendet. Die Anastomosen heilten bei allen Patienten primär, eine Mortalität bestand nicht. Frühkomplikationen etwa im Sinne einer durch die Erhaltung des Pylorus bedingten Entleerungsstörung des Magens sind während des Klinikaufenthaltes nicht aufgetreten.

Über die ersten Nachuntersuchungsergebnisse bei 22 Patienten 24 Monate nach diesem Eingriff haben wir bereits 1978 berichtet. Auch die Auswertung der danach Operierten ist mindestens ebenso günstig wie die des ersten Patientenkollektivs: Alle zeigen röntgenologisch und endoskopisch eine normale Pylorusfunktion.

Ein duodenogastraler Reflux ist nicht nachweisbar. Bei einigen Patienten fällt – wohl als Folge der hier vorgenommenen Präparation – eine mäßige Weitstellung distal der Anastomose auf. Alle nachuntersuchten Patienten sind beschwerdefrei. Sie haben normale Eßgewohnheiten, an Gewicht zugenommen und sind arbeitsfähig.

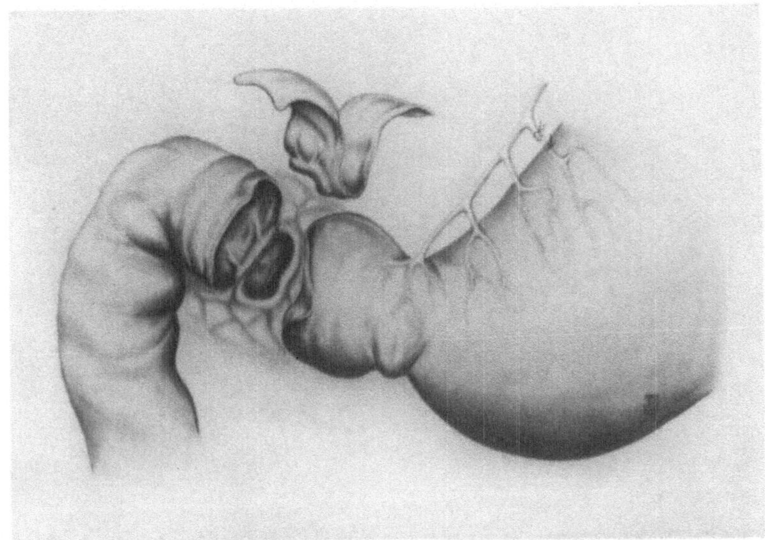

Abb. 7

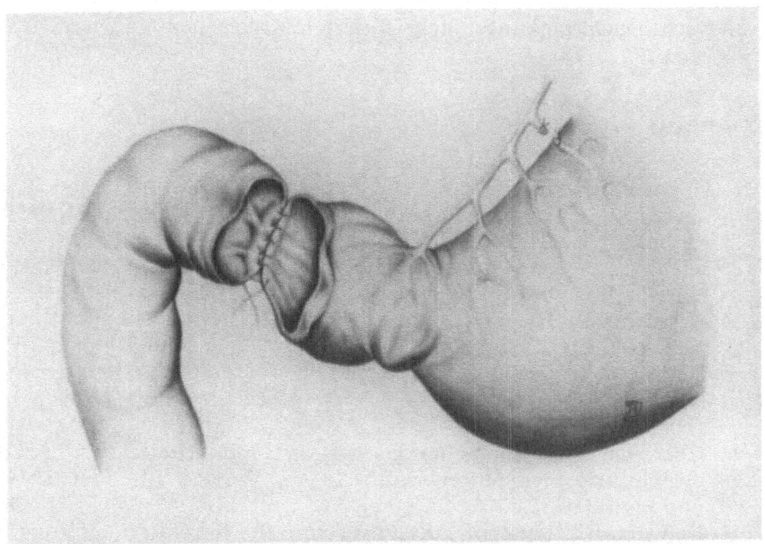

Abb. 8

Die postoperativen Magensaftanalysen zeigen gegenüber den praeoperativen Werten Sekretionsleistung und Säureproduktion im subnormalen Bereich.
Im Sinne form- und funktionsgerechter Magenchirurgie wird bei dieser neuen Methode die Resektion auf das erforderliche Minimum begrenzt. Die offene Anastomosentechnik mit einreihiger Allschichtennaht unter Verwendung des beschriebenen Nahtmaterials hat bisher zu einem komplikationslosen postoperativen Verlauf geführt. Der erhaltene Pylorus behält seine regelrechte Funktion. Dieser Tatsache messen wir im Hinblick auf eine portionierte Magenentleerung eine besondere Bedeutung zu. Die Verhinderung

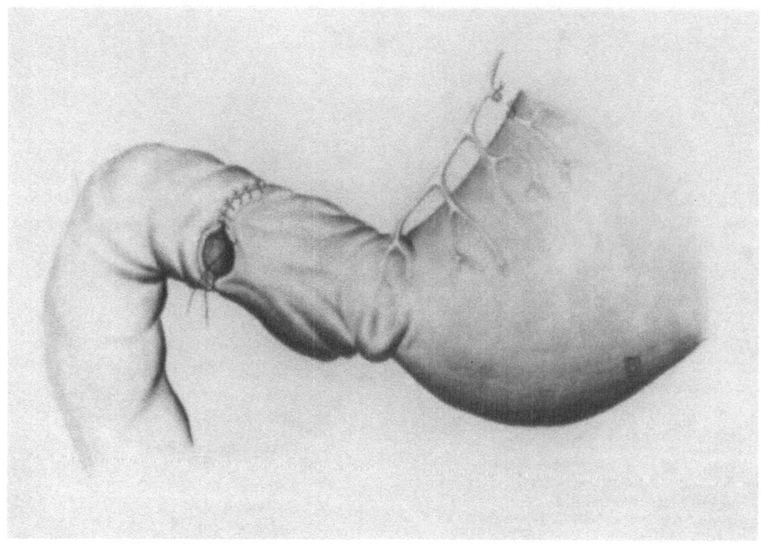

Abb. 9

eines duodenogastralen Refluxes durch die Erhaltung des Pylorus ist für die Bedeutung von Nachfolgeerkrankungen des operierten Magens heute noch nicht voll zu übersehen.

Literatur

1. Heymann, H., Helwing, E.: Die diagnostische Leistungsfähigkeit der Gastrokamera bei chirurgischen Magenerkrankungen. Fortschritte der Medizin *7,* 301 (1968)
2. Heymann, H., Helwing, E.: Postoperative intragastrale Endoskopiebefunde nach selektiver proximaler Vagotomie und Pyloroplastik – eine physiologische Behandlungsmethode des Ulkus. V. Kongreß der SMIER, Mai 1968
3. Heymann, H., Helwing, E., Martens, H.-L.: Die endoskopische Beurteilung der Pyloroplastik nach selektiver proximaler Vagotomie. Med. Klinik *63,* 1925–1929 (1968)
4. Heymann, H., Helwing, E.: Methodik und Möglichkeiten der intragastralen Kinematographie. Filmvortrag. 3. Kongress für Endoskopie, 6. bis 8.3.1969 in Erlangen, gehalten am 8.3.1969
5. Über den Wert röntgenologischer und endoskopischer Untersuchungsmethoden bei chirurgischen Magenerkrankungen. Vortrag auf dem 3. Gastrocamera-Symposion in Berlin, 2. bis 4.4.1971
6. Helwing, E., Heymann, H.: Postpylorische Resektion des komplizierten Ulcus der Duodenalhinterwand im Rahmen form- und funktionsgerechter Magenchirurgie. Chirurg *49,* 29–32 (1978)
7. Helwing, E., Heymann, H., Wenzel, R., Otten, G.: Chirurgische Behandlung des komplizierten Ulcus der Duodenalhinterwand. Chir. Praxis *23,* 225–232 (1978)
8. Helwing, E.: Zur chirurgischen Behandlung des komplizierten, tiefsitzenden Duodenalulcus. Nationalkongress für Gastroenterologie, Cluj, Rumänien, 29.9.–1.10. 1976
9. Helwing, E., Heymann, H., Wenzel, R., Otten, G.: Zur Behandlung des komplizierten Ulcus der Duodenalhinterwand. Chir. Praxis *23,* 252 (1977)
10. Herfarth, Ch., Merkle, P., Mattes, P.: Billroth I-Resektion beim großen penetrierenden Duodenalhinterwand-Ulcus. Chirurg *48,* 123 (1977)

IV. Resultate

SPV und Pyloroplastik: Experimentelle und klinische Studien der Chirurgischen Poliklinik der Universität München

Säuresekretion und Gastrinfreisetzung sowie klinische Resultate nach SPV und Pyloroplastik

H. Bauer, K.H. Welsch und G. Schmidt

Durch das präparatorische Modell der SPV werden die wichtigsten Phasen der Magensekretion, nämlich die kephale und die gastrische, praktisch getrennt. Durch die Denervierung des Fundus-Corpusbereiches wird erreicht, daß die direkt vagal stimulierte Säuresekretion eliminiert wird. Während der Nahrungsstimulation (gastrische Phase) ist noch eine, wenn auch verringerte, Gastrinstimulation der Belegzellen möglich [4].
Für den Chirurgen ergeben sich dabei im wesentlichen zwei Problemzonen, von deren Präparation das Ausmaß der zu erreichenden Säurereduktion abhängt. Die eine liegt am abdominellen Oesophagus. Hier haben die Untersuchungen von Hallenbeck gezeigt, daß eine Ausdehnung der Oesophagusskeletierung von 5–7,5 cm eine signifikant höhere Säurereduktion bei geringerer Rezidivquote bringt, als eine Dissektion nur von 1–2 cm [6]. Eine zweite Problemzone liegt am Angulus, wo die Antruminnervation krähenfußartig einstrahlt. Deren oberer und unterer Grenzast [8] markieren eine Übergangszone vom säurebildenden Schleimhautareal zum gastrinproduzierenden Antrum. In diesem Bereich sind noch zahlreiche Belegzellen zu finden [11]. Eine Denervierung bis zum unteren Grenzast muß demnach eine Erhöhung der Säurereduktion bewirken.
Wir haben dies experimentell am Hund, der bezüglich der Vagusanatomie gerade am Angulus mit dem Menschen große Ähnlichkeit aufweist, überprüft (Abb. 1).
Vagale Stimulation durch eine Insulinhypoglykämie über zwei Stunden bewirkt beim Magenfistelhund einen hohen Sekretionsanstieg, wobei die Säuresekretion 2 Stunden nach Ende der Infusion nicht auf Normalwerte zurückkehrt. Nach einer SPV bis zum oberen Grenzast (II) ist eine deutliche Reduktion der direkt vagalen Säuresekretion festzustellen. Führt man am gleichen Tier in einem dritten Operationsschritt die Denervierung bis zum distalen Grenzast (II') weiter, so läßt sich die Säure aus der Hauptmagenfistel praktisch auf Null reduzieren (Abb. 2).
In Scheinfütterungsexperimenten läßt sich zeigen, daß sich nach einer solch ausgedehnten SPV die vagal stimulierte Säure eliminieren läßt. Dabei ist ein signifikanter Anstieg des vagal-antral freigesetzten Gastrins zu beobachten, der sekretorisch aber nicht wirksam ist [3].
Bei Ulcus-duodeni-Patienten (Abb. 3) finden sich nach Insulinhypoglykämie ähnliche Verhältnisse. Nach SPV wird praktisch keine Säure mehr freigesetzt. Ein gleichzeitiger Gastrinanstieg ist sekretorisch ohne Bedeutung. Diese Gastrinfreisetzung ist jedoch nur zum Teil als vagal über die erhaltene Antruminnervation zu erklären. Untersuchungen von Stadil und Rehfeld haben gezeigt, daß zwischen trunculärer und selektiv proximaler Vagotomie kein Unterschied hinsichtlich der Gastrinfreisetzung besteht [10]. Durch Atropinisierung kann dieser Effekt nach SPV ebenfalls nicht aufgehoben wer-

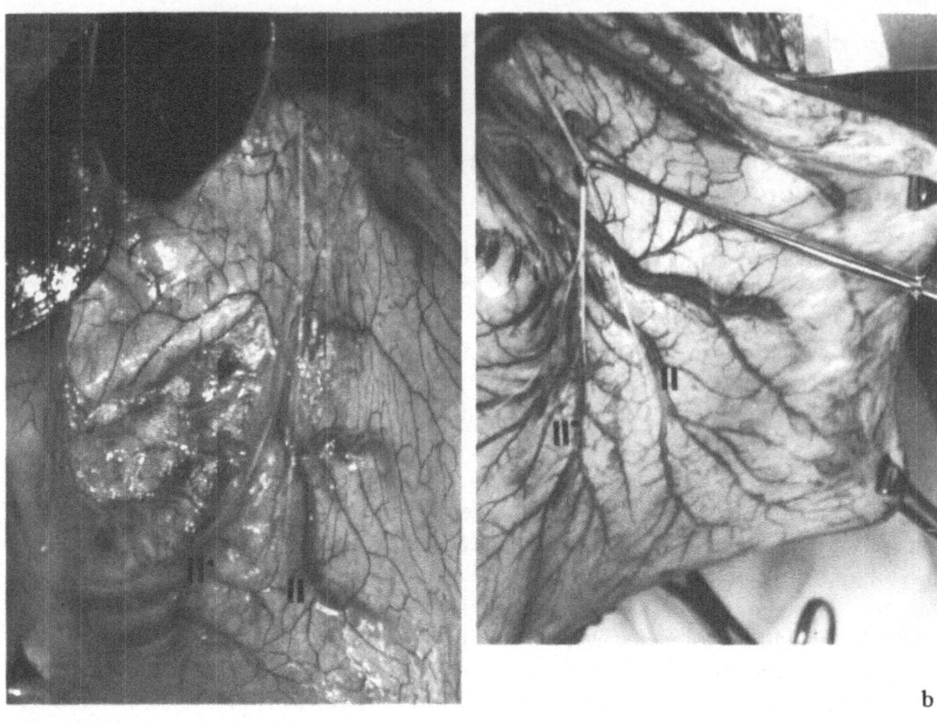

a b

Abb. 1a u. b. Antruminnervation beim Menschen (**a**) und beim Hund (**b**) mit Darstellung jeweils des proximalen (II) und distalen (II') Grenzastes nach Holle [8]. Im Tierexperiment schrittweise SPV zunächst bis II, dann in einer weiteren Sitzung bis II' zur zusätzlichen Denervierung der antralen Übergangszone

den. Andere Faktoren, z.B. Katecholamine, die während der Insulinhypoglykämie freigesetzt werden, spielen sicherlich eine wesentliche Rolle [9].

Eine am Angulus so weit nach distal reichende SPV bringt einerseits die erwünschte hohe Säurereduktion nach vagaler Stimulation. Andererseits wird dadurch ein partieller Motilitätsverlust des Antrums erkauft. Dieser drückt sich darin aus, daß nach Fütterung bei Heidenhain-Pouch-Tieren die humoral stimulierte Säuresekretion nach Denervierung vom proximalen zum distalen caudalen Grenzast ansteigt (Abb. 4).

Dieser, auf einen Gastrinanstieg zurückzuführende Säureausstoß aus dem Heidenhain-Pouch, läßt sich durch Hinzufügen einer submucösen Pyloroplastik wieder signifikant reduzieren [3]. Die Gastrinspiegel sinken ab, die Säurewerte werden praktisch auf den Ausgangswert reduziert. Wie sehr der Technik der Pyloroplastik dabei eine Bedeutung zukommt, zeigt ein Vergleich der submucösen [8] mit der Finney-Pyloroplastik. Bei beiden zeigt sich, gemessen an der Säuresekretion, ein Drainageeffekt, bei der submucösen stärker als bei der Finney-Pyloroplastik. Die Gastrinspiegel werden dabei durch die Finney-Pyloroplastik praktisch nicht beeinflußt [5]. Die bisher mitgeteilten,

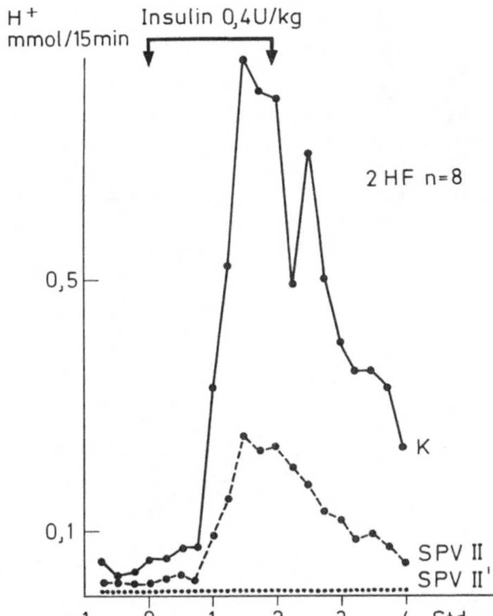

Abb. 2. Insulinstimulierte Säuresekretion bei 2 Hunden mit Magenfistel (HF) vor (K) und nach SPV ohne (II) und SPV mit Denervierung der Übergangszone (II'). Mittelwertskurve aus 8 Versuchen

sehr unterschiedlichen Aussagen über den Effekt einer Pyloroplastik auf die postprandiale Gastrinfreisetzung lassen sich somit sicher zum Teil auf operationstechnische Varianten zurückführen [5].

Beim Menschen fanden wir mit der von uns durchgeführten SPV-Technik ähnliche Verhältnisse, nämlich höhere postprandiale Gastrinspiegel nach alleiniger SPV im Vergleich zur SPV mit Pyloroplastik [7]. Bei zwei Patienten mit Retentionsbeschwerden nach alleiniger SPV, die in zweiter Sitzung eine Pyloroplastik erhielten, wurden die postprandialen Gastrinspiegel um die Hälfte reduziert [1]. Alle Teste wurden mit einer festen Testmahlzeit durchgeführt, da wir gesehen haben, daß sich motilitätsbedingte Unterschiede in der postprandialen Gastrinfreisetzung nach Verabreichung von kleinvolumigen flüssigen Testmahlzeiten nicht darstellen lassen.

Wichtig für die Frage der Brauchbarkeit einer Ulcus-Operationsmethode ist auch die Frage, ob die erzielte Säurereduktion einen Langzeiteffekt hat. Wir haben daher prospektiv 44 Patienten über 5 Jahre untersucht und dabei festgestellt, daß der erzielte Reduktionseffekt sowohl in der basalen als auch in der stimulierten Säuresekretion nahezu konstant bleibt [2]. Die mit der von uns geübten Technik der SPV mit Pyloroplastik erzielten Säurereduktionswerte sind die höchsten, die mit nichtresezierenden Verfahren erreicht werden [4].

Dies leitet nun unmittelbar noch über zu einer kurzen Darstellung unserer Resultate. Unsere Erfahrungen stützen sich mittlerweile auf über 1600 Ulcus-Operationen. Der Anteil der SPV mit Pyloroplastik beträgt dabei in der elektiven Chirurgie des Ulcus duodeni 95%, im Gesamtkrankengut während der letzten Jahre praktisch 100%. Bei den Notoperationen ist er etwas geringer. Beim Ulcus ventriculi können im Elektiveingriff nur 75% nichtresezierend behandelt werden (Tabelle 1).

Die Gesamtresultate des Gastroduodenalulcus zeigen bei fehlender Mortalität beim unkomplizierten Ulcus in 636 Fällen eine Gesamtrezidivquote von 3,3% mit einer

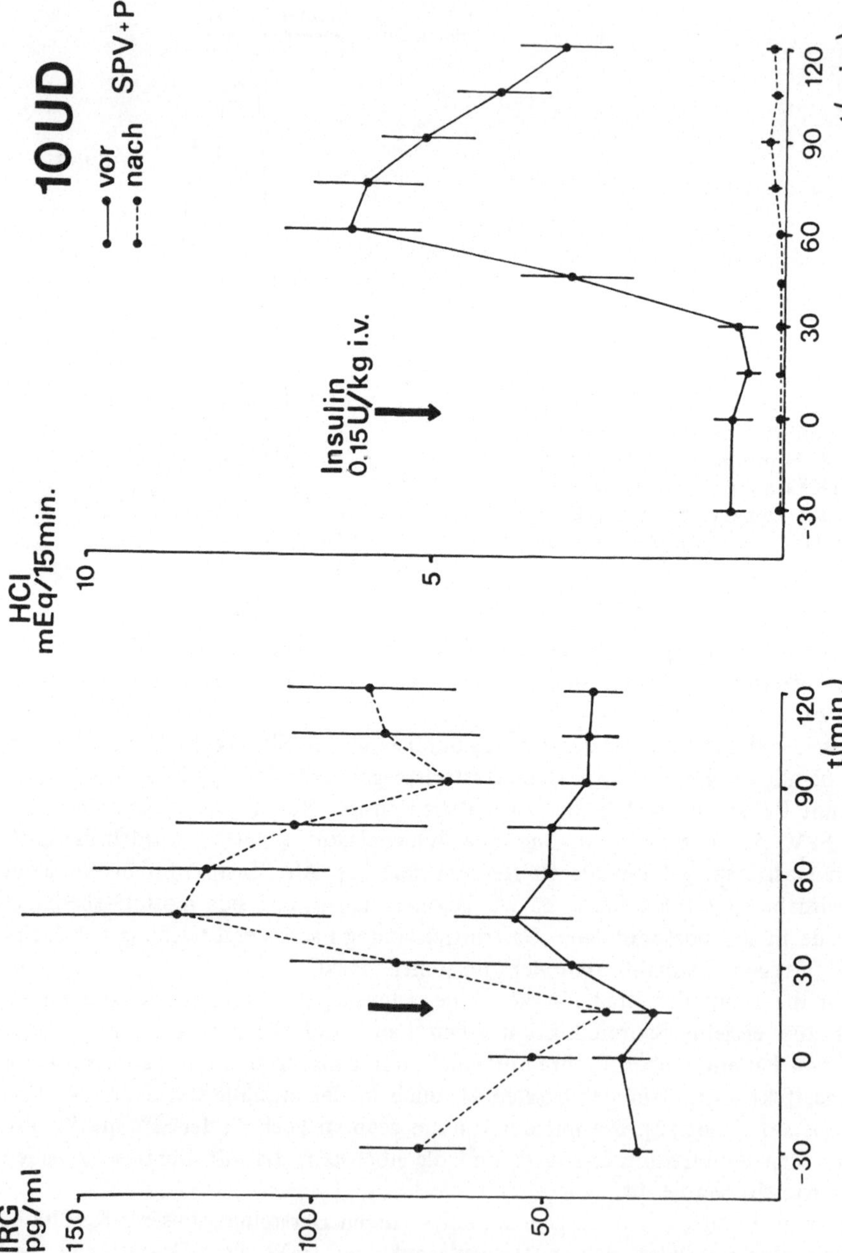

Abb. 3. Gastrinfreisetzung (IRG = immunreaktives Gastrin) und Säuresekretion nach Insulinhypoglykämie bei 10 Ulcus-duodeni-Patienten vor und nach SPV mit Pyloroplastik ($\bar{x} \pm$ SEM)

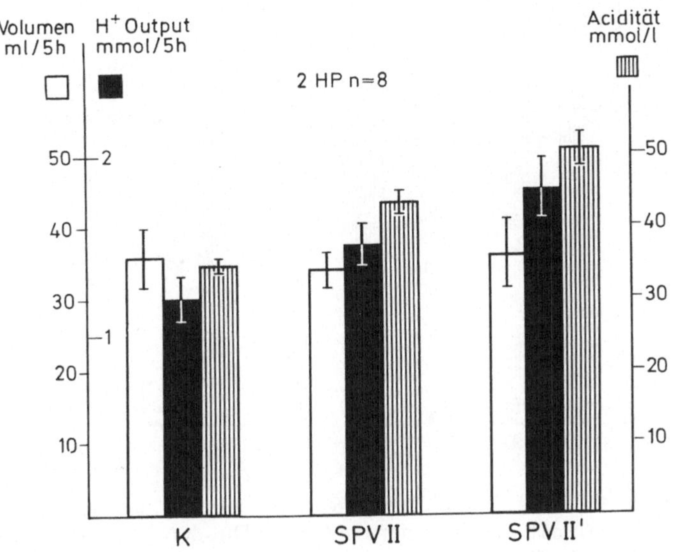

Abb. 4. Postprandiale Säuresekretion aus dem Heidenhainpouch (HP). 2 Tiere, 8 Versuche (x ± SEM)

Dumpingquote von 4,5% (Abb. 5). Nachuntersucht werden dabei knapp 80% der operierten Patienten. Wir sind in dieser neuen retrospektiven Studie nicht mehr weiter zurückgegangen, da die erreichten Nachuntersuchungsquoten zu gering wurden. Beim Ulcus duodeni alleine beträgt die Rezidivquote 2,7%. Von den bisher beobachteten 34 Patienten mit einem Rezidivulcus nach SPV und Pyloroplastik traten mehr als 80% in einem Zeitintervall zur Operation von unter 3 Jahren auf. Beim Ulcus ventriculi waren es praktisch alle Rezidive. Später als 8 Jahre nach der Operation wurde uns kein

Tabelle 1. SPV und Pyloroplastik beim Gastro-Duodenal-Ulcus. Gesamtzahl der Vagotomien im Zeitraum vom 1.1.1964–30.4.1979: 1.956

Indikation	Gesamtzahl der Operationen	davon SPV + Pyloroplastik Zahl	%
GDU Gesamtzahl	1605	1456	91
Elektivoperation	1454	1338	92
Notoperation	151	118	78
Ulcus duodeni gesamt	1318	1246	95
Elektivoperation	1202	1149	96
Notoperation	116	99	85
Ulcus ventriculi gesamt	287	210	73
Elektivoperation	252	189	75
Notoperation	35	21	60

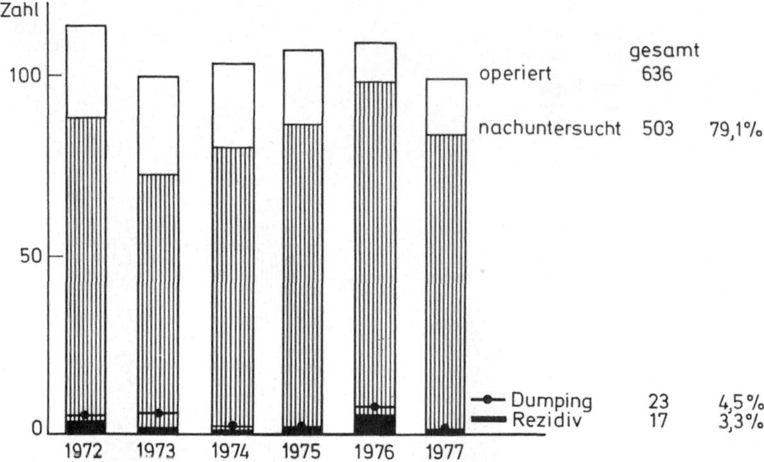

Abb. 5. Rezidiv- und Dumpingquote bei 503 nachuntersuchten von 636 operierten Patienten mit unkompliziertem Gastro-Duodenal-Ulcus. Langzeitergebnisse (> 2 Jahre)

Rezidivfall bekannt (Abb. 6). Aufgrund dieser Feststellung glauben wir, darauf schliessen zu können, daß mit einem sprunghaften Anstieg von Spätrezidiven in größeren Zeitabständen nicht zu rechnen ist.

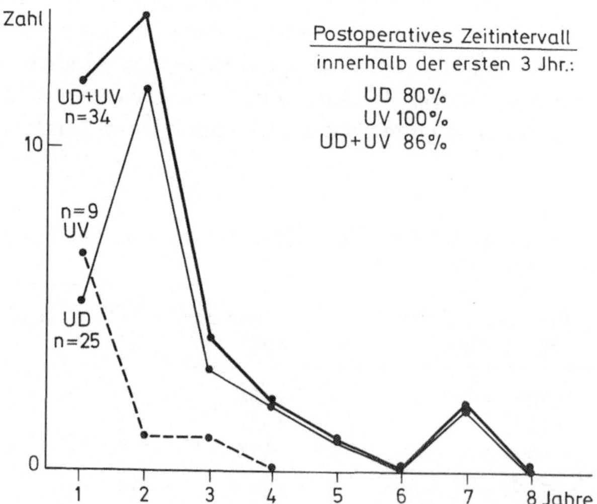

Abb. 6. Rezidivulcus nach SPV und Pyloroplastik in Abhängigkeit vom postoperativen Zeitintervall

Literatur

1. Bauer, H., Andersson, S., Okukubo, F., Kahn, F., Schmidt, G., Holle, F.: Die nichtresezierende Chirurgie des Gastro-Duodenal-Ulkus. I. Pathophysiologische Grundlagen. Münch. Med. Wschr. *118*, 767–776 (1976)
2. Bauer, H., Welsch, K.H., Holle, F.: Säurereduktion nach selektiver proximaler Vagotomie und Pyloroplastik beim Ulcus duodeni – Langzeitergebnisse. Akt. Gastrologie *6*, 43–50 (1977)
3. Bauer, H., Holle, F., Okukubo, J., Andersson, S., Arnold, R., Creutzfeldt, W.: The effect of selective proximal vagotomy (SPV) with and without pyloroplasty on serum gastrin levels and acid secretion after feeding and sham feeding in the dog. World J. Surg. *1*, 223 (1977)
4. Bauer, H.: Therapeutisches Prinzip: Vagotomie. In: Ulcustherapie. Blum, A.L., Siewert, J.R. (Hrsg.), S. 159–184. Berlin, Heidelberg, New York: Springer 1978
5. Bauer, H., Schmidt, G., Arnold, R., Holle, F.: Der Einfluß verschiedener Pyloroplastikformen auf die postprandiale Gastrinfreisetzung und Säuresekretion nach selektiver proximaler Vagotomie. Chirurgie aktuell *5*, 52–57 (1979)
6. Hallenbeck, G.A., Glyesteen, J.J., Aldrete, J.S., Slaughter, R.I.: Effects of two operative techniques on clinical and gastric secretory results. Ann. Surg. *184*, 435 (1976)
7. Holle, F., Andersson, S.: Vagotomy, Latest Advances, p. 231. Berlin, Heidelberg, New York: Springer 1974
8. Holle, F., Bauer, H.: The definitive technique of selective proximal vagotomy with pyloroplasty appropriate to form and function in surgery of peptic ulcer disease. Surgery Annual *10*, 387–416 (1978)
9. Kaess, H., Kuntzen, O., Teckentrupp, U., Dörner, M.: The influence of propanolol on serum gastrin concentration and hydrochloric acid secretion in response to hypoglycemia in normal subject. Digestion *13*, 193 (1975)
10. Stadil, F., Rehfeld, J.F.: Gastrin response to insulin after selective, highly selective and truncal vagotomy. Gastroenterology *66*, 7–15 (1974)
11. Tominaga, K.: Distribution of parietal cells in the antral mucosa of human stomachs. Gastroenterology *69*, 1201 (1975)

Pepsin-, Intrinsic-Faktor- und Schleimsekretion nach SPV und Pyloroplastik

W. Brückner, W. Heltzel und J. Kleinschmidt

Der Inhalt des Magens ist ein heterogenes Gemisch verschiedenster Substanzkomponenten, die sich im Magenlumen als Sammelbecken vermischen. Neben Säure, Pepsin, Elektrolyten, Serumeiweiß und dem Intrinsic-Faktor sind auch die Mucine ein Substanzgemisch unterschiedlicher Herkunft. Dieses setzt sich zusammen aus Speichelmucinen, Serumglykoproteinen, Blutgruppensubstanzen und den Magenschleimkomponenten. Schließlich ist auch der Reflux des Duodenalsaftes, einschließlich des Galle- und Pankreassekretes zu berücksichtigen.

Von den Bestandteilen des Magensaftes sind unter den organischen die wichtigsten die Magenfermente Pepsin und Kathepsin aus den Hauptzellen und unter den anorganischen die Salzsäure aus den Belegzellen.

Das Optimum der Wirksamkeit für das Pepsin liegt bei einem pH von 2,4 und für das Magenkathepsin bei pH 3,3. Bei diesem pH-Wert wird in Anwesenheit beider Fermentsysteme die höchste Umsatzrate erreicht. Bei einem höheren pH-Wert sinkt diese rapid ab und beträgt bei einem pH-Wert von 5 nur noch wenige Prozent der maximalen Umsatzrate. Da nach einer SPV die basale Säuresekretion um über 90% erniedrigt ist, sinkt dadurch auch die Umsatzrate dieser Fermentsysteme.

An insgesamt 147 Ulcus-Patienten wurde bisher die Pepsin-Sekretion gemessen. Hierbei wurde die von Berstad [2] angegebene Methode angewandt.

Ergebnisse

Bei Ulcus *duodeni* Patienten fanden wir praeoperativ eine, gegenüber Kontrollpersonen, signifikante Steigerung der *Basal*sekretion (264%) und eine um 60% höhere *stimulierte* Pepsingesamtmenge. Ulcus duodeni-Patienten weisen nur in der *Basal*sekretion höhere Pepsin*konzentrationen* auf. Sie liegen um den vierfachen Betrag über den Kontrollpersonen. Aufgrund der großen Streubreite besteht *keine* Signifikanz.

Das Ulcus *ventriculi* nimmt nach unseren Untersuchungen eine Mittelstellung ein (zwischen Ulcus duodeni und Normalpersonen), d.h. die Pepsinsekretion erreicht nicht die maximalen Werte wie sie beim Ulcus duodeni zu beobachten sind.

*Post*operativ sieht man beim Ulcus *ventriculi* eine signifikante Reduktion der Pepsinsekretion, sowohl in der Konzentration als auch in der Gesamtmenge (Abb. 1).

Nach SPV kommt es beim Ulcus *duodeni* zu einer signifikanten Reduktion der Pepsin-*Konzentration* in der *Basal*sekretion (86%), während die Reduktion der Pepsinkonzentration in der *stimulierten* Sekretion *nicht* signifikant ist (Abb. 2). Da es jedoch nach SPV zu einer signifikanten Abnahme des *Magensaftvolumens* kommt, resultiert in den

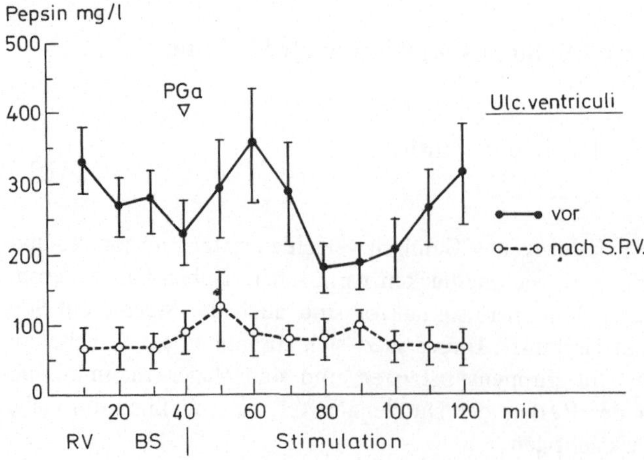

Abb. 1. Pepsin-Sekretion bei Ulcus ventriculi Patienten vor und nach SPV und Pyloroplastik

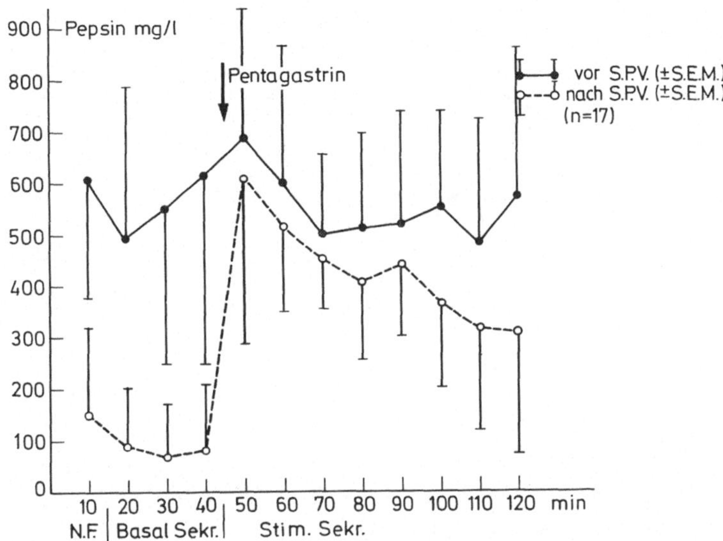

Abb. 2. Pepsin-Konzentration bei Ulcus duodeni-Patienten vor und nach SPV und Pyloroplastik (Frühergebnisse)

Langzeituntersuchungen eine signifikante Abnahme der Pepsingesamtmenge in der Basalsekretion (88%). In der stimulierten Sekretion beträgt die Reduktion lediglich 64% (Abb. 3).

An insgesamt 46 Probanden studierten wir die *Intrinsic-Faktor-Sekretion*. Zur Messung wurde eine Modifikation des von Ardeman und Chanarin [1] erstmals angegebenen Radio-Immunoassays angewandt. Im Vorversuch zur Ermittlung des Antiserums für die Radio-Immunbestimmung des I.F. wurden Sera von 9 Patienten mit perniziöser Anämie bzw. funiculärer Spinalerkrankung auf Antikörper gegen I.F. untersucht. Das Serum einer Patientin wies einen AK-Titer von ca. 385 Units/ml auf. Dieses Serum wurde als Antiserum bei Radio-Immunbestimmung verwandt.

Ergebnisse

1. Mehrere Jahre nach SPV besteht beim Ulcus duodeni-Patienten *kein* signifikanter Unterschied der I.F. Sekretion gegenüber *Normal*personen (Abb. 4).
2. Die I.F.-Gesamtsekretion nimmt mehrere Jahre nach SPV beim Ulcus duodeni-Patienten in der *Basal*sekretion signifikant (53%) gegenüber praeoperativ ab, während die Abnahme nach *Stimulation* (PG) *nicht* signifikant ist (27,8%).
3. Der Vergleich der I.F.-Gesamtsekretion nach SPV beim Ulcus duodeni mit der Sekretion beim Ulcus ventriculi zeigt eine signifikante *Abnahme* der I.F. Sekretion beim Ulcus ventriculi gegenüber der I.F. Sekretion beim Ulcus duodeni.

An insgesamt 45 Patienten mit einem Duodenalulcus wurde vor und nach SPV mit Pyloroplastik das Magensekret auf Protein, Sialsäuren und Hexosamine untersucht. Der

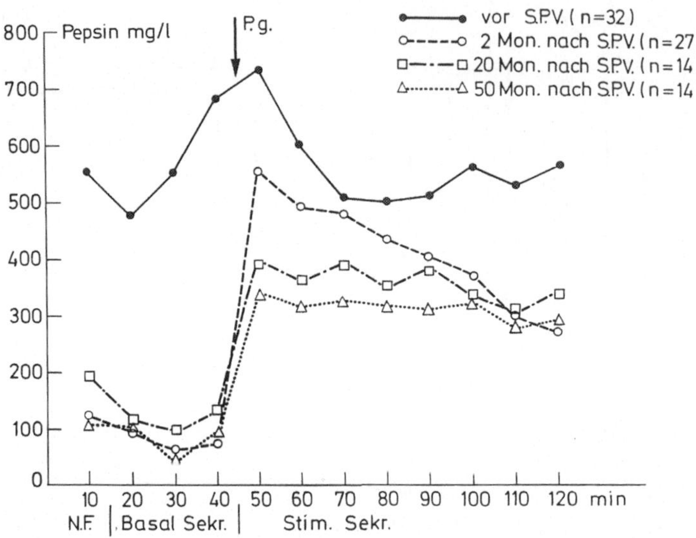

Abb. 3. Pepsin-Konzentration bei Ulcus duodeni-Patienten vor und nach SPV und Pyloroplastik. Langzeit-Untersuchungen

Protein-Gehalt wurde mit Hilfe der Biuret-Methode bestimmt. Die Sialsäuren wurden mit der von Warren [4] entwickelten Methode gemessen. Zur Bestimmung der Hexosamine benutzten wir die Methode von Dische und Bohrenfreund [3].

Ergebnisse

1. *Protein:* Die Gesamtmenge steigt während der Basalsekretion nach SPV signifikant an: Zwischen 1. und 5. postoperativen Jahr um 210%. Nach Stimulation mit Pentagastrin jedoch sahen wir eine geringgradige Abnahme des Proteingehaltes (32% zwischen 1. und 5. Jahr postoperativ) (Abb. 5).
2. *Sialsäuren:* Zwischen dem 1. und 3. Jahr postoperativ ist in der Basalsekretion ein signifikanter Anstieg der Sialsäuren-Gesamtmenge zu beobachten, gefolgt von einem kurzzeitigen Absinken während des 4. postoperativen Jahres (Abb. 6). In der PG-stimulierten Sekretion ist diese Schwankung ebenfalls zu beobachten.
3. *Hexosamine:* Nach SPV kommt es zu einem Anstieg der Hexosamine, der kontinuierlicht zunimmt. In der Basalsekretion ist dieser Anstieg zwischen dem 1. und 5. Jahr postoperativ signifkant (Abb. 7).

Resümee

1. Nach SPV kommt es zu einer Abnahme der *Pepsin*-Sekretion, die beim Ulcus ventriculi signifikant ist.

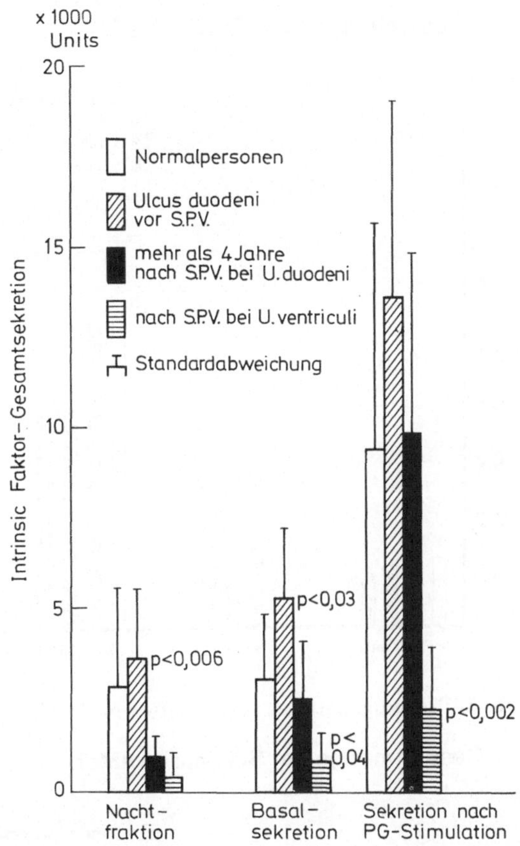

Abb. 4. Intrinsic-Faktor-Gesamtsekretion bei Normalpersonen, bei Ulcus duodeni- und Ulcus ventriculi-Patienten nach SPV und Pyloroplastik

2. Unsere Untersuchungen zeigen ferner, daß nach SPV *nicht*, wie bisher in der Literatur vermutet wurde, eine stetige *Abnahme* der I.F.-Sekretion zu beobachten ist.
3. Nach SPV kommt es zu einer signifikanten Zunahme des Proteingehaltes, der Sialsäuren und der Hexosamine im Magensaft. Trotzdem sollte ein kurzfristiger Rückgang der Sialsäuren nach der Vagotomie aufmerksam beobachtet werden. Es ist bekannt, daß die Sekretion der Sialsäuren beim Ulcus ventriculi vermindert ist. Die Sialsäuren sind aber ein wesentlicher Bestandteil der Glykoproteine des Magensaftes, die als innerer Schutzmantel dienen.

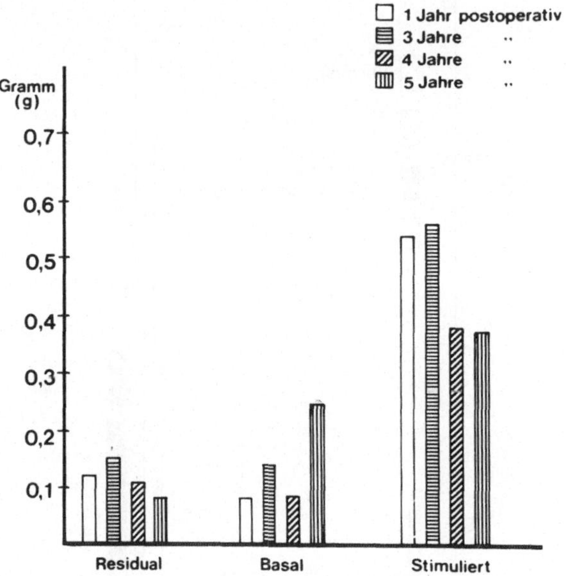

Abb. 5. Proteingehalt des Magensaftes nach SPV bei Ulcus duodeni-Patienten

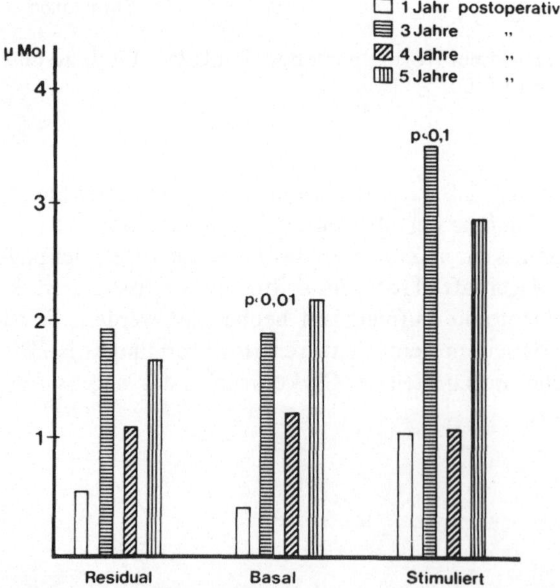

Abb. 6. Veränderungen in der Sialsäuren-Gesamtmenge nach SPV und Pyloroplastik bei Ulcus duodeni-Patienten

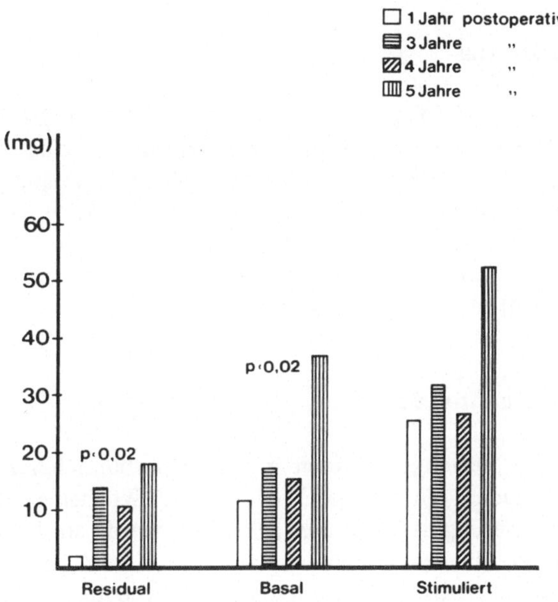

Abb. 7. Veränderungen in der Gesamtmenge der Hemosamine nach SPV und Pyloroplastik bei Ulcus duodeni

Literatur

1. Ardeman, S., Chanarin, I.: A method for the assay of human gastric intrinsic factor and titration of antibodies against intrinsic factor. Lancet *2*, 1350–1354 (1963)
2. Berstad, A.: A modified hemoglobin substrate method for the estimation of pepsin in gastric juice. Scand. J. Gastroenterol. *5*, 343–348 (1970)
3. Dische, Z., Bohrenfreund, E.: A spectrophotometric method for the microdetermination of hexosamines. J. Biol. Chem. *184*, 517–522 (1950)
4. Warren, L.: The thiobarbituric acid assay of sialic acid. J. Biol. Chem. *234*, 1971–1975 (1959)

Antrummotilität nach SPV

W. Heltzel, H. Schuppe und W. Brückner

Einleitung

Durch eine adäquate SPV soll einerseits die Säure weitgehend reduziert werden, andererseits aber die Motlität in einem ausreichenden Maß erhalten bleiben.
Wie weit die Antrummotilität durch eine SPV verändert wird und wie weit das Antrum von proximal nach distal denerviert werden kann, ohne einen völligen Motilitäts-Verlust zu erhalten, sollte durch tierexperimentelle Versuche ermittelt werden. Als Maß für die Motilität wurde die Kontraktionskraft mittels Dehnungs-Meß-Streifen (DMS) am Antrum und Pylorus gemessen.

Material und Methode

Unsere Messungen wurden an narkotisierten Schäferhundbastarden durchgeführt. Die Untersuchungen erfolgten vor und vier Wochen nach SPV, sowie unter stufenweiser Denervierung des Antrums. Stimuliert wurde am linken Hals-Vagus. Die DMS wurden auf ein dünnes Aluminiumplättchen aufgetragen und mit einem Silikonschutzfilm überzogen. Als Befestigungspunkte wurde die Corpus-Antrum-Grenze, die Antrum-Mitte und direkt über dem Pylorusring gewählt (Abb. 1). Die Aufzeichnungen erfolgten

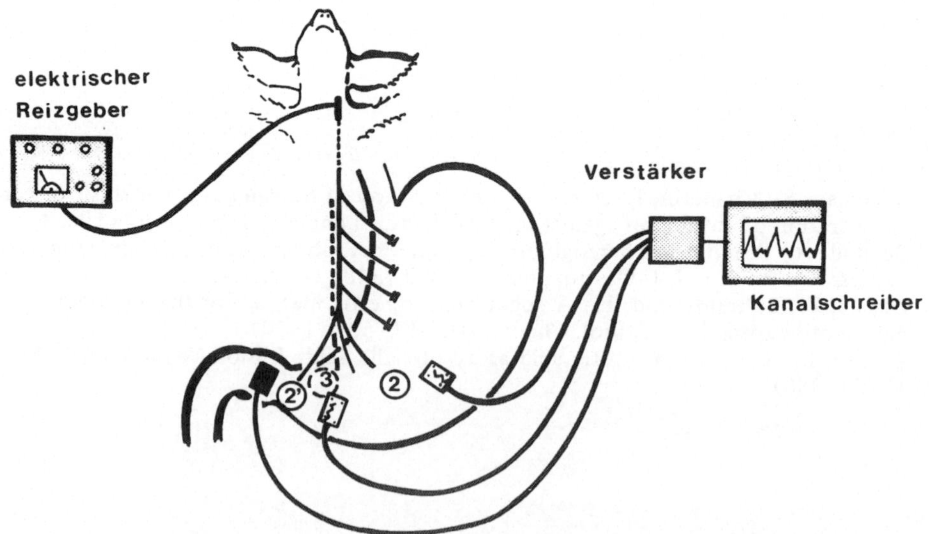

Abb. 1. Schema des Versuchsaufbau: (2) Eintritt des ventro-caudalen proximalen „Grenzast", (2') Eintritt des ventro-caudalen distalen „Grenzast"; (3) Eintritt des dorso-caudalen „Grenzast"

mittels eines Kanalschreibers, die Höhe der Ausschläge war der Kontraktionskraft direkt proportional und konnte nach Korrektur in Pond ungerechnet werden.

Ergebnisse und Bewertung

Die Kontraktions-Wellen begannen an der Corpus-Antrum-Grenze und waren vor SPV kräftig mit Pontwerten von über 100 (Abb. 2 und 3, I). Nach der SPV bis zum ventro-caudalen proximalen „Grenzast" ② nahm die Kontraktionskraft deutlich ab und zwar am Antrum um ca. 50% und am Pylorus um ca. 30% (Abb. 2 und 3, II). Wurde die Präparation nun bis zum ventro-caudalen distalen „Grenzast" ②' weitergeführt, so verringerte sie sich am Pylorus um weitere 20% und am Antrum um weitere 30% (Abb. 2 und 3, III). Wurde nun auch dieser ventro-caudale distale „Grenzast" ②' durchtrennt, so daß das Antrum völlig denerviert war, konnte keine stimulierbare Kontraktion mehr festgestellt werden (Abb. 2 und 3, IV).

Wir haben diese vier Schritte schematisch zusammengestellt und die Kontraktionskraft vor SPV gleich 100% gesetzt (Abb. 4). Es zeigte sich eine stufenweise Verminderung je nach Ausdehnung der Vagotomie.

Wir fanden so im Mittel eine Reduktion der Kontraktionskraft und somit der Motilität am Antrum um ca. 50–70% und am Pylorus um ca. 25–50%. Daß am Pylorus die Kontraktionsfähigkeit stärker erhalten blieb als am Antrum führen wir auf hepato-pylorische Anastomosen zurück.

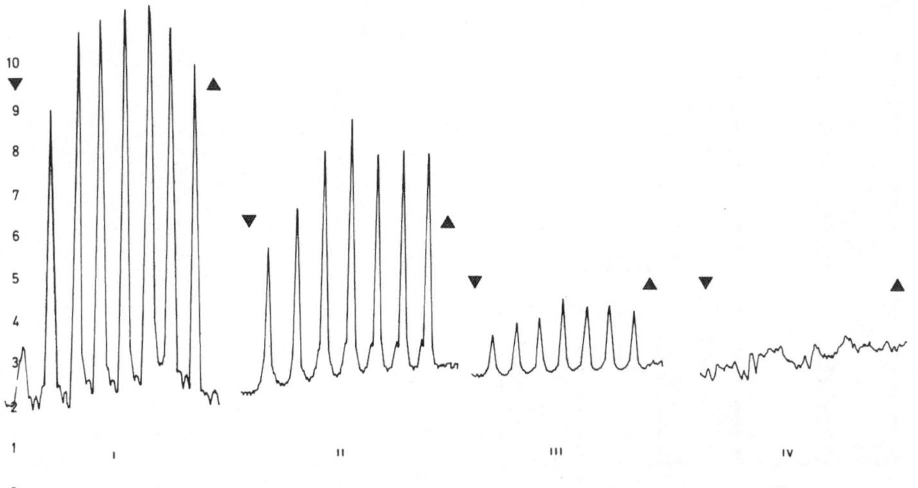

Abb. 2. Ableitung der Kontraktionskraft am Antrum; I: vor SPV; II: nach SPV (Präparation bis zum Eintrittspunkt des ventro-caudalen proximalen „Grenzast" ② ; III: nach Präparation bis zum Eintrittspunkt des ventro-caudalen distalen „Grenzastes" ②' ; IV: nach Durchtrennung auch des ventro-caudalen distalen „Grenzastes" ②' (völlige Denervierung des Antrums)

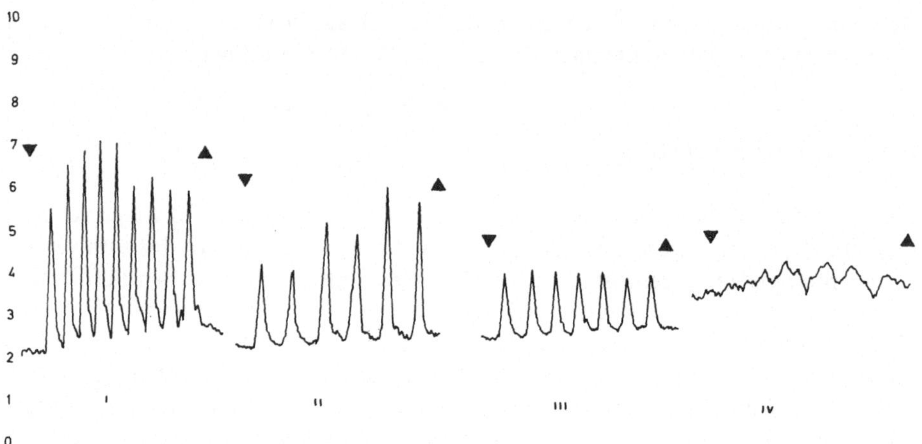

Abb. 3. Ableitung der Kontraktionskraft am Pylorus; I: vor SPV; II: nach SPV (Präparation bis zum Eintrittspunkt des ventro-caudalen proximalen „Grenzastes" (2) ; III: nach Präparation bis zum Eintrittspunkt des ventro-caudalen distalen „Grenzastes" (2') ; IV: nach Durchtrennung auch des ventro-caudalen distalen „Grenzastes" (2') (völlige Denervierung des Antrums)

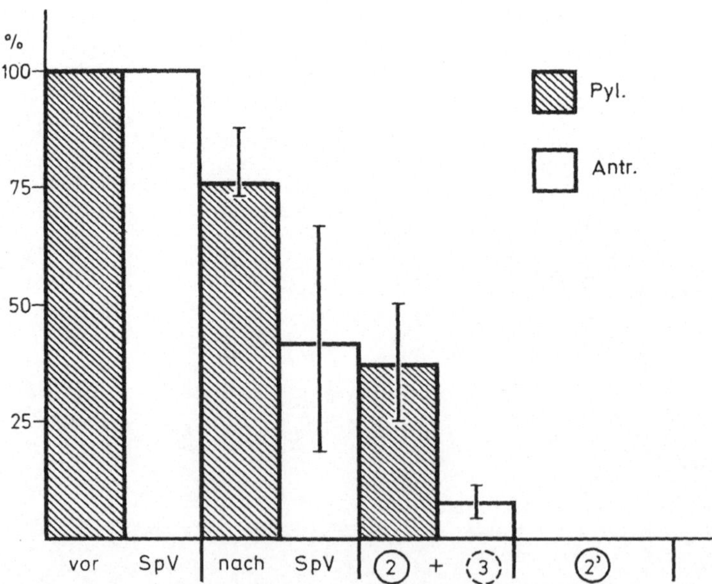

Abb. 4. Schematische Zusammenfassung der Ergebnisse: vor SPV; nach SPV (Präparation bis zum Eintrittspunkt des ventro-caudalen proximalen „Grenzastes" (2) ; (2) + (3) = Präparation bis zum Eintrittspunkt des ventro-caudalen distalen „Grenzastes" (3) ; (2') = nach Durchtrennung auch des ventro-caudalen distalen „Grenzastes" (2') (völlige Denervierung des Antrums)

Literatur

1. Baur, H.P.: Quantitative Bestimmung der Magen-Motilität vor und nach SPV; postoperative Verlaufkontrollen am Hund. Inaug. Diss. Universität München (in Vorbereitung)
2. Brand, G., Hartig, W., Albert, H., Kothe, W., Schulz, H.G.: Einfluß der selektiven proximalen Vagotomie auf die Magenmotilität. Dt. Z. Verdauungs- u. Stoffwechselkr. *38*, 9–14 (1978)
3. Heltzel, W., Okukubo, F., Brückner, W.L., Bauer, H., Hellerer, O.: Gastric motility after selective proximal vagotomy and pyloroplasty. V. World Cong. Coll. Int. Chir. Digest., Sao Paulo, 1978
4. Holle, F., Doenicke, A., Loeweneck, H., Bauer, H.: Die nicht-resezierende Chirurgie des Gastro-Duodenal-Ulkus. II. Indikation und Technik. Münch. med. Wschr. *118*, 777–784 (1976)
5. Holle, F., Andersson, S.: Vagotomy. Latest Advances. Berlin, Heidelberg, New York: Springer 1974
6. Okukubo, F., Brückner, W.L., Heltzel, W., Hellerer, O., Schuppe, H.: Quantitative study of gastric motility after SPV. V. Cong. Mund. de Gast. Ent., Madrid, 1978

Experimentelles Staseulcus nach SPV

O. Hellerer, R. Aigner und H. Bauer

Problemstellung

Die Vagotomie mit adäquater Säurereduktion bringt beim Menschen immer Motilitätsverluste und Entleerungsverzögerungen mit sich [1, 3]. Im Rattenversuch konnten wir nachweisen [2], daß alle vagotomierten Mägen einer Versuchsreihe ohne Pyloroplastik trotz 24stündigen Nahrungsentzugs mit Speiseresten gefüllt waren. Hierbei war die Wirkung der Vagotomie auf die Säurebildung mit Hilfe der von Shay (1945) angegebenen Methode nach Histaminstimulation (2 mg/kg s.c.) nachgewiesen worden. Das Ziel unserer neuen Untersuchungen war die Feststellung, ob infolge einer solchen adäquaten SPV nach einem erweiterten Beobachtungszeitraum Veränderungen an der Magenmucosa insbesondere im Sinne von Staseulcera [1] auftreten, und ob sich Unterschiede zwischen alleiniger SPV und SPV mit Pyloroplastik ergeben.

Material und Methode

Zur Untersuchung wurden 90 männliche Sprague-Dawley Ratten in drei Gruppen eingeteilt. Bei der Kontrollgruppe wurde eine Laparatomie als Scheinoperation durchgeführt, wobei der Magen entsprechend einer SPV manipuliert wurde. Bei der Gruppe *SPV ohne Pyloroplastik* wurden mit Hilfe eines Präpariermikroskops die Gebilde des kleinen Netzes zwischen Einzelligaturen durchtrennt und die kleine Magenkurvatur skeletiert [3] und dabei der vordere und hintere Ramus antralis geschont. Die Gruppe

SPV mit Pyloroplastik erhielt nach einer gleichartigen SPV zusätzlich eine Pyloroplastik nach Heinecke-v. Miculicz-Weinberg. Sämtliche Tiere wurden anschließend 12 Monate unter normalen Laborbedingungen gehalten. Am Ende des Versuches wurden nach 12stündiger Nahrungskarenz Röntgenaufnahmen des Magens angefertigt. Nach Tötung der Tiere wurde der Mageninhalt gewogen und die Magenschleimhaut makroskopisch und histologisch auf Ulcera untersucht.

Ergebnisse

Bei der Gruppe SPV ohne Pyloroplastik zeigte sich ein signifikant erhöhtes Mageninhaltsgewicht (10,9 ± 2,19 Gramm) im Vergleich zur Kontrolle (0,25 ± 0,1 Gramm, $P < 0{,}0005$) und zur Gruppe SPV mit Pyloroplastik (1,4 ± 0,4 Gramm, $P < 0{,}005$) (Abb. 1 und Tabelle 1). Im Röntgenbild zeigte sich bei der Kontrollgruppe ein gut kontrahierter Magen. Bei der Gruppe SPV ohne Pyloroplastik war eine erhebliche Stase zu erkennen. Bei den Tieren der Gruppe SPV mit Pyloroplastik zeigte sich hingegen wieder ein gut kontrahierter Magen mit rascher Entleerung in den oberen Dünndarm (Abb. 2). Bei der Inspektion der Magenschleimhaut zeigten neun von 20 untersuchten Fällen von SPV ohne Pyloroplastik Ulcera ventriculi (45%). In einigen Fällen waren mehrere Ulcerationen erkennbar. Im Gegensatz hierzu fand sich nur in einem

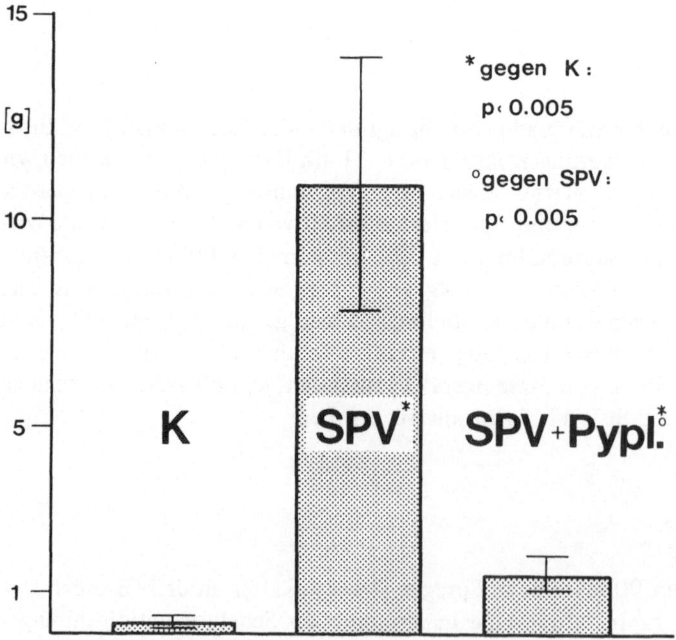

Abb. 1. Mageninhalte (Gramm) von selektiv proximal vagotomierten Ratten ohne (SPV) bzw. mit Pyloroplastik (SPV + Pyloroplastik) im Vergleich zu Kontrolltieren (K) ein Jahr post op. nach einem Tag Nahrungskarenz

Tabelle 1

	Ulcera total	Ulcera relativ	Mageninhalt (Gramm) x ± SEM
Kontrollen (n = 20)	0	0%	0,25 ± 0,1
SPV ohne Pyloroplastik (n = 20)	9	45%	10,90 ± 3,1
SPV mit Pyloroplastik (n = 18)	1	5,5%	1,40 ± 0,4

Fall der Gruppe SPV mit Pyloroplastik (n = 18) ein Magenulcus (5,5%). Die histologische Untersuchung zeigte das typische Bild eines peptischen Ulcus ventriculi. Bei der Kontrollgruppe konnten pathologische Veränderungen der Magenschleimhaut nicht festgestellt werden (Tabelle 1).

Schlußfolgerung

Die ausgedehnte Denervierung des Magens bis ins Antrum führt zu einer signifikant hohen Säurereduktion, die mit einem Verlust an Magenmotilität verbunden ist. Auf

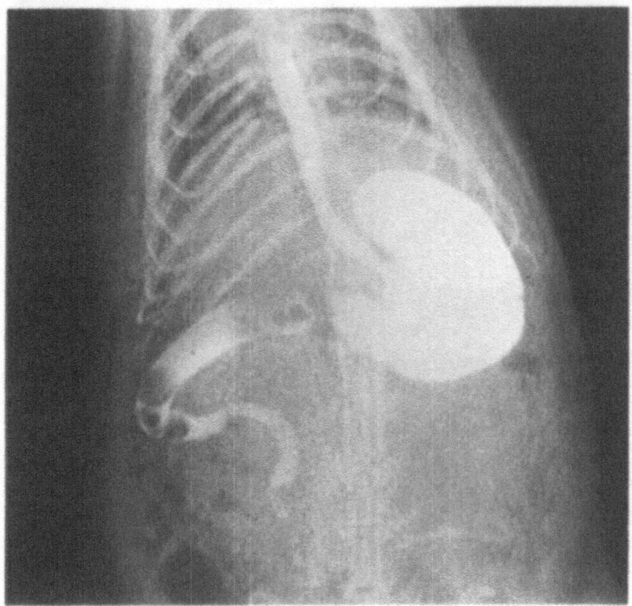

Abb. 2a

Abb. 2a–c. Kontrastaufnahmen des Magens zur Darstellung; (**a**) des normalen Rattenmagens, (**b**) der Stase bei SPV ohne Pyloroplastik und (**c**) der Vermeidung dieser Stase bei gleichzeitiger Pyloroplastik

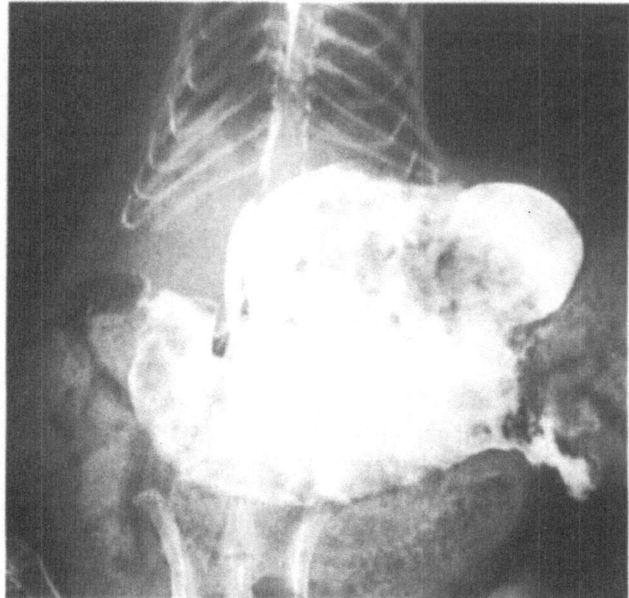

Abb. 2b

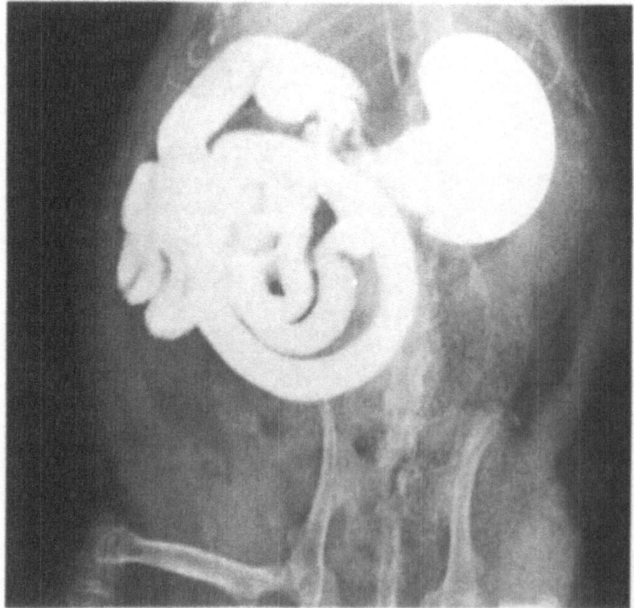

Abb. 2c

Grund der Entleerungsverzögerung entstehen in einem hohen Prozentsatz Staseulcera. Diese Entleerungsverzögerung und die dadurch bedingten Ulcerationen lassen sich durch die Kombination der Vagotomie mit einer Pyloroplastik weitgehend vermeiden.

Literatur

1. Dragstedt, L.R., Owens, F.M.: Subdiaphragmatic section of the vagus nerves in treatment of chronic duodenal ulcer. Proc. Soc. Exp. Biol. Med. *53,* 152–154 (1943)
2. Hellerer, O., Aigner, R., Bauer, H., Holle, F.: Säurereduktion nach SPV und nach H_2-Rezeptorenblockade, Vergleichsstudie an der Shay-Ratte. Z. Gastroenterologie *18,* 126 (1980)
3. Holle, F.: The pathophysiological background and standard technique of selective proximal vagotomy and pyloroplasty. Surg. Gynecol. Obstet. *145,* 833–859 (1977)
4. Shay, H., Komarow, S.A., Fels, S.S., Meranze, D., Gruenstein, M., Siplet, H.: A simple method for the uniform production of gastric ulceration in the rat. Gastroenterology *5,* 43–61 (1945)

Duodenogastraler Reflux vor und nach SPV und Pyloroplastik

G.F. Schmidt, J. Schneider und H. Bauer

Zur routinemäßigen Messung des duodenogastralen Refluxes ist eine einfach durchzuführende Methode erforderlich. Um das Prinzip der hepatobiliären Sequenzszintigraphie ohne eine teure Gammakamera ausnützen zu können, empfahlen Koven et al. Magensaftaspirate in Impulszählern zu analysieren [2]. Wir verwandten dieses Verfahren standardisiert und reproduzierbar bei der regelmäßig im Rahmen von Gastroduodenalerkrankungen durchgeführten Magensekretionsanalyse. Zu Beginn des Tests wurden 0,1 mCi^{99m}Tc markierte Hydroxyimminodiessigsäure (HIDA) intravenös injiziert. Im gesamten Magensaftaspirat wurde ^{99m}Tc-HIDA, welches von den Hepatocyten bereits nach 5 Minuten in die Gallenwege und das Duodenum ausgeschieden wird, quantitativ im Impulszähler Typ R (Siemens) bestimmt.

Nach tierexperimentellen Vorversuchen und intraoperativen Messungen bei abgeklemmtem Antrum (vor Magenresektionen) wurden 100 Impulse/ml x min als Grenze zwischen freier Sekretion ($<$ 5% freies, nicht an HIDA gebundenes Technetium) und stattgehabtem Reflux ermittelt ($p < 0{,}001$). Als Maß für den gesamten Reflux gilt das Produkt von Impuls und Volumen während der Meßzeit (120 min).

$RI = (I_0 - A_0) \times V$, A_0 = individuelle, freie Sekretion.

Die Refluxindices kumulieren in drei Bereichen:

I = $10^2 - 10^5$ = geringer Reflux
II = $10^5 - 10^6$ = starker Reflux
III = $> 10^6$ = sehr starker Reflux.

Ergebnisse

Während bisher vor allem bei der Ätiologie des Ulcus ventriculi dem duodenogastralen Reflux große Bedeutung beigemessen wurde [3, 4], fanden wir auch bei Ulcus duodeni-Patienten in über 67% Reflux von Galle in den Magen (Tabelle 1). Das Verhältnis der

Tabelle 1. Präoperativer duodenogastraler Reflux

Ulcus duodeni praeoperativ (n = 37)		
Reflux	%	%
0		32,4
I	29,7	
II	27,0	67,6
III	10,9	

Refluxindices ist in Tabelle 2 dargestellt. Die postoperativen Messungen, bei sämtlichen Patienten war eine SPV mit form- und funktionsgerechter Pyloroplastik (Holle) durchgeführt worden, erfolgten im Mittel nach 40 Monaten (3 Monate bis 9 Jahre). Mit 63% war hierbei der Rückfluß von Galle etwas niedriger als pracoperativ, wenngleich bei den Patienten mit Reflux eine Tendenz von geringem zu stärkerem Reflux zu bestehen scheint (Tabellen 2 und 3).

Daß der technischen Durchführung der Pyloroplastik bezüglich des Refluxgeschehens offensichtlich wesentliche Bedeutung zukommt, zeigt die isolierte Betrachtung aller Patienten mit submucöser Pyloroplastik (Tabelle 4).

Bei dieser Methode wird nur die vordere Circumferenz des Pylorusmuskels ohne Lumeneröffnung ausgehülst, wodurch ohne wesentliche Deformierung des Pylorussegmentes lediglich eine Schwächung des Muskels bei ausreichender Schlußfunktion erreicht wird [1]. Die Häufigkeit und der Grad des Refluxes sind sowohl gegenüber den praeoperativen Werten als auch im Vergleich zu den übrigen gemessenen Pyloroplastikformen signifikant geringer. In keinem Fall von submucöser und nur zweimal bei offener Pyloroplastik bzw. einmal bei Pylorektomie, ließen sich ähnlich hohe Refluxindices wie nach BI- oder BII-Resektionen messen.

Für das Zustandekommen eines duodenogastralen Refluxes ist eine Störung der geordneten antroduodenalen Motilität notwendig. Dafür spricht, daß auch bei Ulcus-duodeni-Patienten in erheblichem Maß Gallerückfluß beobachtet werden kann. Selbst bei kritischer Berücksichtigung der noch kleinen Fallzahl kann doch bereits gesagt

Tabelle 2. Prae- und postoperative Refluxindices

Praeoperativ					
I	=	38914	±	7142	SEM
II	=	419903	±	73965	SEM
III	=	1708699	±	331511	SEM
Postoperativ					
I	=	24832	±	8877	SEM
II	=	313648	±	86267	SEM
III	=	8536203	±	4253259	SEM

Tabelle 3. Postoperativer duodenogastraler Reflux

Ulcus duodeni postoperativ (n = 22)		
Reflux	%	%
0		36,4
I	27,3	
II	22,7	63,6
III	13,6	

Tabelle 4. Duodenogastraler Reflux unterschiedlicher Pyloroplastikformen

Pyloroplastik (Holle)	Reflux			
	0	I	II	III
submucös (n = 10)	40%	30%	30%	–
offen/Pylorektomie (n = 12)	33%	25%	17%	25%

werden, daß durch das Hinzufügen einer submucösen Pyloroplastik, wie wir sie ausführen, zumindest keine Zunahme eines duodenogastralen Refluxes induziert wird.

Literatur

1. Holle, F., Bauer, H.: The definitive technique of selective proximal vagotomy with pyloroplasty appropriate to form and function in surgery of peptic ulcer disease. Surg. Ann. *10,* 387–416 (1978)
2. Koven, I.H., Greyson, N.D., Newman, A., Rotstein, L., Reznick, R.: Radionuclide test for gastric bile reflux. Can. J. Surg. *21,* 422–424 (1978)
3. Du Plessis, D.J.: Pathogenesis of gastric ulceration. Lancet *I,* 974–978 (1965)
4. Rhodes, J., Barnardo, D.E., Phillips, S.F., Rovelstad, R.A., Hofmann, A.F.: Increased reflux of bile into the stomach in patients with gastric ulcer. Gastroenterology *57,* 241–252 (1969)

SPV und Magendurchblutung

J. Lenz

Die günstigen klinischen Ergebnisse bei der Behandlung gastraler Blutungen durch die selektive proximale Vagotomie [1] führten zu der Fragestellung: Wie beeinflußt die

SPV die Magendurchblutung und tragen die Flußveränderungen möglicherweise zu dem günstigen Therapieeffekt bei?

Methodik

Bei 8 mit Pentobarbital-Na (25 mg/kg KG Nembutal) narkotisierten Bastardhunden wurde der Einfluß der SPV auf die Mikrozirkulation in der Magenwand mit radioaktiven microspheres (15 μ; 3-M-Comp.) untersucht [2, 3]. Die Messungen wurden bei geschlossenem Abdomen vor und 3 Wochen nach der SPV durchgeführt. Mit einem Uras wurde die Beatmung durch Zimmerluft kontrolliert. Der arterielle Druck wurde kontinuierlich gemessen. Im Multichannel-Gammaspektrometer (Fa. Packard) wurde die Radioaktivität berechnet und die Flußraten wurden nach der Referenzflußmethode kalkuliert. Zum Vergleich wurden 4 weitere Hunde transthoracal truncülär vagotomiert und die Flußmessungen unter identischen Bedingungen durchgeführt [2, 3]. Die Untersuchungen wurden unter Nüchternbedingungen und nach vagaler Stimulation mit 2-Desoxy-D-Glucose (250 mg/kg/KG) vorgenommen. Die Ergebnisse wurden mit dem gepaarten t-Test nach Student statistisch abgesichert.

Ergebnisse

Bei den Untersuchungen unter Nüchternbedingungen (Abb. 1) war die Durchblutung der Corpusmucosa 3 Wochen nach der SPV um 45,1% vermindert (von $\bar{x}$ 0,91 ± 0,20 auf $\bar{x}$ 0,50 ± 0,13 ml/g x min; $p < 0{,}0025$). In der Antrumschleimhaut war die Reduktion des Flußes noch ausgeprägter, nämlich um 69,5% (von $\bar{x}$ 1,26 ± 0,56 auf $\bar{x}$ 0,39 ± 0,22 ml/g x min; $p < 0{,}05$). In der Magengesamtwand betrug die Flußminderung durchschnittlich 41% im Corpus und 65% im Antrum (Abb. 2). Im Gegensatz zu diesen Ergebnissen ließ sich nach truncülärer Vagotomie im Corpus keine anhaltende Reduktion der Durchblutung über 3 Wochen nachweisen [2, 3].
Von Interesse war weiterhin die Frage, ob die Gewebsdissektion an der kleinen Corpuskurvatur bei der SPV zu einer lokalen Durchlbutungsminderung führt. Nach der SPV (Abb. 3) liegt der Fluß mit $\bar{x}$ 0,52 ± 0,19 ml/g x min an der kleinen Kurvatur jedoch noch höher als im Fundus ($\bar{x}$ 0,39 ± 12 ml/g x min) und an der großen Kurvatur ($\bar{x}$ 0,51 ± 0,11 ml/g x min). Dies ist als Folge der ausgeprägten Anastomosierung in der Mucosa anzusehen.
Nach vagaler Stimulation beträgt die Flußminderung (Abb. 4) in der Corpusmucosa sogar 74,3%, während die Durchblutung der Antrummucosa überraschend ansteigt. Dies könnte Ausdruck einer stärkeren Reaktivität der noch vagal innervierten Antrummucosa auf cholinerge Reize nach der SPV sein. Unter vagaler Stimulation zeigt sich, daß auch an der kleinen Kurvatur trotz operativer Devaskularisierung die Reaktivität der Mikrozirkulation erhalten geblieben ist (Abb. 5). Die stimulierten Flußraten liegen in der Mucosa der kleinen Corpuskurvatur mit $\bar{x}$ 1,65 ± 0,49 ml/g x min deutlich höher als an der großen Kurvatur ($\bar{x}$ 0,68 ± 0,12 ml/g x min) und im Fundus ($\bar{x}$ 0,90 ± 0,36 ml/g x min). Dieses Ergebnis kann ein Hinweis darauf sein, daß die in

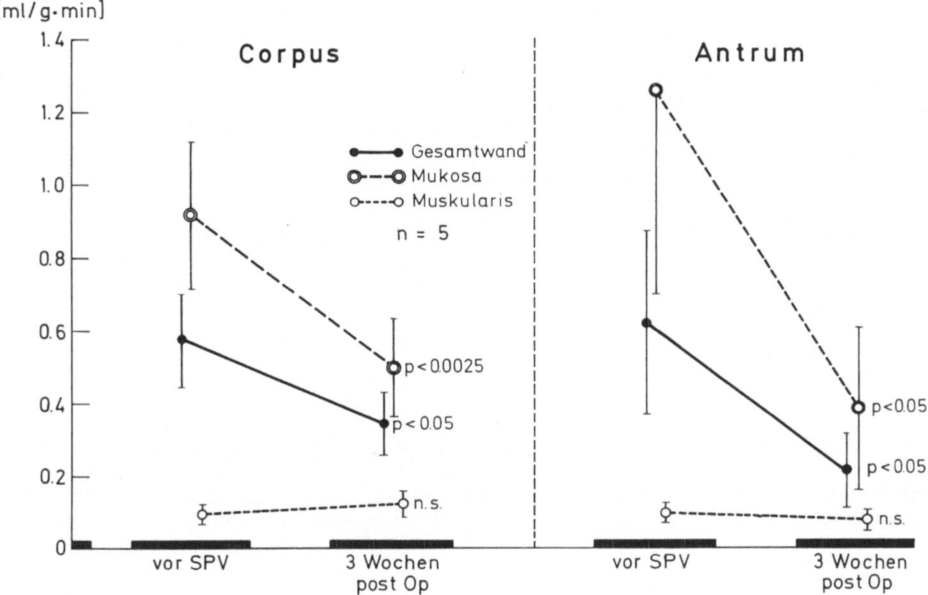

Abb. 1. Magendurchblutung nach SPV

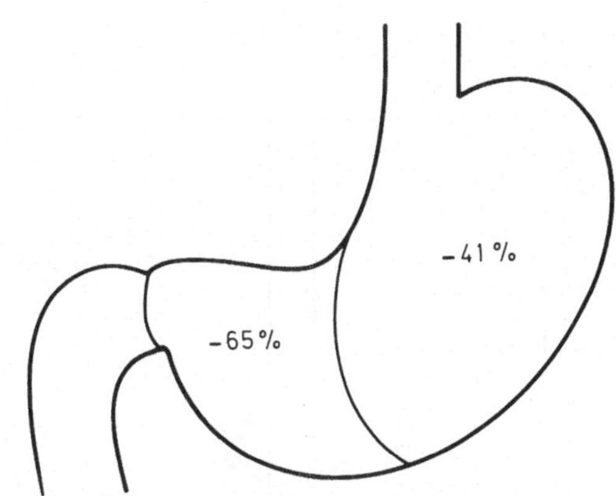

Abb. 2. Durchblutungsreduktion in der Magenwand, 3 Wochen nach SPV

der Literatur beschriebenen Magenwandnekrosen nach der SPV bei normaler Gefäßarchitektur auch bei starker funktioneller Beanspruchung nicht zu erwarten sind.

Abschließend noch eine Gegenüberstellung der Flußminderung im Corpus – dem Ort der blutenden Erosionen bei der erosiven hämorrhagischen Gastritis – 3 Wochen nach

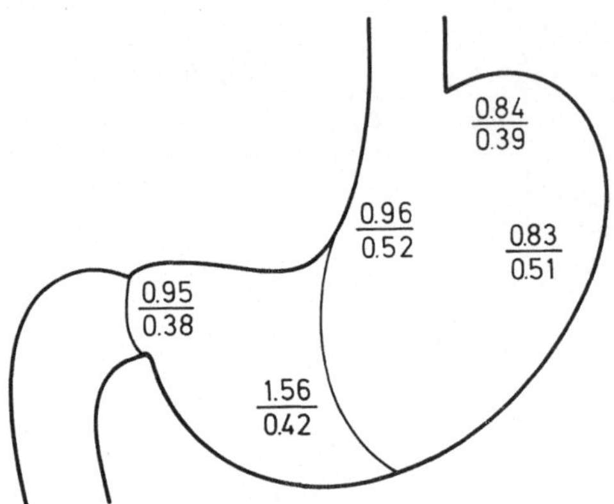

Abb. 3. Regionale Flußänderungen in der Magenschleimhaut vor/nach SPV unter Basalbedingungen (ml/g x min); n = 5

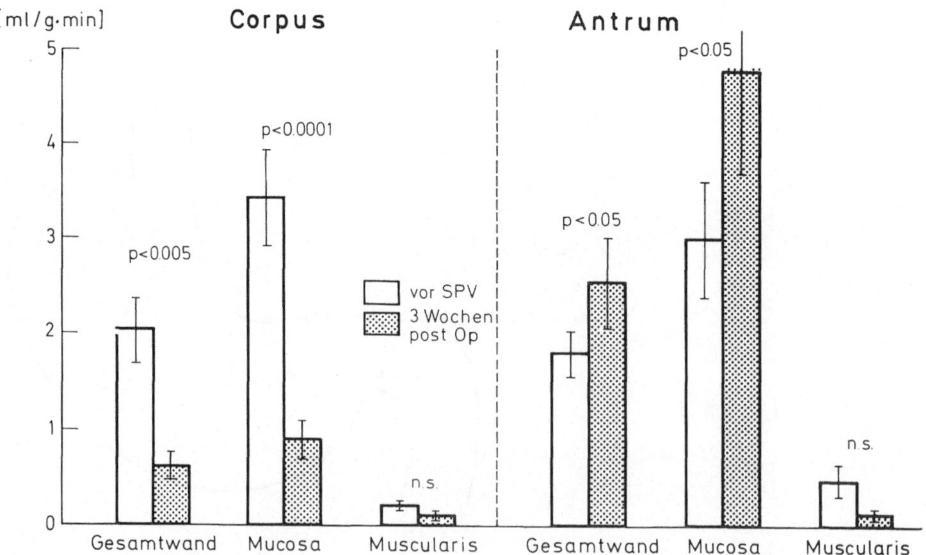

Abb. 4. Magendurchblutung nach Stimulation mit 2-DG vor und nach SPV (250 mg/kg KG; n = 3)

SPV und trunculärer Vagotomie (Abb. 6): Die Flußminderung nach SPV ist mit 41% 10fach höher als nach trunculärer Vagotomie mit 4%.

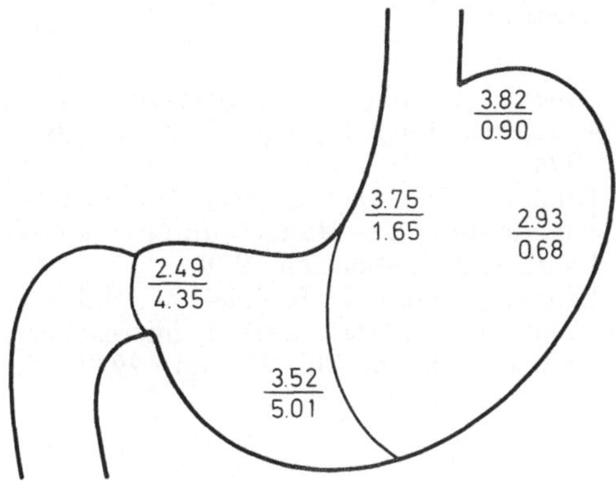

Abb. 5. Regionale Flußänderungen in der Magenschleimhaut vor/nach SPV unter vagaler Stimulation mit 250 mg 2-DG/kg KG (ml/g x min); n = 3

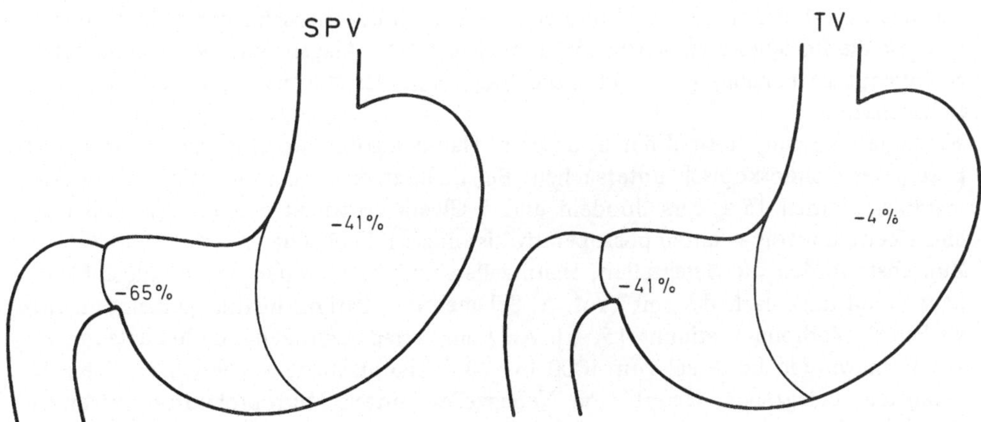

Abb. 6. Änderung der regionalen basalen Durchblutung nach 3 Wochen

Diese Ergebnisse könnten darauf schließen lassen, daß die mindenstens 3 Wochen lang anhaltende erhebliche Flußminderung im Corpus – zusammen mit der konstanten Sekretionsminderung – als eine wesentliche Teilursache für eine erfolgreiche Behandlung gastraler Blutungen angesehen werden kann.

Literatur

1. Bauer, H., Holle, F.: Vagotomy in ulcer complications. In: Vagotomy, Latest Advances, Holle, F., Andersson, S. (eds.), Berlin, Heidelberg, New York: Springer 1974
2. Lenz, J.: Tierexperimentelle Untersuchungen zur Beeinflussung der Magenwanddurchblutung des Hundes durch selektive proximale und trunkuläre Vagotomie. Habil.-Schrift, München 1978
3. Lenz, J., Seifert, J., Brendel, W., Holle, F.: Messung der Magenwanddurchblutung beim Hund mit radioaktiven microspheres nach trunkulärer Vagotomie. Langenb. Arch. Chir. Suppl. Chir. Forum *199* (1977)

Langzeituntersuchungen der Fundusschleimhaut beim Gastroduodenalulcus nach SPV und Pyloroplastik

G.E. Holle

Aus Tierexperimenten [3, 4, 9] und aus Studien an der menschlichen Magenschleimhaut ist die Beziehung zwischen der Hyperacidität des Magens und der echten Belegzellhyperplasie bekannt [1, 2, 11]. Die Vagotomie des Magens senkt die Säuresekretionskapazität.

Wir konnten einen Großteil der in unserem Hause vagotomierten Patienten prae- und postoperativ endoskopisch untersuchen. Bei qualitativer Auslese des Fundus-Biopsiematerials wurden 15 Ulcera duodeni und 5 Ulcera ventriculi praeoperativ und über einen Zeitraum von 4 Jahren postoperativ histologisch beobachtet.

Zunächst wurden die Belegzellen, Hauptzellen und Nebenzellen der Fundusschleimhaut quantitativ nach der mit Prof. A. Schauer vom Pathol. Institut gemeinsam entwickelten Methode bestimmt [5, 6]. An kompletten sagittalen Fundusschleimhautschnitten wurden im Areal von 4000 bis 7000 Hauptzellen, gewonnen an 7 bis 15 Schnitten, Belegzellen, Haupt- und Nebenzellen mittels Mikroprojektion auf einem Zeichentisch ausgezeichnet und ausgezählt. Diese Methode soll die erheblichen Abweichungen bedingt durch Schrumpfung, Schwellung, Zellinfiltrationen und Quetschung des Gewebes ausschließen.

Die praeoperative Verteilung der Belegzellen weist individuelle Schwankungen zwischen 29,5% und 61,5% Dichte der Belegzellpopulation auf [7].

Frühpostoperativ, ab dem 12. postoperativen Tag, kommt es bereits zu einer signifikanten Abnahme der Dichte der Belegzellpopulation um 49–80%, im Mittel um 74% beim Ulcus duodeni und 73% beim Ulcus ventriculi (Abb. 1). Dabei ist die stärkste prozentuale Abnahme im oberen Drüsendrittel zu beobachten. Die Hauptzellen zeigen eine numerische Zunahme sowohl in der Relation zu Belegzellen und Nebenzellen als auch bezogen auf ein maßdefiniertes Areal, während die Nebenzellen insgesamt keine wesentliche numerische Veränderung aufweisen. Gleichzeitig finden wir, ocularmikrometrisch gemessen, den sagittalen Durchmesser der drüsentragenden Mucosa von durchschnittlich 650 μ praeoperativ auf 510 μ postoperativ reduziert, das ist um ca. 21%.

Change of Parietal-Cell-Density related to Chief- and Mucous-Neck-Cells in GDU pre- and post Sel. prox. Vagotomy

	Patient			Exam. days post-op.	Number of Chief-Mucous-Neck und Parietal Cells (absolut Values) pre-op.	post-op.	Density of Parietal-Cells % pre-op.	post-op.	Decrease of PC-Density rel. %
DU	G.J.	♂	43 J.	21	3171/1437/3282	5816/ 986/ 672	41.59	8.99	78.38
DU	P.K.	♂	33 J.	23	3120/1090/3976	4372/ 685/ 571	48.57	10.14	79.12
DU	Sch.E.	♂	36 J.	23	3293/1913/1804	3783/ 924/ 959	29.52	16.68	49.49
DU	B.H.	♂	46 J.	96	1710/1568/4002	6310/1886/1112	54.97	11.94	78.27
DU	M.J.	♂	26 J.	21	4550/2282/5552	9370/1434/1192	45.56	9.93	78.20
DU	L.K.	♂	29 J.	21	4370/ 948/4426	6067/ 583/ 695	45.42	9.46	79.17
DU	B.A.	♂	31 J.	22	1870/ 496/3148	5878/ 914/1360	57.09	16.68	70.78
DU	G.W.	♂	27 J.	20	2466/ 237/2448	5504/ 616/1172	47.52	16.07	66.18
DU	B.A.	♀	44 J.	35	1947/1014/4737	4932/1131/ 714	61.53	10.53	82.88
DU	H.A.	♂	36 J.	74	3462/1254/3189	7622/1502/ 852	40.34	8.54	73.92
DU	H.H.	♂	43 J.	29	3132/1008/3141	4706/1154/ 980	43.14	14.32	66.80
DU	St.E.	♀	35 J.	23	3146/1108/4500	5522/1284/ 864	51.40	11.26	78.09
DU	H.J.	♂	59 J.	25	3030/2073/4437	6242/2122/1190	46.50	12.45	73.22
DU	H.L.	♂	40 J.	21	2724/1236/3344	4442/ 910/ 628	45.90	10.50	77.12
G-DU	U.W.	♂	63 J.	24	3226/ 794/3532	5688/ 663/ 632	46.76	9.05	80.64
					$\bar{\varsigma} = \pm 1.53$	DU: Average Decrease of PC-Density in %			**74.15**
GU	St.M.	♂	53 J.	21	1814/1002/2882	6458/ 714/1002	50.57	12.25	75.77
GU	H.W.	♂	29 J.	22	3052/ 805/2619	3711/2193/ 887	47.82	13.06	72.68
GU	H.M.	♀	62 J.	22	3348/ 574/2584	4200/ 550/ 548	39.71	10.34	73.96
GU	F.F.	♀	72 J.	24	3180/ 660/2828	3158/ 651/ 506	42.41	11.72	72.36
GU	K.G.	♀	59 J.	34	2980/ 578/2586	4254/ 641/ 599	42.08	10.90	74.09
					$\bar{\varsigma} = \pm 0.22$	GU: Average Decrease of PC-Density in %			**73.77**

Abb. 1. Dichte der Belegzellpopulation in Relation zu Haupt- und Nebenzellen vor und nach SPV und Pyloroplastik

Man beobachtet ein dichteres Zusammenrücken der spezifischen Drüsenzellen auch als eine Abnahme der Zelldurchmesser.

Spätpostoperativ, d.h. 1 Jahr, 2 Jahre und 3 und 4 Jahre postoperativ finden wir keine wesentliche Änderung des schon frühpostoperativ erhobenen Befundes; also beim Ulcus duodeni weiterhin eine Reduktion der Dichte der Belegzellpopulation zwischen 74 und 78% 4 Jahre postoperativ gegenüber praeoperativ und zwischen 74 und 80% 4 Jahre postoperativ gegenüber praeoperativ beim Ulcus ventriculi [7, 8] (Abb. 2 und 3).

Bei einem Kontrollfall von Ulcus ventriculi ohne Vagotomie, jedoch mit Pyloroplastik und Ulcusexcision zeigte sich eine eher gegenläufige Entwicklung. Bei einer Dichte der Belegzellpopulation praeoperativ von 26%, waren die Werte frühpostoperativ 27%, nach einem Jahr 33% und nach 3 Jahren 35%.

Vergleicht man bei den untersuchten Fällen den Grad der Abnahme der Dichte der Belegzellpopulation mit der insulinstimulierten Säuresekretion, indem man das Patientengut 2 Gruppen zuordnet – einer postoperativ absolut insulinnegativen (nach den Kriterien von Ross und Kay) und einer postoperativ noch schwach insulinpositiven – so ergibt sich bezüglich der Abnahme der Dichte der Belegzellpopulation über einen Beobachtungszeitraum von 3 Jahren kein signifikanter Unterschied (Abb. 4).

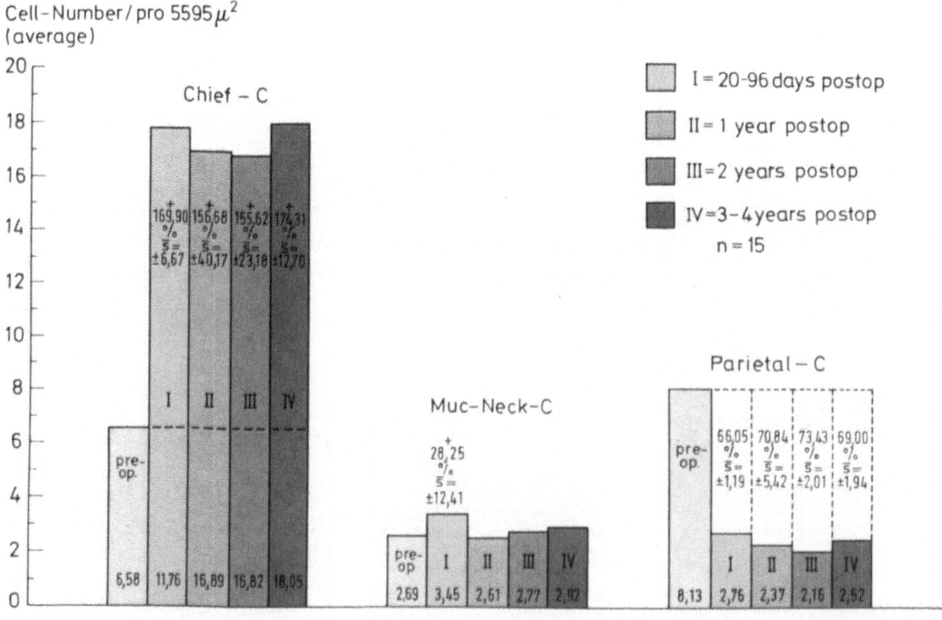

Abb. 2. Dichte der Beleg-, Haupt- und Nebenzellenpopulation (%) bei Duodenalgeschwür vor, frühpostoperativ sowie 1, 2, 3 und 4 Jahre nach SPV und Pyloroplastik bezogen auf ein definiertes Flächenareal [8]

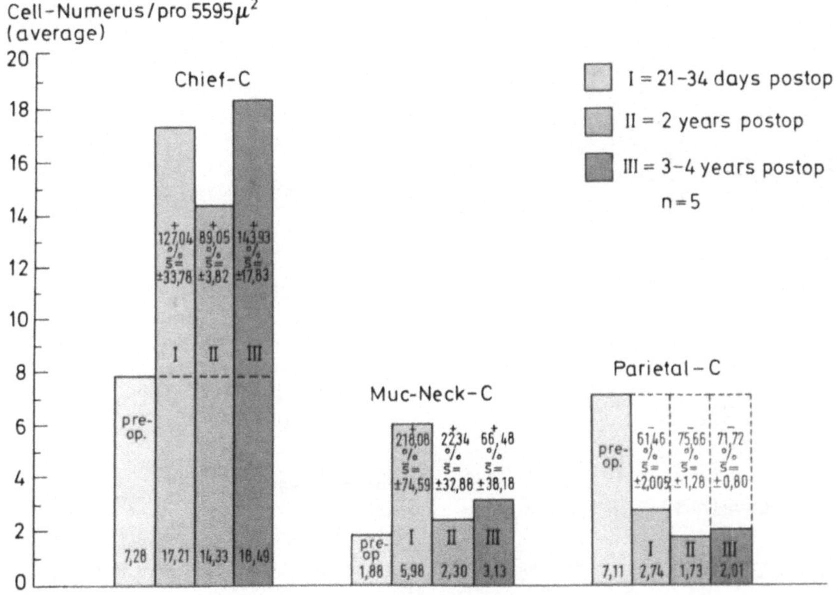

Abb. 3. Dichte der Beleg-, Haupt- und Nebenzellenpopulation (%) bei Magengeschwür vor, frühpostoperativ sowie 1, 2, 3 und 4 Jahre nach SPV und Pyloroplastik bezogen auf ein definiertes Flächenareal [8]

Die absorptionsphotometrische Ermittlung der Succinatdehydrogenaseaktivität in den Mitochondrien der Belegzellen erbrachte eine Abnahme der Aktivität bei Ulcus duodeni frühpostoperativ um 20%, nach einem Jahr um 26%. Beim Ulcus ventriculi konnte diese Abnahme nicht nachgewiesen werden. Im Gegenteil kommt es hier zu einer leichten Zunahme der Aktivität von postoperativ um ca. 6%. Die ermittelte Succinatdehydrogenaseaktivität in den Mitochondrien der Belegzellen beim Gesunden liegt höher als bei beiden Erkrankungen prae- und postoperativ.

Bei Ulcus duodeni ohne Pylorusstenose fanden wir prae- und postoperativ keine vermehrten entzündlichen Infiltrationen. Nach Vagotomie kommt es jedoch zu vermehrt Belegzelldetritus und ganzen abgestoßenen Belegzellen in den Drüsenlumina, sowie in Feinstrukturbildern zu vermehrt auftretender fettiger Degeneration im Cytoplasma (Abb. 5).

Beim Ulcus ventriculi-Kranken, dessen Magenschleimhaut in vielen Fällen schon praeoperativ Veränderungen aufweist, kommt es postoperativ zu vermehrter entzündlich bindegewebiger Induration. Die Drüsenschläuche sind auf weite Strecken verdrängt oder es finden sich pas-positive Drüsenknäuel zwischen entzündlichen Infiltraten bis zur muscularis mucosae. Die Belegzellen sind zwischen dystrophischen und stellenweise ausgeprägt intestinal metaplastisch degenerierten Drüsen auf kleine Inseln zusammengedrängt und nur noch vereinzelt im Drüsenverband anzutreffen.

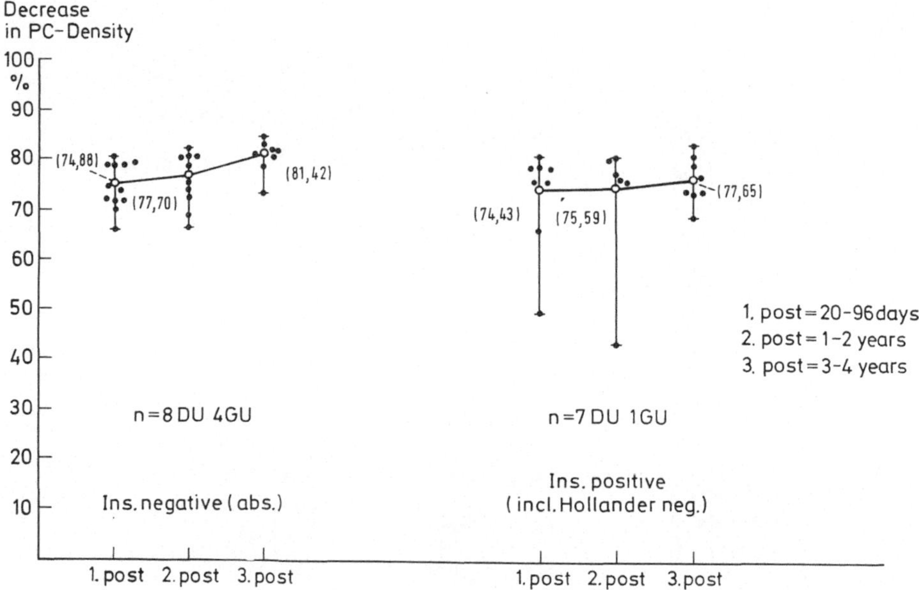

Abb. 4. Beziehung zwischen dem Grad der postoperativen Abnahme der Belegzelldichte und der insulinstimulierten Säuresekretion [8]

Zum Teil erweiterte dystrophische Drüsen können postoperativ so stark erweitern, daß das wabige Bild einer schweren cystischen Degeneration entsteht. Auch hier sind die spezifischen Drüsenzellen verdrängt, wobei die Hauptzellen noch eher als die Belegzellen verschwinden (Abb. 6).

Wo vorhanden, finden sich die Belegzellen inselartig zusammengedrängt. Ein Drüsenverband ist nicht mehr zu erkennen.

Es kann nicht ausgeschlossen werden, daß beim Ulcus ventriculi die postoperativ veränderte Schleimhautinnervation die gezeigten pathomorphologischen Veränderungen protegiert.

Auf Grund unserer eigenen Beobachtungen (postoperativ hohe Belegzellreduktion, Zeichen der Belegzellplasmaverfettung, vermehrter Belegzelldetritus in den Drüsenlumina) sowie der Ergebnisse von Ley und Williams [10, 12], welche eine Hemmung der Produktion von jungen Belegzellen nach Vagotomie nachwiesen, ist zu folgern, daß die SPV sowohl die Reifung der Stammzellen (progenitor cells) in den Fundusdrüsen hemmt, als auch den Abbau reifer Belegzellen beschleunigt.

Als Ursache für die Reduktion der Säuresekretion nach SPV ist in erster Linie die Abnahme der Dichte der Belegzellpopulation verantwortlich zu machen.

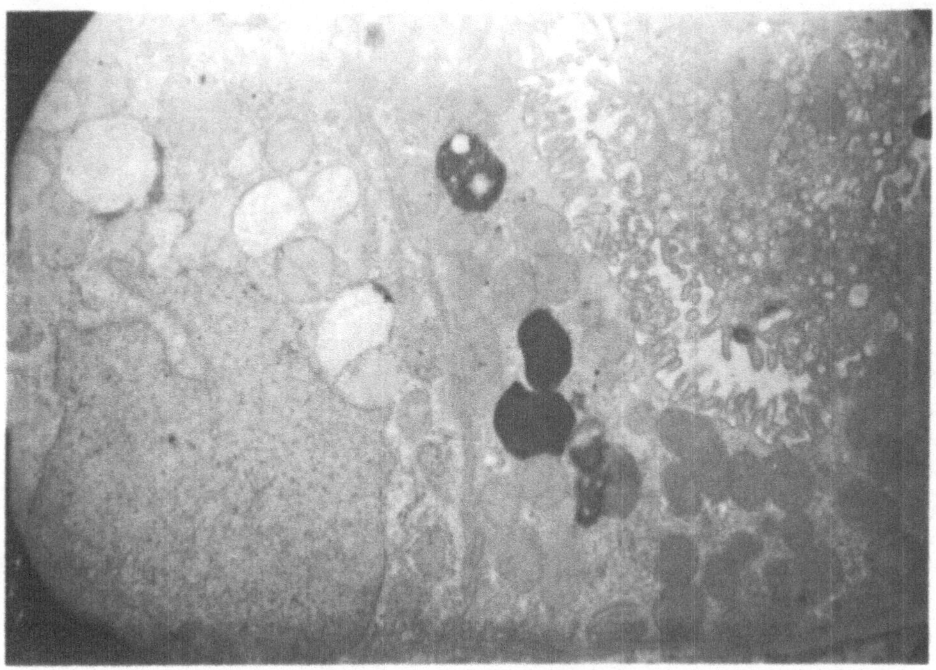

Abb. 5. Fetteinlagerungen im Belegzellcytoplasma bei Ulcus duodeni nach SPV und Pyloroplastik. (Prof. F. Miller, Inst. f. Z. Biol. Univ. München)

Literatur

1. Card, W.J., Mark, J.N.: The Relationship between the Acid Output of the Stomach following maximal Histamine Stimulation and the Parietal Cell Mass. Clin. Sci. *19*, 147 (1960)
2. Cox, A.J.: Stomach Size and it Relation to Chronic Peptic Ulcer. Arch. path. *54*, 407 (1952)
3. Cox, A.J., Barnes, V.R.: Experimental Hyperplasia of the Stomach Mucosa. Proc. Soc. Exp. Biol. and Med. *60*, 118–120 (1945)
4. Crean, G.P., Marshall, M.W., Rumsey, R.D.F.: Parietal Cell Hyperplasie induced by the Administration of Pentagastrin to rats. Gastroenterology *57*, 147–155 (1969)
5. Holle, G., Schaer, A., Fellner, K.: On the Effect of Selective Proximal Vagotomy on the Parietal Cells in Duodenal Ulcers. Chir. Gastroent. *5*, 310–317 (1971)
6. Holle, G., Fellner, K., Schauer, A.: On the Effect of Selective Proximal Vagotomy on the Parietal Cells in Gastric Ulcers. Chir. Gastroent. *7*, 1 (1973)
7. Holle, G.E.: The Effect of Selective Proximal Vagotomy on Parietal Cells in Man. In: Vagotomy. Latest Advances, Holle, F., Andersson, S. (eds.), p. 24–32. Berlin, Heidelberg, New York: Springer 1974
8. Holle, G.E.: Langzeituntersuchungen der Fundusschleimhaut beim Gastroduodenalulcus nach SPV und Pyloroplastik. Zeitschrift f. Gastroenterologie *16*, 57–65 (1978)

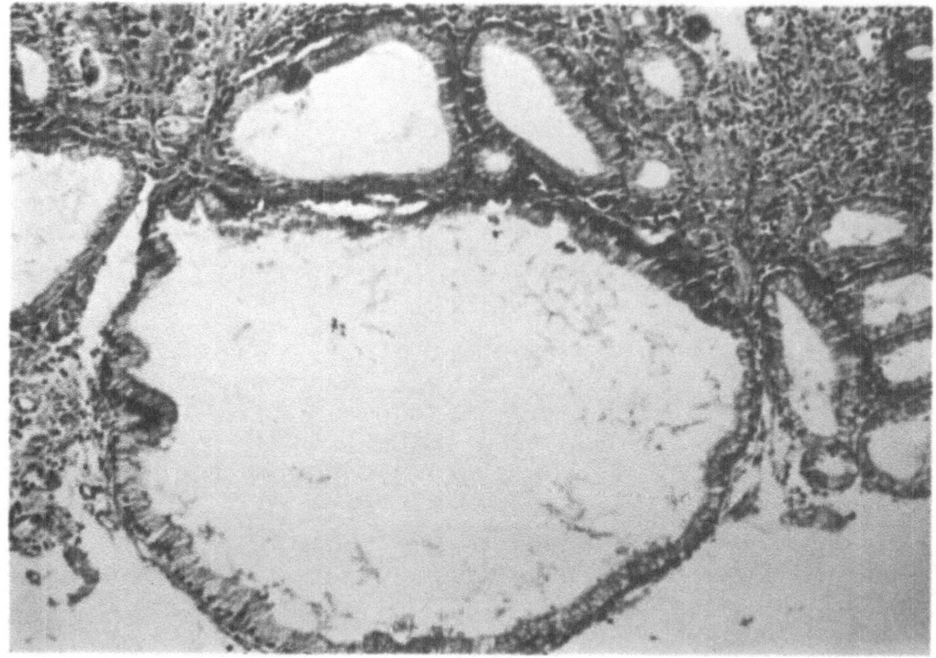

Abb. 6. Cystische Degeneration in der Fundusschleimhaut bei Magenulcus nach SPV und Pyloroplastik (H E)

9. Klein, H.J., Jirmann, V.W., Eder, M.: Belegzellhyperplasie bei Ratten nach Pentagastrinstimulierung. Zeitschrift f. Gastroenterologie *7,* 171–173 (1969)
10. Ley, R., Willems, G., Vasteenkiste, Y.: Influence of Vagotomy on Parietal Cell Kinetics in the Rat Gastric Mucosa. Gastroenterology *65,* 764–772 (1973)
11. Tongen, L.A.: The Quantitative Relationship between Parietal Cells and Gastric Acidity. Surgery *28,* 1009 (1950)
12. Willems, G., Lehy, T.: Radioautographic and quantitative Studies on Parietal and Peptic Cell Kinetics in the Mouse. Gastroenterology *69,* 416–426 (1975)

Vagotomie und duodeno-gastraler Reflux

V. Schumpelick

Ein suffizienter Pylorus vermag in der Duodenal-Systole den Rückstrom von Duodenalinhalt in den Magen zu verhindern, um sich in der Duodenal Diastole zur Entleerung des Magens zu öffnen. Ist der Pylorus schlußunfähig, überschwemmt galliges Sekret den Magen, wenn das Duodenum sich kontrahiert. Hierbei gelangen Gallensäuren, Phospolipasen, Pankreassekret, Lecithin, Lysolecithin und Bi-Carbonat in den Magen. Nur für wenige Bestandteile ist eine Schleimhautschädlichkeit nachgewiesen [3, 9, 15, 28, 31]. In erster Linie sind hier das Lysolecithin, ein Spaltprodukt des Lecithins und die Gallensäuren zu nennen, die als starke Detergentien imstande sind, die Schleimhautbarriere zu zerstören und damit den Konzentrationsausgleich zwischen intraluminärer und interstitieller Wasserstoff-Ionen-Dichte zu fördern [7, 10, 16, 20, 33, 40]. Eine Applikation von Lysolecithin in der Konzentration, wie sie sich bei starkem duodeno-gastralen Reflux im Magen nachweisen läßt, auf gesunde Magenschleimhaut führt bereits nach 30 Minuten zu raster-elektronenmikroskopisch nachweisbaren Schleimhautveränderungen [25].

Der Modellfall dieser Refluxschädigung des Magens sind die konventionellen Formen (Abb. 1) der Ulcuschirurgie [13, 21, 30, 33, 34, 35, 39]. Ob in Form des Billroth I-Magens, des Billroth II oder der selektiven totalen Vagotomie bzw. gastralen Vagotomie bzw. gastralen Vagotomie und Pyloroplastik, in jedem Fall führt die konventionelle Ulcuschirurgie zu einer Ausschaltung des Pylorus und damit Beseitigung der Refluxbarriere.

Wie verhält es sich nun mit dem duodeno-gastralen Reflux nach Vagotomie? Auf den ersten Blick will es ganz einfach erscheinen: das Ausmaß des Refluxes korreliert wahrscheinlich mit der Weite der Pyloroplastik. Zur Analyse dieser Frage untersuchten wir insgesamt 47 Patienten mit verschiedenen Formen der Vagotomie, von denen 16 eine Pyloroplastik nach Heinecke-Mikulicz, 16 eine Pyloroplastik nach Jaboulay in Kombination mit einer selektiven totalen Vagotomie ohne Pyloroplastik versorgt wurden. Auf diese Weise war es möglich, die unterschiedliche Lumenweite der einzelnen Pyloroplastik-Formen sowie deren Besonderheiten mit den Refluxmaßen zu korrelieren.

Methodik

a) Patientengut. Insgesamt wurden 47 Patienten mit verschiedenen Formen der Vagotomie mit und ohne Pyloroplastik nachuntersucht. Es waren dies:

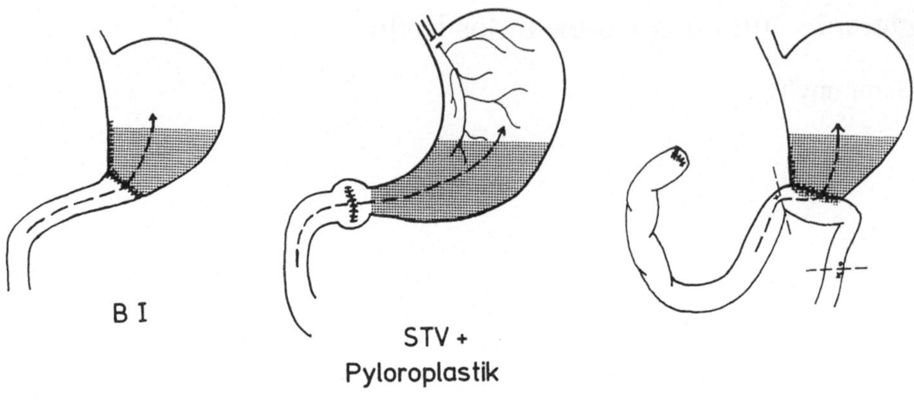

Abb. 1. Refluxgastritis bei den konventionellen Formen der Ulcuschirurgie mit Ausnahme der SPV

1. 15 Patienten mit einer selektiven proximalen Vagotomie ohne Pyloroplastik (SPV)
2. 16 Patienten mit einer selektiven totalen Vagotomie mit Pyloroplastik nach Heineke-Mikulicz (STV) (Abb. 1).
3. 16 Patienten mit einer STV und Pyloroplastik nach Jaboulay (= Gastroduodenostomie) (Abb. 2).

Die Operationen lagen im Durchschnitt 2–4 Jahre zurück, nur bei den SPV-Patienten betrugen die postoperativen Intervalle lediglich 6–22 Monate. Sämtlich handelte es sich um Patienten, die wegen eines Duodenalulcus oder eines Pylorus-nahen Magengeschwür in unsere Behandlung kamen.

Als Kontrollgruppe dienten 37 nicht-operierte Patienten der entsprechenden Altersschichtung.

b) Untersuchungsgang. Alle Patienten wurden nach folgendem Schema ambulant durchuntersucht:

1. Anamese und Klassifizierung der Beschwerden nach Visick
2. Klinische Untersuchung
3. Gastroskopie mit Stufenbiopsie
4. röntgenologische Lokalisation der Magensonde im Fundus/Corpus
5. Magensaftanalyse:
   a) Acidimetrie (vor und nach Pentagastrin)
   b) Gallensäuren, Lecithin, Lysolecithin
   c) ^{14}C-Gallensäuren-Refluxbestimmung
   d) Bakteriologie auf aerobe und anaerobe Keime.

c) Refluxmessung. Als Refluxparameter wurden intragastrale Gallensäuren und Phospholipide bestimmt. Hierzu wurde nach 12stündigem Fasten eine dünne Magensonde röntgenologisch im Corpus plaziert. Anschließend erfolgte nach Entleerung des Magens die Dauerabsaugung in 15'-Portionen vor und nach Pentagastrin-Stimulation.

Zur Bestimmung des ^{14}C-Gallensäurenrefluxes wurde zu Beginn der Basalperiode 0,1–1 μCi Carboxyl-^{14}C-Cholsäure i.v. appliziert. Die ^{14}C-Aktivität bestimmten wir mit dem Szintillationsspektrometer (Tricarb 3380, Fa. Packard). Die Gallensäuren wurden enzymatisch, die Phospholipde dünnschichtchromatographisch gemessen, wie an anderer Stelle ausführlich beschrieben (Schumpelick et al., 1978).

d) Auswertung. Die statistische Analyse stützt sich auf den Mann-Whitney-U-Test, die Angaben beziehen sich auf Mittelwerte und Standardabweichungen des Mittelwertes.

Ergebnisse

Betrachtet man die Gesamt-Phospholipide und das Lecithin im Magensaft, so waren die Unterschiede zwischen den drei Vagotomieformen und den Kontrollen nicht sehr auffallend, nur die Pyloroplastik nach Jaboulay (Abb. 2) wich signifikant nach oben ab. Ähnliche Unterschiede ergaben sich bei der Betrachtung der intragastralen ^{14}C-Gallensäuren-Aktivität nach intravenöser Applikation sowie die Bestimmung der nativen Magen-Gallensäuren. Während der gröbere Test der ^{14}C-Aktivitätsmessung nur für die Pyloroplastik nach Jaboulay pathologische Werte erkennen ließ, fanden sich bei den nativen Gallensäuren auch für die Pyloroplastik nach Heineke-Mikulicz leicht erhöhte Werte.

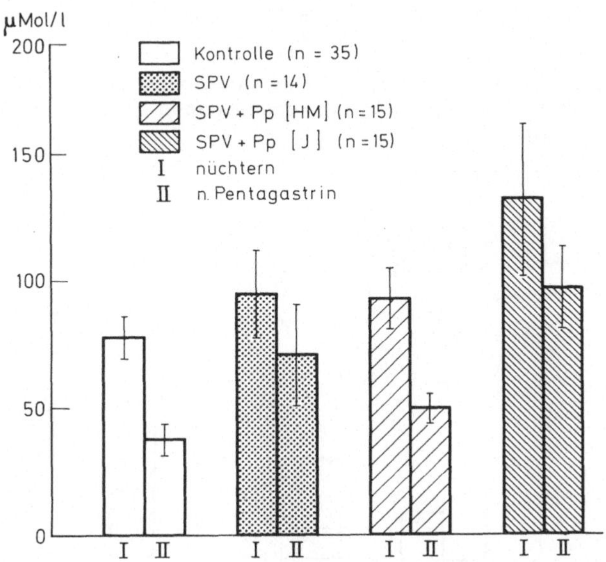

Abb. 2. Intragastrale Lecithinkonzentration bei verschiedenen Formen der Vagotomie mit und ohne Pyloroplastik

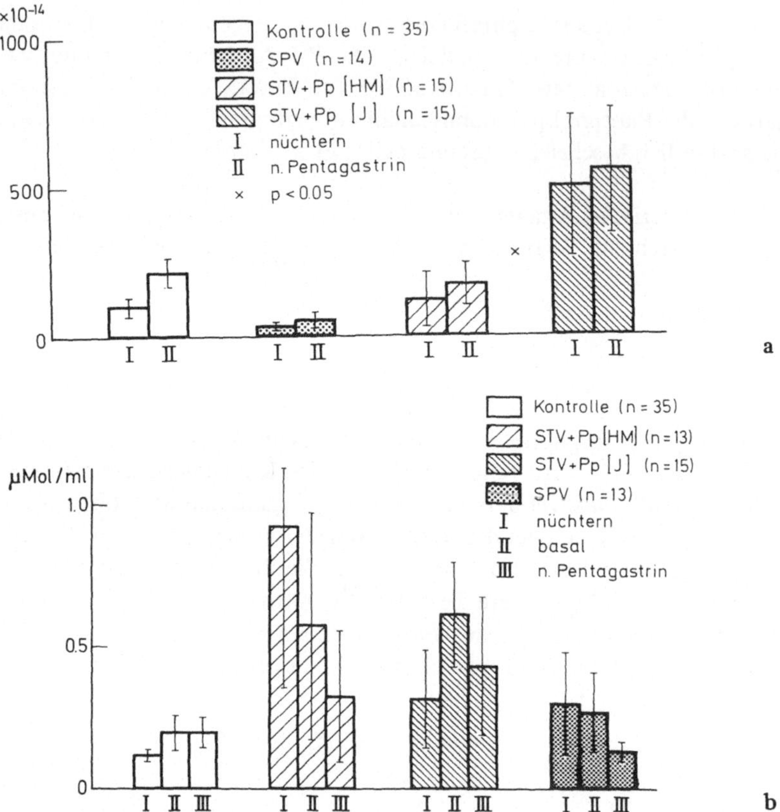

Abb. 3. a Intragastrale ^{14}C-Gallensäurenkonzentration und **b** intragastrale native Gallensäurenkonzentration bei verschiedenen Formen der Vagotomie mit und ohne Pyloroplastik

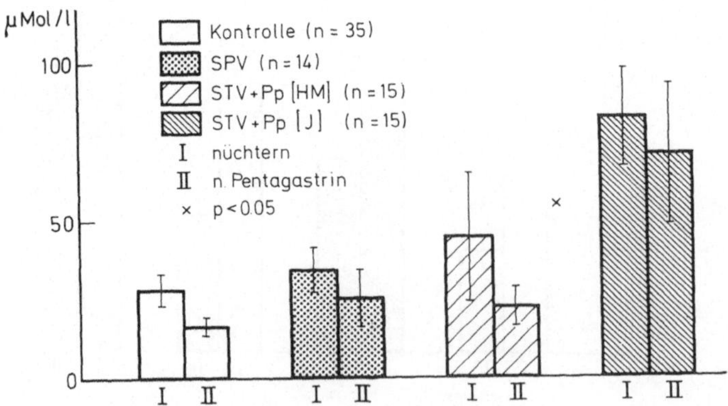

Abb. 4. Intragastrale Lysolecithinkonzentration nach verschiedenen Formen der Vagotomie mit und ohne Pyloroplastik

Ein fast analoges Verhalten zeigte (Abb. 4) die Lysolecithin-Konzentration im Magensaft nach verschiedenen Formen der Vagotomie mit und ohne Pyloroplastik, auch hier führte die Pyloroplastik nach Jaboulay mit den höchsten Werten, die Unterschiede der SPV zur Kontrollgruppe waren nicht signifikant. Vergleicht man aber die absolute Höhe dieser pathologischen Werte bei Pyloroplastik nach Jaboulay mit den pathologischen Werten der Billroth I- und Billroth II-Resektion, so fällt auf, daß selbst die höchsten Vagotomiewerte noch um den Faktor 5 unter den günstigsten Resektionswerten liegen (Abb. 5). Wir haben also festzustellen, daß selbst nach der weitesten Pyloroplastik-Form noch hochsignifikant weniger Duodenalsaft in den Magen regurgitiert wird als bei irgendeiner Resektion. Warum ist das so? Es gibt hierzu verschiedene Erklärungsmöglichkeiten. Eine wäre die, daß der Restmagen bei der Vagotomie sehr viel größer ist, so daß eine bessere Durchmischung mit dem Magensekret auftreten kann. Eine andere mögliche Erklärung wäre die Reduktion der duodenalen Kontraktilität durch die Pyloroplastik, wofür auch tierexperimentelle Untersuchungen sprechen [36].

Auf einen dritten Aspekt möchte ich näher eingehen, da er mir von besonderer Bedeutung zu sein scheint. In tierexperimentellen Untersuchungen am Schwein konnten wir zeigen, daß die Umwandlung des Lecithins in das cytotoxische Lysolecithin eine enge Abhängigkeit vom pH-Wert erkennen läßt [1, 34]. Liegen im sauren Bereich nur etwa 20% des Lecithins als Lysolecithin vor, so erreichen die entsprechenden Werte im alkalischen Milieu 60–100% (Abb. 6). Die Abklärung hierfür dürfte in der Genese des Lysolecithins zu suchen sein. Die unterschiedlichen Wirkungs-Optima der Phospholipasen bedingen es, daß im alkalischen Bereich das Lysolecithin akkumuliert und nur im leicht sauren Bereich durch die Phospholipase B mit einem Wirkungs-Optimum von wahrscheinlich noch weniger als 6–7 hydrolytisch inaktiviert wird. Überträgt man diese Ergebnisse auf den klinischen Bereich so läßt sich an unserem Patientengut beobachten, daß bei einer Zunahme der Gesamt-Phospholipide mit steigendem pH-Wert das Lysolecithin überproportional ansteigt.

Anders ausgedrückt, finden wir zwischen pH 1 und 5 etwa 30% der gesamten Phospholipide als cytotoxisches Lysolecithin, so liegen über pH 5 bereits über 60% als Lysolecithin vor. Pauschal übertragen auf die Formen der Ulcusoperationen läßt sich sagen, daß die Vagotomien mit niedrigeren pH-Werten in einem signifikant günstigeren Bereich der Lysolecithin-Bildung liegen als die alkalischeren Resektionsmägen (Abb. 7).

Soweit zum duodeno-gastralen Reflux von Gallensäuren und Lysolecithin; nun zur Abrundung ein etwas anderer Aspekt des Problems. Wie allgemein bekannt, ist der normale Magen keimfrei. Oral aufgenommene Bakterien werden mit Ausnahme der säurefesten Stäbchen im sauren Milieu des Magens abgetötet. Die Darmflora reicht beim gesunden Menschen maximal bis in das Jejunum; Duodenum und Magen sind keimfrei.

In unseren Nachuntersuchungen am Resektionsmagen konnten wir nun im Gegensatz zu Normalpersonen ein breites Spektrum oraler und fäkaler Bakterien sowie Hefen in 80% der Mägen nachweisen (Tabelle 1). Anders bei der Vagotomie:

Unter 10% der untersuchten Magensäfte waren unabhängig von der Pyloroplastik-Form bakteriell kontaminiert, annähernd 90% waren weiterhin steril. Besonders eindrucksvoll sind diese Ergebnisse im Vergleich zu den bakteriologischen Befunden beim Billroth I- und Billroth II-Magen mit bis zu 80% Keimbesiedelung. Wie läßt sich

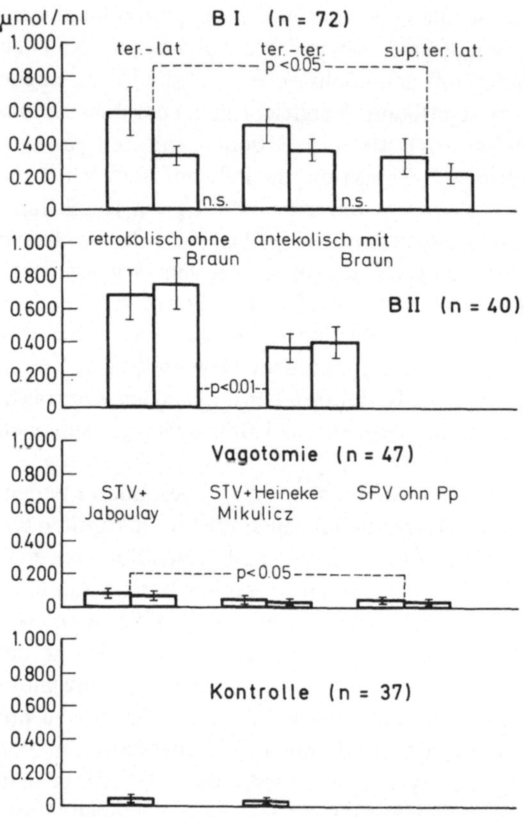

Abb. 5. Intragastrale Lysolecithinkonzentration nach verschiedenen Formen der konventionellen Ulcuschirurgie

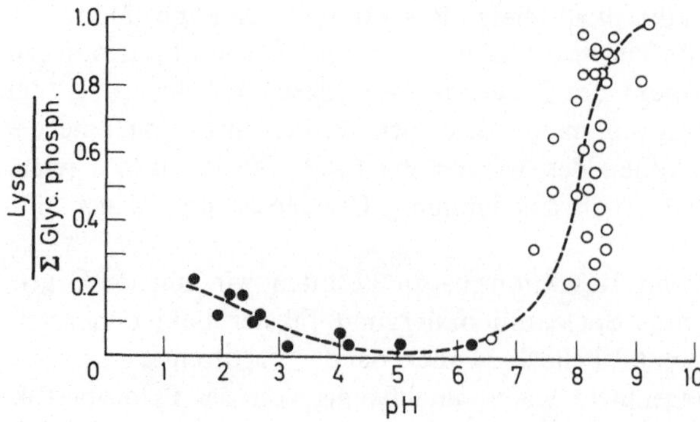

Abb. 6. Abhängigkeit von pH-Wert und relativem Anteil des Lysolecithins an den Gesamtphospholipiden im Magensaft (tierexperimentelle Ergebnisse am Schwein)

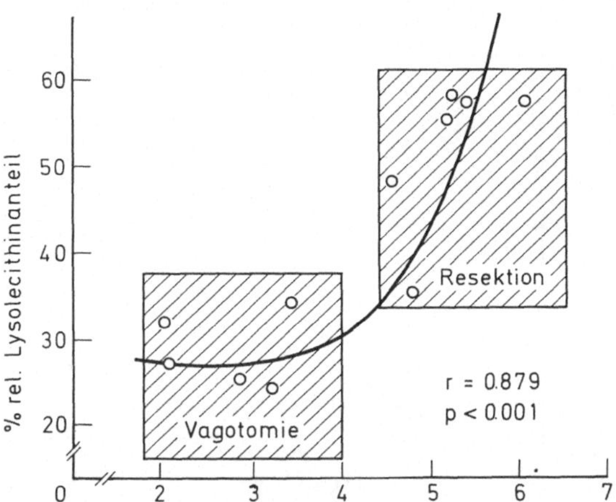

Abb. 7. Abhängigkeit der Lysolecithinkonzentration im Magensaft vom pH-Wert bei Patienten mit verschiedenen Formen der Vagotomie und der Billroth I- und II-Magenresektion. (Mittelwerte der Kollektive)

dieser Befund erklären? Bereits am Modell des Billroth I-Magens zeigt sich eine deutliche Abhängigkeit der Keimbesiedlung vom intragastralen pH-Milieu. Korreliert man die bakterielle Besiedlungs-Frequenz des operierten Magens mit dem intragastralen pH-Milieu, so ergibt sich eine S-förmige Abhängigkeit (Abb. 8). Während bis zu einem pH-Wert von etwa 4,5 maximal 20% der Mägen bakteriell kontaminiert sind, bricht oberhalb 5 der Säureschutz des Magens zusammen und es resultiert eine exzessive Keimbesiedlung. Übertragen auf den Vergleich Vagotomie oder Resektion ergibt sich eine ähnliche Abhängigkeit schon beim Lysolecithin; im niedrigen pH-Bereich der Vagotomien besteht eine geringe Keimbesiedelung, bei den höheren pH-Werten der Resektionen sind bis zu 80% der Mägen bakteriell kontaminiert. Neben der direkten

Tabelle 1. Spektrum der intragastralen Keimbesiedlung nach Magenresektion im eigenen Patientengut

Faekalflora:	Bacteroides Peptostreptococcus Bifidobacterium E. coli Proteus vulgaris Klebsiella pneumoniae	Enterobacter Streptococcus faecalis Clostridien B. subtilis
Oralflora:	Viridians-Streptokokken Staphylokokken Neisserien Corynebakterien	Bacteroides Actinomyceten Leptotrichia buccalis
Hefen:	Candida albicans Candida parapsilosis Candida tropicalis	Torulopsis glabrata Candida Krusei

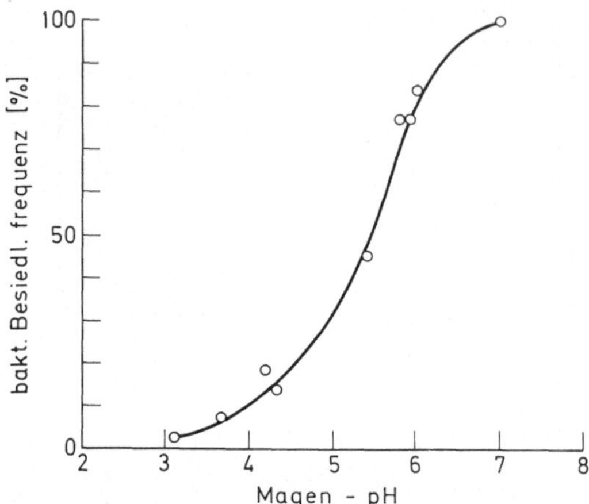

Abb. 8. Abhängigkeit der bakteriellen Besiedlung des operierten Magens vom intragastralen pH-Wert (Mittelwerte der Kollektive)

Magenschleimhautschädigung durch die Bakterien und ihre Toxine, die sich in einer Abhängigkeit der Schleimhautveränderungen von der bakteriellen Kontamination ausdrückt, kommt der Keimbesiedelung des operierten Magens möglicherweise auch eine andere Bedeutung zu. So wird verschiedentlich diskutiert, daß durch die Umwandlung von Nitriten und Nitraten der Nahrung in Nitrosamin durch verschiedene Bakterien, u.a. Coli-Bakterien, Nahrungsbestandteile im bakteriell kontaminierten Magen cancerisiert werden können [4, 5, 6, 8].

Schlußfolgerung

Die Vagotomie als solche führt zu keiner Steigerung des Refluxes. Ein duodenogastraler Reflux ist nur in Abhängigkeit von der Weite der Pyloroplastik zu erwarten, er liegt selbst im ungünstigsten Fall noch um den Faktor 5 unter den günstigsten Werten der Resektion.

Das im Vergleich zum Resektionsmagen saurere pH-Milieu nach Vagotomie schützt den Magen zugleich vor übermäßiger Lysolecithin-Bildung und bakterieller Besiedelung. Cum grano salis kann man sagen: Der vagotomierte Magen bewirkt eine Säuredepression nach Maß, er eliminiert so viel Säure, wie zur Ulcusheilung nötig, beläßt aber gleichzeitig so viel Säure, wie zum Säureschutz des Magen erforderlich.

Literatur

1. Bandomer, G., Begemann, F., Schumpelick, V.: Die Rolle verschiedener Gallebestandteile beim duodenogastralen Reflux am resezierten Magen. Z. Gastroenterologie, S. 64 (1977)
2. Beaumont, W.: Experiments and observations on the gastric juice and the physiology of digestion. 3rd ed., p. 95. New York/Dover: Plattsburgh 1933
3. Clemençon, G., Bürgi, W., Kaufmann, H.: Lysolecithin im Mageninhalt. Z. Gastroent. *13,* 1–7 (1975)
4. Clemençon, G., Baumgartner, P., Leuthold, E., Miller, G., Neiger, A.: Das Karzinom des operierten Magens. Dtsch. med. Wschr. *101,* 1015–1019 (1970)
5. Correa, P., Cuello, C., Duque, E.: Carcinoma and intestinal metaplasia of the stomach of colombian migrants. J. Nat. Cancer Inst. *44,* 297–302 (1970)
6. Dahm, K., Rehner, M.: Das Karzinom im operierten Magen. Stuttgart: Thieme 1975
7. Davenport, H.W.: Destruction of the gastric mucosal barrier by detergents and urea. Gastroenterology *54,* 175–178 (1968)
8. Dellipiani, A.W., Girdwood, R.H.: The significance of abnormal bacterial proliferation in the gastrointestinal tract after gastric surgery. Scand. J. Gastroent. *2,* 161–168 (1967)
9. Du Plessis, D.J.: Gastric mucosal changes after operations on the stomach. S. Afr. med. J. *34,* 101–108 (1962)
10. Eastwood, G.L.: Effect of bile salt injury to mouse gastric mucosa. Gastroenterology *68,* 1456–1465 (1975)
11. Fiske, C.H., Subbarow, Y.: The colorimetric determination of phosphorus. J. biol. Chem. *66,* 375 (1925)
12. Hedenstedt, S., Liljedahl, S.O., Mattson, O.: Motility of the gastrointestinal tract after partial gastrectomy with reference to operations with jejunal transposition. A cineroentgenographic study. Act. Chir. Scand. *121,* 448–460 (1961)
13. Heerden, J.A. v., Philipps, S.F., Adson, M.A., McIlrath, D.C.: Postoperative reflux gastritis. Amer. J. Surg. *118,* 82–89 (1975)
14. Hirschowitz, B.I., Curtiss, L.E., Peters, C.W., Pollard, H.M.: Demonstration of a new gastroscope, the fiberscope. Gastroenterology *35,* 50 (1958)
15. Johnson, A.G., McDermott, S.J.: Lysolecithin: a factor in the pathogenesis of gastric ulceration? Gut *15,* 710–716 (1974)
16. Keighley, M.R.B., Asquith, P., Alexander-Williams, J.: Duodeno-gastric reflux. Gut *16,* 28–31 (1975)
17. Kivilaakso, E., Ehnholm, C., Kalima, T.V., Lempinen, M.: Duodenogastric reflux of lysolecithin in the pathogenesis of experimental porcine stress ulceration. Surgery *79,* 65–69 (1976)
18. Koss, F.W., Mayer, D., Haindl, H.: In: Methoden der enzymatischen Analyse. Bergmeyer, H.U. (Hrsg,). Weinheim: Verlag Chemie 1970
19. Kümmerle, F., Rothmund, M.: Resektionsverfahren beim Gastroduodenalulkus. Langenbecks Arch. Chir. *334,* 203–208 (1977)
20. Lawson, H.H.: Effect of duodenal concepts of the gastric mucosa under experimental conditions. Lancet *I,* 469–473 (1964)
21. Löhnlein, D., Reichelt, H.-G., Hundeshagen, H.: Pichlmayer, R.: Die Anwendung einer neuen Methode zur Bestimmung des duodeno- und jejunogastralen Refluxes nach Magenoperationen. Chirurg *48,* 588 (1977)
22. Lundquist, G., Hedenstedt, S.: Jejunal transposition in stomach surgery: Indication and results. Act. Chir. Scand. Suppl. *457* (1975)
23. Magee, W.L., Gallai-Hatchard, J., Sanders, H., Thompson, R.H.: The purification and properties of phospholipase A from human pancreas. Biochem. J. *83,* 17–21 (1962)

24. Martin, G.P., Marriott, C., Kellaway, I.W.: Direct effect of bile salts and phospholipids on the physical properties of mucus. Gut *19,* 103–107 (1978)
25. Orchard, R., Reynolds, K., Fox, B., Andrews, A., Parkins, R.A., Johnson, A.G.: Effect of lysolecithin on gastric mucosal structure and potential difference. Gut *18,* 457–461 (1977)
26. Peters, H., Baltus, R., Rirney, D.: Tierexperimentelle Untersuchungen des Entleerungs- und Reflexverhaltens der terminolateralen Gastroduodenostomie. Langenbecks Arch. klin. chir. Suppl. 1978 (Chir. Forum)
27. Rhodes, J., Bernardo, D.R., Philipps, S.F., Rovelstad, R.A., Hofmann, A.F.: Increased reflux of bile into the stomach in patients with gastric ulcer. Gastroenterology *57,* 241–252 (1969)
28. Ritchie, W.P. jr., Shearburn, E.W.: Acute gastric mucosal ulceration is dependent on the concentration of bile salt. Surgery *80,* 98–105 (1976)
29. Rösch, W.: Endoskopische Diagnose des duodenogastrischen Refluxes. Symposion „Duodenogastrischer Reflux und seine klinische Bedeutung“, Berlin, 10.5.1978
30. Rothmund, M., Deisler, G., Kaufmann, A., Höhn, P.: Duodenogastrischer Reflux nach Vagotomie und Pyloroplastik. Langenbecks Arch. Chir. *340,* 167–172 (1976)
31. Siurala, M., Tavast, M.: Duodenal regurgitation and the state of the gastric mucosa. Acta med. scand. *153,* 451–456 (1956)
32. Schmilinsky, H.: Die Einleitung der gesamten Duodenalsäfte in den Magen (innere Apotheke). Zbl. Chir. *25,* 416–418 (1918)
33. Schumpelick, V., Peterhof, G., Begemann, F.: Lysolecithin, C^{14}-Gallensäurereflux und Gastritis im B-Magen. 32. Tg. Dt. Ges. Verd. u. Stoffwechsel, 22.–24.9.1977 Göttingen, Zschr. f. Gastroenterol.
34. Schumpelick, V., Begemann, F., Grossner, D., Schwoy, M., Garbrecht, A.: Reflux und Refluxverhütung im operierten Magen. Langenbecks Arch. klin. Chir. Suppl. 1978 (Chir. Forum)
35. Schumpelick, V., Werner, B.: Postoperative alkalische Refluxgastritis. Dtsch. med. Wschr. *103,* 220–224 (1978)
36. Schumpelick, V., Begemann, F., Werner, B.: Refluxkrankheit des Magens. Stuttgart: Enke Verlag 1979
37. Schumpelick, V., Farthmann, E., Schreiber, H.W.: Chirurgie des Magens. Historische und Entwicklungstendenzen. Med. Welt *27,* 2349–2451 (1976)
38. Schwarz, K.: Über penetrierende Magen- und Jejunalgeschwüre. Bruns' Beitr. Klin. Chir. *67,* 96–128 (1910)
39. Werner, B., Leppin, A., Seiler, I., Mitschke, H., Soehendra, N., Farthmann, E., Rehner, M.: Dahm, K.: Duodenaler Reflux und Gastritis im Billroth I-Magen. Dtsch. med. Wschr. *100,* 2385–2388 (1975)
40. Werther, J.L., Janowitz, H.D., Dyck, W.P., Chapman, M.L., Rudick, J.: The effect of bile on electrolyte movement across canine gastric antral and fundic mucosa. Gastroenterology *59,* 691–697 (1970)

Folgezustände nach Vagotomie

V. Zumtobel und S. Wagner

Zunehmende Erfahrung mit den verschiedenen Vagotomieverfahren sowie kritischere und zum Teil kontrollierte peri- und postoperative Beobachtungen erlauben inzwischen einen gewissen Überblick über die wesentlichsten und klinisch relevanten Folgezustände nach Vagotomie.
In der Literatur wird die Häufigkeit von Folgezuständen nach trunculärer (TV) selektiver gastraler (SV) und proximal-selektiver Vagotomie (PSV) unterschiedlich beurteilt, was sich in einer sehr breiten Streuung ihrer Häufigkeitsangaben wiederspiegelt. Diese Streuung ist die Folge unterschiedlicher Untersuchungs- und Beurteilungskriterien. In prospektiven kontrollierten Studien (Tabelle 1) liegen die Durchschnittswerte beobachteter Nebenwirkungen oft doppelt so hoch wie in retrospektiven nicht kontrollierten Studien (Tabelle 2). Darüber hinaus werden die Zahlenangaben von vielen Autoren auf die Anzahl der operierten, von anderen Autoren auf die Anzahl der nachuntersuchten Patienten bezogen. Unternimmt man den sehr mühevollen Versuch Mitteilungen mit ungenügenden Beurteilungskriterien auszuschließen und die Zahlenangaben nur auf das nachuntersuchte Krankengut umzurechnen, so erhöhen sich die angegebenen Durchschnittswerte um fast 20%.

Einfluß auf die Kardiafunktion

Eine ausreichende Operationstechnik führt bei allen 3 genannten Vagotomieformen zu einer vollständigen Mobilisierung der Kardia mit Skeletierung des terminalen Oesophagus in einer Länge von etwa 5 cm. In ca. 6–10% der Vagotomierten beobachtet man innerhalb der ersten 3–4 Wochen postoperativ achalasieähnliche dysphagische Beschwerden, welche unterschiedlich stark und oft erst nach der Entlassung aus dem Krankenhaus auftreten. Die Schluckstörung hält meist nur wenige Tage an und verlangt in der Regel keine Therapie. Prae- und postoperative manometrische Funktionskontrollen des unteren Oesophagussphincters bei einer Gruppe von 25 Patienten ergaben einen leichten, nicht signifikanten Abfall der Ruhedruckwerte 8 Tage nach PSV, der jedoch nach 6 Monaten bei jeweils voll erhaltener Stimulierbarkeit mit Pentagastrin gerade signifikant wurde. Der einzige Patient mit Dysphagie in dieser Serie zeigte ein deutlich angehobenes Druckprofil während der Dysphagiephase am 9. postoperativen Tag. Nach 6 Monaten entsprach der Kurvenverlauf wieder dem übrigen Kollektiv [62]. Die postoperative Senkung des Ruhedrucks bleibt in der Regel ohne praktische Bedeutung, lediglich bei Patienten mit bereits praeoperativ vorhandener, manifester oder kompensierter Kardiainsuffizienz sollte man an eine gleich-

Tabelle 1. Sammelstatistik prospektiver Studien über Folgezustände nach truncularer (TV) selektiv gastraler (SV) und proximal-selektiver Vagotomie (PSV). Durchschnittswerte und Streubreite

Vagotomieverfahren	Zahl	Diarhoen %	Dumping %	Rezidive %	Quellenangabe
TV + Drainage	2374	23,5 (4,7–46,3)	19,5 (9,5–26,9)	6,2 (3,6–13,2)	[13, 15, 16, 31, 34, 35, 36, 38, 40, 51]
SV + Drainage	628	9,1 (0–20,7)	29,3 (21,1–57,1)	5,1 (0–15,8)	[5, 14, 35, 36, 37, 39, 41, 46, 53, 54]
PSV + Drainage	129	5,4 (4,3–13,6)	23,4 (11,1–34,8)	6,2 (0–11,1)	[1, 5, 60, 61, 63]
PSV	1095	2,5 (0–13,3)	3,9 (0–12,5)	6,5 (0–22)	[1, 5, 12, 14, 20, 21, 32, 37, 38, 41, 60, 61, 63]

Tabelle 2. Sammelstatistik retrospektiver Studien über Folgezustände nach TV, SV und PSV. Durchschnittswerte und Streubreite

Vagotomieverfahren	Zahl	Diarhoen %	Dumping %	Rezidive %	Quellenangabe
TV + Drainage	3998	18,6 (16,5–33)	8,9 (1,9–9,7)	5,4 (3,4–19,8)	[10, 17, 50, 58]
SV + Drainage	512	5,9 (0–18,3)	11,7 (0–34)	5,1 (0–9,2)	[3, 24, 25, 49, 55]
PSV + Drainage	957	2,3 (1,7–4,5)	2,8 (0,6–13)	2,8 (0–10)	[26, 33, 43, 45]
PSV	1493	2,1 (0–7)	3,3 (0–10)	6,7 (0–11,2)	[2, 4, 18, 23, 24, 27, 29, 33, 44, 45, 47, 50]

zeitige Antirefluxmaßnahme bei der Vagotomie denken [48, 59]. Die Druckerhöhung bei Patienten mit postoperativer Dysphagie ist wegen ihrer kurzen Dauer eher mit einer komprimierenden lokalen Raumforderung durch Ödem oder Hämatom als mit einer Innervationsstörung in Einklang zu bringen [56].

Magenwandnekrosen

Von einzelnen Autoren wurden subkardiale Nekrosenbildungen an der kleinen Magenkurve nach PSV beschrieben [30, 42]. Bei rechtzeitiger Erkennung dieser Komplikation und sofortiger Übernähung konnte die Mehrzahl der Patienten gerettet werden. Als Ursache für die Nekrosenbildung wird entweder ein Miterfassen von Magenwand in Ligaturen und Umstechungen oder ein bereits praeoperativ bestehender, erheblicher Gefäßschaden angenommen. Wir selbst haben 1971 in Köln einen Patienten mit maligner Nephrosklerose, bei dem die PSV vorbereitend zur Nierentransplantation erfolgte, am 12. postoperativen Tag an einer subkardialen Doppelnekrose verloren [22]. Diese wenn auch seltene Komplikation läßt sich mit großer Wahrscheinlichkeit durch die nur mit geringer Mühe verbundene Reserosierung der kleinen Magenkurve vermeiden (Abb. 1).

Kaskadenbildung

Die ausgedehnten Skeletierungsflächen an Magen und Ligamentum hepatogastricum, besonders nach PSV, führen bekanntermaßen zu breitflächigen Verwachsungen und

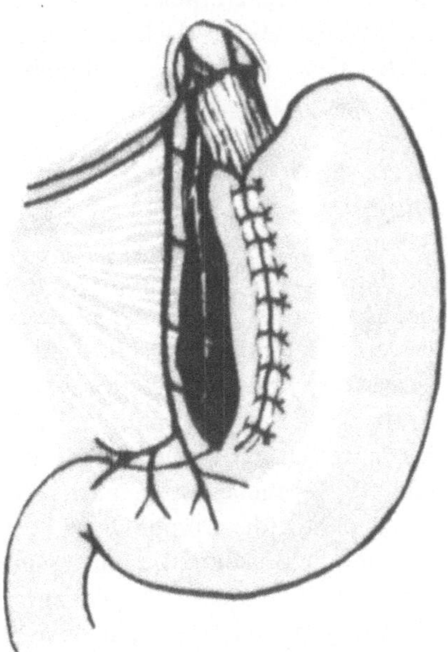

Abb. 1. Reserosierung der kleinen Magenkurve nach PSV zur Vorbeugung von Kaskadenbildung und evtl. nekrosebedingten Perforationen

gelegentlich zu funktionell wirksamen Fundus- und Corpusverziehungen. Unter 200 röntgenologisch nachuntersuchten Patienten fanden wir in 3,8% eine stärkere Kaskadenbildung des Magenfundus als Vagotomiefolge mit sehr unterschiedlichen Beschwerdebildern. Nur einmal wurde wegen konstanter Oberbauchbeschwerden als Folge einer fast sanduhrförmigen Verziehung des Magenfundus mit Einmündung der der Kardia in der engen Zone eine Relaparotomie erforderlich. Diese verwachsungsbedingten Magenverformungen können ebenfalls durch die bei uns jetzt regelmäßig vorgenommene Reserosierung des Magens und möglichst auch des Ligaments weitgehend verhindert werden.

Entleerungsstörungen

Nach jeder Form der Vagotomie kommt es zu einer Atonie der denervierten Magenanteile. Nach maximal 3 Monaten ist über die intramuralen Plexus eine Retonisierung eingetreten. Da TV und SV jede Eigenmotorik des Magens im Sinne eines motorisch passiven Überlauforgans ausschalten, ist hier die Retonisierung von untergeordneter Bedeutung [9].

Bei der PSV dagegen bleibt die Antrummotorik weitgehend erhalten. Diese kann jedoch, wie sich radiokinematographisch eindrucksvoll belegen läßt, nicht zielgerecht wirksam werden, solange ihr ein retonisierter Magenfundus und -corpus als Widerlager fehlt. Daher muß während der Atoniephase nach PSV zwangsläufig mit Entleerungsstörungen gerechnet werden.

Über diesen Zeitraum hinaus persistierende Retensionserscheinungen nach PSV lassen sich nur sehr ungenau quantitativ erfassen und werden mit 1–4% angegeben [1, 5, 23, 29]. In der seit 1974 laufenden multizentrischen Vagotomiestudie mit mehr als 700 operierten Patienten fanden sich nach 1 Jahr in 2,9% endoskopisch oder radiologisch sichere Hinweise auf eine Ingestaretention. In 0,9% erfolgte eine sekundäre Drainageoperation. Nach 2 Jahren war der Anteil an manifesten Retentionen mit 2,2% nahezu unverändert, obwohl inzwischen keine wesentlichen Beschwerden mehr bestanden [63].

Dumping

Die Pathogenese des Dumping-Syndroms nach Vagotomie ist vielschichtig. Eine wichtige Rolle spielt dabei jedoch die beschleunigte Entleerung hyperosmolarer Ingesta in das obere Jejunum mit nachfolgender Blutvolumenverschiebung im Splanchnicusgebiet, Freisetzung gastrointestinaler Hormone und Auslösung viscero-visceraler Reflexe. Trotz der anfangs erwähnten Vorbehalte gegenüber Sammelstatistiken darf man die hier aufgeführten Unterschiede der Dumpingfrequenz mit 19,5% und 29,3% nach TV und SV gegenüber 3,9% nach PSV als erwiesen ansehen (Tabelle 1). Wieweit eine Pyloroplastik die Dumpingrate beeinflußt, ist noch umstritten, da sicherlich auch die Art der Pylorusdurchtrennung einen Teilfaktor darstellt. So fanden wir im eigenen Krankengut von etwa 100 Patienten mit PSV und Pyloroplastik eine doppelt so hohe Dumpingrate bei einer Pyloroplastik nach Heinecke-Mikulicz wie nach vorderer Pylorektomie. Durch die quere Vernähung einer Längsincision mit funktioneller Umwandlung von Längs- zu Quermuskulatur und umgekehrt wird die peripylorische Motorik erheblich gestört, was sich ebenfalls deutlich kinematographisch zeigen läßt. Therapeutisch kommt man in der Regel mit diätetischen und postprandialen Verhaltensmaßnahmen aus [7].

Diarrhoen

Die häufigsten und schwerwiegendsten intestinalen Störungen nach Vagotomie sind zweifellos hartnäckige Durchfälle, die ab 3 dünnflüssigen Entleerungen täglich als Post-Vagotomie-Diarrhoe bezeichnet werden. Diese Durchfälle können besonders nach TV so massiv auftreten, daß die Patienten erhebliche Einbußen an Lebensqualität und Arbeitsmöglichkeiten erleiden (Tabellen 1 und 2). Es handelt sich um chologene Diarrhoen, die sich meist mit Cholestyramin, einem Anionen-Austausch-Harz erfolgreich behandeln lassen [57]. Nach PSV sind Diarrhoen selten und niemals schwerwiegend. Lediglich nach TV sind gelegentlich Korrekturoperationen in Form antiperistaltischer Segmentbildungen erforderlich.

Ulcusrezidive

Sehr unterschiedlich sind auch die Angaben über Ulcusrezidive nach Vagotomie je nach überwiegend klinischer, röntgenologischer oder endoskopischer Beurteilung mit 0–22%. Die hier gefundenen relativ geringen Unterschiede zwischen den einzelnen Vagotomieverfahren sind kaum interpretierbar. Grundsätzlich scheinen Magengeschwüre eine höhere Rückfallneigung zu haben als Zwölffingerdarmgeschwüre [28, 33, 49]. In der bereits erwähnten Vagotomiestudie fanden sich Rezidive nach Magenulcus regelmäßig im Magen, Dreiviertel der Rezidive nach Ulcus duodeni wurden wieder im Duodenum, Einviertel jedoch im Magenantrum gefunden. Nur bei knapp der Hälfte der nachgewiesenen Rezidive handelte es sich um einzelne Ulcusschübe mit langen freien Intervallen und nur wenige Patienten zeigten wieder ihr altes Ulcusleiden [63]. Demnach lassen sich 3 Formen von Rezidivgeschwüren nach Vagotomie abgrenzen:

1. Das asymptomatische Rezidiv, wie es auch bei engmaschigen endoskopischen Kontrollen nach konservativer Ulcus-Therapie häufig beobachtet wird [8, 51].
2. Das symptomatische Rezidiv mit großen freien Intervallen.
3. Das dem praeoperativen Befund ähnliche periodische Rezidiv.

Während die beiden ersten Rezidivformen eine große spontane Heilungstendenz sowie ein sehr gutes Ansprechen auf konservative Maßnahmen zeigen, bedarf die dritte Form des periodisch symptomatischen Rezidivs häufig einer erneuten Operation.

Ursache für die Rezidivbildung ist immer eine ungenügende Säurereduktion um weniger als 50% meist als Folge einer inkompletten Vagotomie. In jüngster Zeit wird auch eine vagotomieinduzierte sekundäre G-Zellhyperplasie des Antrums als mögliche Rezidivursache diskutiert [11]. Bei 20 in unserer Klinik nachuntersuchten Patienten mit Rezidiven nach PSV wurde endoskopisch eine Mucosachromographie mit Kongorot

vorgenommen. Diese ergab in allen Fällen hypersekretorische Schleimhautareale im Kardiabereich als Zeichen einer unvollständigen Vagotomie. Dagegen war die Corpus-Antrumgrenze in der sog. Krähenfußzone immer ausreichend denerviert.
Über die Anzahl der erforderlichen Reoperationen wegen Ulcusrezidiv lassen sich bisher nur sehr begrenzte Angaben machen. Von den Ulcus duodeni-Rezidiven wurden bis zu 3,5% und von den Ulcus ventriculi-Rezidiven bis zu 10% erneut operiert [6, 28, 33, 49]. In Einzelfällen bestand die Nachoperation in einer Revagotomie, meist jedoch in einer Antrumresektion zur Ausschaltung der Gastrinproduktion.
Die beste und zuverlässigste Beurteilung einer Operationsmethode erlauben ihre Spätergebnisse. Wegen ihrer eindeutigen Überlegenheit in der intestinalen Funktionserhaltung sollte zumindest in der elektiven Chirurgie des Ulcus duodeni der PSV der Vorrang eingeräumt werden. Ein gewisses Problem stellen aber weiterhin die relativ hohen Ulcusrezidivraten dar, welche sich auch durch bisher verwendete intraoperative Vagotomie-Vollständigkeitskontrollen wie PH-Metrie, Sekretionsmessung und vagomotorischer Elektrotest nicht wesentlich beeinflussen ließen.

Literatur

1. Aeberhard, P., Walter, M.: Results of a controlled randomized trial of proximal gastric vagotomy with and without pyloroplasty. Brit. J. Surg. *65*, 634–636 (1978)
2. Adani, H.O., Enander, L.K., Rydberg, B.: Clinical results and recurrences 1–4 years after parietal cell vagotomy in duodenal ulcer patients. Act. Chir. Scand. *143*, 457–462 (1977)
3. Amdrup, E., Jensen, H.E.: One hundred patients five years after selective gastric vagotomy and drainage for duodenal ulcer. Surgery *74*, 321–325 (1973)
4. Amdrup, E., Jensen, H.E., Johnston, D., Walker, B.E., Goligher, J.C.: Clinical results of parietal cell vagotomy (highly selective vagotomy) two to four years after operation. Ann. Surg. *180*, 279–284 (1974)
5. Amdrup, E., Andersen, D., Hostrup, H.: The Aarhus county vagotomy trial I. An interim report on primary results and incidence of the sequeleae following parietal cell vagotomy and selective gastric vagotomy in 748 patients. World J. Surg. *2*, 85–100 (1978)
6. Bauer, H., Brückner, H., Welsch, K.H., Holle, F.: Die nicht-resezierende Chirurgie des Gastro-Duodenal-Ulkus. III. Klinische Resultate. Münch. med. Wschr. *118*, 785–792 (1976)
7. Becker, H.D.: Pathogenese, Diagnostik und Therapie des Dumping-Syndroms. Chirurg *48*, 247–253 (1977)
8. Bodemar, G., Walau, A.: Maintenance treatment of recurrent peptic ulcer by cimetidine. Lancet *I*, 403–407 (1978)
9. Brandsborg, D., Brandsborg, M., Lövgreen, N.A., Mikelsen, Möller, B., Rokkjaer, M., Amdrup, E.: Influence of parietal cell vagotomy and selective gastric vagotomy on gastric emptying rate and serum gastrin concentration. Gastroenterology *72*, 212–214 (1977)
10. Cox, A.G., Spencer, J., Trinker, J.: Clinical results reviewed. In: After Vagotomy. Alexander-Williams, J., Cox., A.G. (Eds.), pp. 119–130. London: Butterworth 1969
11. Creutzfeldt, W., Arnold, R., Creutzfeldt, C., Track, N.S.: Mucosal gastrin concentration, molecular forms of gastrin, number, and ultrasturcture of G-cells in patients with duodenal ulcer. Gut *17*, 745–754 (1976)

12. Dorricot, N.J., McNeish, A.R., Alexander-Williams, J.: Prospective randomized multicentre trial of proximal gastric vagotomy or truncal vagotomy and antrectomy for chronic duodenal ulcer: interim results. Brit. J. Surg. *65,* 152–154 (1978)
13. Eisenberg, M.M., Woodward, E.R., Carson, T.J., Dragstedt, L.R.: Vagotomy and drainage procedure for duodenal ulcer: the results of ten years experience. Ann. Surg. *170,* 317–328 (1969)
14. Faxen, A., Kewenter, J., Stockbrügger, R.: Clinical results of parietal cell vagotomy and selective vagotomy with pyloroplasty in the treatment of duodenal ulcer. Two-year follow-up of a prospective randomized study. Scand. J. Gastroent. *13,* 741–745 (1978)
15. Goligher, J.C., Pulvertaft, C.N., De Dombal, F.T., Conyers, H., Duthie, H.L., Feather, D.B., Latchmore, A.J.C., Shoesmith, J.H., Smiddy, F.J., Willson-Pepper, J.: Five to eight year results of Leeds/York controlled trial of elective surgery for duodenal ulcer. Brit. med. J. *II,* 787–793 (1968)
16. Goligher, J.C., Pulvertaft, C.N., Irvin, T.T., Johnston, D., Walker, B., Hall, R.A., Willson-Pepper, J., Matheson, T.S.: Five to eight year results of truncal vagotomy and pyloroplasty for duodenal ulcer. Brit. med. J. *I,* 7–15 (1972)
17. Grafe, G., Loehr, W., Thorbjarnarson, B.: Gastroenterostomy and vagotomy in the treatment of duodeal ulcer disease. Ann. Surg. *168,* 966–970 (1968)
18. Grassi, G., Orecchia, C., Sbuelz, B., Grassi, C.B.: Early results of the treatment of duodenal ulcer by ultra-selective-vagotomy without drainage. Surg. Gyn. Obstet. *136,* 726–728 (1973)
19. Green, R., Spencer, A., Kennedy, T.: Closure of gastrojejunostomy for the relief of post-vagotomy symptoms. Brit. J. Surg. *65,* 161–163 (1973)
20. Grötzinger, U., Olbe, L.: Proximal gastric vagotomy for duodenal ulcer: clinical and secretory results. Chir. Gastroent. (Surg. Gastroent.) *11,* 379–381 (1977)
21. Hancock, D.M., Sankar, M.Y., Old, J.M., Bose, A.A.K., Punnen, P.C., Mishra, S.M., Lobe, F.C., Trinder, P.: The combination of proximal gastric vagotomy with a rotational posterior gastropexy for duodenal ulcer. Brit. J. Surg. *65,* 706–711 (1978)
22. Heberer, G., Zumtobel, V., Hoffmann, K.: Wandlungen in der chirurgischen Ulkustherapie. Leber, Magen, Darm *2,* 259–266 (1972)
23. Hedenstedt, S., Moberg, S.: Selective proximal vagotomy with and without pyloroplasty in the treatment of duodenal ulcer. Acta Chir. Scand. *137,* 547–550 (1971)
24. Herrington, J., Sawyers, J.L.: Comparison of truncal vagotomy and anterectomy, gastric selective vagotomy and pyloroplasty, proximal gastric vagotomy. Ann. Surg. *187,* 576–582 (1978)
25. Holle, F., Hart, W.: Neue Wege der Chirurgie des Gastro-Duodenalulcus. Med. Klinik *62,* 441–450 (1967)
26. Holle, F., Bauer, H., Holle, G., Konz, B., Lissner, J.: Clinical results of selective proximal vagotomy (SPV) in gastro-duodenal ulcer. Langenbecks Arch. Chir. *330,* 197–208 (1972)
27. Jensen, H.E., Amdrup: Follow-up of 100 patients five to eight years after parietal cell vagotomy. World J. Surg. *2,* 525–532 (1978)
28. Johnson, J.A., Giercksky, K.E.: Operative treatment of recurrence after vagotomy and drainage for duodenal ulcer, gastric ulcer, and acid dyspepsia without ulcer. World J. Surg. *1,* 493–499 (1977)
29. Johnston, D.: Highly selective vagotomy. Gut *15,* 748–757 (1974)
30. Johnston, D.: Operative mortality and postoperative morbidity of highly selective vagotomy. Brit. med. J. *II,* 545 (1975)
31. Jordan, P.H., Condon, R.E.: A prospective evaluation of vagotomy-pyloroplasty and vagotomy-antrectomy for treatment of duodenal ulcer. Ann. Surg. *172,* 547–563 (1970)

32. Jordan, P.H. jr.: A prospective study of parietal cell vagotomy and selective vagotomy-antrectomy for treatment of duodenal ulcer. Ann. Surg. *183,* 619–626 (1976)
33. Junginger, Th., Pichlmaier, H.: Ergebnisse nach selektiver proximaler Vagotomie wegen Gastroduodenalulcus. Dtsch. Med. Wschr. *104,* 127–132 (1979)
34. Kennedy, F., MacKay, C., Bedi, B.S., Kay, A.W.: Truncal vagotomy and drainage for chronic duodenal ulcer disease: A controlled trial. Brit. Med. J. *2,* 71–75 (1973)
35. Kennedy, T.: Evaluation of selective vagotomy. In: Vagotomy on trial. Cox, A.G., Alexander-Williams, J. (Eds.), pp. 85–96. London: Heinemann 1973
36. Kennedy, T., Connell, A.M., Love, A.H.G., MacRae, K.D., Spencer, A.F.: Selective or truncal vagotomy? Five year results of doubleblind, random controlled trial. Brit. J. Surg. *60,* 944–948 (1973)
37. Kennedy, T., Johnston, S.W., MacRae, K.D., Spencer, A.F.: Proximal gastric vagotomy: Interim results of a randomized controlled trial. Brit. Med. J. *I,* 301–303 (1975)
38. Koffmann, C.G., Elder, J.B., Gillespie, I.E., Granuli, P.C., Ostick, D.G., Cowley, D.J., Dymeck, I.W., Tweedle, E.F., Schofield, P.F., Pengelly, C.D.R., Shafig, M., Shreeve, D.R., Palmer, M.: A prospective randomized trial of vagotomy in chronic duodenal ulceration. Brit. J. Surg. *66,* 145–148 (1979)
39. Kronberg, O., Malmström, J., Christiansen, P.M.: A comparison between the results of truncal and selective vagotomy in patients with duodenal ulcer. Scand. J. Gastroent. *5,* 519–524 (1970)
40. Kronberg, O.: Truncal vagotomy and drainage in 500 patients with duodenal ulcer. Scand. J. Gastroent. *6,* 501–509 (1971)
41. Kronberg, O., Madsen, P.: A controlled randomized trial of highly selective vagotomy versus selective vagotomy and pyloroplasty in the treatment of duodenal ulcer. Gut *16,* 268–271 (1975)
42. Lambrecht, W.: Nekrose der kleinen Magenkurvatur als Komplikation der selektiv proximalen Vagotomie. Chirurg *48,* 742–744 (1977)
43. Lehmann, L., Klein, H.D., Kern, E.: Ergebnisse der selektiven proximalen Vagotomie mit Pyloroplastik an 464 Patienten. Langenbecks Arch. Chir. *340,* 179–190 (1976)
44. Liavag, I., Roland, M.: Selective proximal vagotomy in the treatment of gastroduodenal ulcer. Scand. J. Gastroent. *8* (Suppl. 20), 10–11 (1973)
45. Liavag, I., Roland, M.: A seven-year follow-up of proximal gastric vagotomy. Clinical results. Scand. J. Gastroent. *14,* 49–56 (1979)
46. Madsen, P., Kronborg, O.: A double-blind trial of highly-selective vagotomy without drainage and selective vagotomy with pyloroplasty in the treatment of duodenal ulcer. Scand. J. Gastroent. *8* (Suppl. 20), 12–13 (1973)
47. Makey, D.A., Tovcy, F.I., Heald, R.J.: Results of proximal gastric vagotomy over 1 to 5 years in a district general hospital. Brit. J. Surg. *61,* 264–270 (1974)
48. Martinoli, S., Müller, C., Allgöwer, M.: Prä- und postoperative endomanometrische Befunde im Ösophagus bei proximal-selektiver Vagotomie. Helv. chir. Acta *45,* 75–79 (1978)
49. Miguel, De J.: Late results of bilateral selective vagotomy and pyloroplasty for duodenal ulcer: 5–9 year follow-up. Brit J. Surg. *61,* 264–270 (1974)
50. Perez-Avila, C., Duthie, H.L.: Highly selective vagotomy or truncal vagotomy and pyloroplasty for duodenal ulcer. Proc. roy. Soc. Med. *67,* 838)842 (1974)
51. Price, W.E., Grizzle, J.E., Postlethwait, R.W., Jonson, W.D., Grabicki, P.: Results of operation for duodenal ulcer. Surg. Gyn. Obstet. *131,* 233–248 (1970)
52. Saunders, J.H.B., Wormsley, K.G.: Long term effects and after effects of treatment of duodenal ulcer with metiamide. Lancet *I,* 765–767 (1977)
53. Sawyers, J.L., Scott, H.W.: Selective gastric vagotomy with antrectomy or pyloroplasty. Ann. Surg. *174,* 541–547 (1971)

54. Sawyers, J.L., Scott, H.W.: Selective gastric vagotomy randomized with antrectomy and pyloroplasty: a prospective study. Bull Soc. Int. Chir. *5/6,* 426–430 (1974)
55. Schreiber, H.W., Ackeren, v.H., Dahm, K., Koch, W.: Nichtresezierende Operationen beim Magen- und Zwölffingerdarmgeschwür. Chirurg *39,* 499–505 (1968)
56. Spencer, J.D.: Postvagotomy dysphagia. Brit. J. Surg. *62,* 354–355 (1975)
57. Stremmel, W.: Pathogenese und Therapie des Postvagotomiesyndroms. Dtsch. med. Wschr. *101,* 1496–1497 (1976)
58. Tanner, M.C.: Drainage operations for vagotomy. Proc. roy. Soc. Med. *60,* 221–223 (1967)
59. Temple, J.G., McFarland, J.: Gastro-oesophageal reflux complicating highly selective vagotomy. Brit. med. J. *I,* 168–169 (1975)
60. Wastell, C., Colin, J.F., MacNaughton, J.I.: Proximal gastric vagotomy with and without pyloroplasty: The present position. Europ. Surg. Research *6,* 1–4 (1974)
61. Wastell, C., Wilson, T., Pigott, H.W.S.: Proximal gastric vagotomy. Proc. roy. Soc. Med. *67/2,* 1183–1185 (1974)
62. Witte, J., Zumtobel, V., Rattenhuber, K., Londong, W., Feifel, G., Land, G., Hempen, C.H.: Manometrische Untersuchungen zum Einfluß der selektiven proximalen Vagotomie auf den unteren Oesophagus-Sphincter. Z. Gastroent. *15,* 231–236 (1977)
63. Zumtobel, V., Engelke, B., Marrie, C., Mühe, E.: Proximale selektive Vagotomie. Resultate einer prospektiven Studie. Langenbecks Archiv Chir. *345,* 223–227 (1977)

Nichtresezierende Ulcuschirurgie: Vergleich verschiedener Operationsverfahren[1]

S. Emås

Soweit bisher bekannt, unterscheiden sich Ulcera duodeni und Ulcera ventriculi in Pathophysiologie und Pathogenese, wenngleich die Anwesenheit von Säure einen gemeinsamen Faktor darstellt. Das Ziel der chirurgischen Therapie beider Geschwürstypen ist die Säurereduktion. Dies kann durch eine partielle Gastrektomie von mindestens 2/3–3/4 des distalen Magens erreicht werden. Die partielle Gastrektomie war seit 1930 über Jahrzehnte das Standardverfahren der chirurgischen Therapie des peptischen Geschwürs. Wenn auch die meisten Patienten durch ein resezierendes Verfahren geheilt werden, leiden doch 15–20% an Nebenwirkungen verschiedenster Art. Auch stellt die Resektion von mehr als der Hälfte des Magens einen unverhältnismäßig großen Eingriff dar, um ein kleines Geschwür im Zwölffingerdarm zu heilen. Dies war der Anlaß zur Suche nach nichtresezierenden Methoden in der operativen Therapie peptischer Läsionen.

1922 berichtete Latarjet über die erste trunculäre Vagotomie wegen eines peptischen Geschwürs [28] und Dragstedt und Owen griffen dieses Verfahren 1943 wieder auf [8]. Durch die klinischen und physiologischen Arbeiten von Dragstedt und seiner Arbeitsgruppe entwickelte sich damals die trunculäre Vagotomie mit Drainageoperation zu einer allgemein anerkannten Operationsmethode beim Ulcus-duodeni-Leiden. Die trunculäre Vagotomie beinhaltet eine vollständige Durchtrennung aller abdomineller Vagusfasern. Während der folgenden Jahrzehnte wurden verschiedene Verfahren mit dem Ziel eingeführt, lediglich den Magen oder die belegzelltragenden Abschnitte zu denervieren. Folgende vier nichtresezierende Verfahren sind zur Zeit in der Therapie des Ulcus duodeni und in einem gewissen Ausmaß des Ulcus ventriculi gebräuchlich.

1. Trunculäre Vagotomie (TV) mit Drainage (Pyloroplastik oder Gastrojejunostomie),
2. selektive Vagotomie mit Pyloroplastik (SV + PP),
3. selektiv proximale Vagotomie mit Pyloroplastik (SPV + PP),
4. selektiv proximale Vagotomie (SPV).

Die selektive Vagotomie wurde 1948 von Frankson [12] und Jackson [19] eingeführt. Bei der selektiven Vagotomie wird der gesamte Magen denerviert und sie muß ebenfalls mit einer entleerungsverbessernden Operation kombiniert werden. 1954 berichteten Griffith und Harkins [14], daß bei Denervierung nur des belegzelltragenden Abschnittes des Magens beim Hund der Säureanstieg nach insulininduzierter Hyperglykämie ausblieb oder zumindest erheblich reduziert wurde. Holle und Hart verwandten dieses Ver-

1 Originaltitel: Evaluation of Different Operations in Non-resective Surgery for Duodenal and Gastric Ulcer. Mit Erlaubnis des Verfassers aus dem Englischen übersetzt von H. Bauer

fahren 1964 [16] zum erstenmal beim Menschen zur Therapie des Ulcus-duodeni-Leidens. Sie nannten diese Operation selektive proximale Vagotomie – SPV – und kombinierten sie mit einer Pyloroplastik. 1970 veröffentlichten Johnston und Wilkinson [21] und Amdrup und Jensen [3] die ersten klinischen Untersuchungen über SPV ohne Pyloroplastik. Für dieses Operationsverfahren werden zur Zeit eine Vielfalt verschiedener Bezeichnungen benutzt; dies führt häufig zu Verwechslungen und Verwirrungen. In der hier vorgelegten Arbeit wird die ursprüngliche Bezeichnung selektive proximale Vagotomie benutzt.

Ein echter Vergleich der Ergebnisse der verschiedenen Operationen kann nur durch eine prospektive Studie, bei der die Patienten für die einzelnen Verfahren radomisiert ausgesucht werden, angestellt werden. Der vorliegende Bericht über die klinischen Ergebnisse der verschiedenen nichtresezierenden Operationen beim Ulcus duodeni oder Ulcus ventriculi beruht auf randomisierten klinischen Studien. Folgende Parameter wurden untersucht: Mortalität, Rezidivhäufigkeit, Diarrhoe, Dumping und der Prozentsatz von Patienten, deren Ergebnis nach dem Visick-Schema III und IV betrug.

Ulcus duodeni

Vergleich der partiellen Gastrektomie und der trunculären Vagotomie mit Drainage

In zwei randomisierten Studien veröffentlicht 1968 [7, 13] und in zwei weiteren, veröffentlicht 1973 [17, 31] wurden die klinischen Ergebnisse nach partieller Gastrektomie (Billroth II) und trunculärer Vagotomie mit Drainage (TV + D) beim Ulcus duodeni dargestellt (Tabelle 1). Der Beobachtungszeitraum lag zwischen 2 und 10 Jahren und überschritt bei den meisten Patienten 5 Jahre. Die Gesamtzahl der Patienten in allen vier Studien betrug über 1100. Die Mortalität lag bei 1,2% nach Resektion und bei 0,5% nach TV + D, wobei der Unterschied jedoch nicht signifikant war. Rezidivulcera wurden doppelt so oft nach TV + D als nach partieller Gastrektomie ($p < 0{,}05$) beobachtet. Auch Diarrhoe trat nach TV + D häufiger auf ($p < 0{,}01$). Dumping war nach beiden Operationsmethoden mit etwa 20% gleich häufig und die Einteilung nach dem Visick-Schema zeigte ebenfalls keinen Unterschied. Zusätzlich wird die partielle Gastrektomie durch andere Nebenwirkungen wie metabolische Störungen, kleiner Magenrest, ausgeschaltete Duodenalpassage und erhöhtes Krebsrisiko im Magenstumpf belastet. Zusammenfassend läßt sich sagen, daß sowohl nach TV + D, als auch nach partieller Gastrektomie sich in einer erheblichen Anzahl von Patienten Nebenwirkungen finden.

Vergleich der trunculären Vagotomie mit Pyloroplastik und der selektiven Vagotomie mit Pyloroplastik

Um die Rate der Nebenwirkungen zu senken, war die selektiv gastrale Vagotomie, bei welcher die extragastralen Vagusfasern geschont werden, eine logische Weiterentwicklung der trunculären Vagotomie. Auch die selektive Vagotomie muß mit einer Drainageoperation kombiniert werden. Obwohl die selektive Vagotomie nun beinahe drei Jahrzehnte angewendet wird, gibt es nur wenige Untersuchungen, die die Ergebnisse

der trunculären Vagotomie mit denen der selektiven Vagotomie mit Pyloroplastik vergleichen [18, 20, 22, 24, 26]. Der vorliegende Vergleich beruht auf vier Studien (s. Fußnote zu Tabelle 1), bei denen 188 Patienten mit TV + PP und 193 Patienten mit SV + PP (Tabelle 1) operiert wurden. Der Beobachtungszeitraum war bei 3/4 der Patienten 4–5 Jahre und bei den übrigen 1 Jahr. Die Operationsmortalität für TV + PP und SV + PP unterschied sich nicht. Die Rezidivhäufigkeit betrug bei der SV + PP 3% und war doppelt so hoch nach TV + PP, wobei jedoch der Unterschied nicht signifikant war. Die selektive Vagotomie stellt somit gegenüber der trunculären Vagotomie offensichtlich eine erfolgversprechende Operationsmethode dar, insbesondere unter Berücksichtigung der seltener auftretenden Diarrhoen. So trat nach TV + PP die Diarrhoe dreimal so häufig wie nach SV + PP auf ($p < 0{,}001$). Überraschend war, daß Dumping häufiger nach selektiver als nach trunculärer Vagotomie aufzutreten scheint, wobei der Unterschied jedoch nicht signifikant war. Die Beurteilung nach dem Visick-Schema war nach der selektiven Vagotomie besser als nach der trunculären ($p < 0{,}05$).
Im Vergleich zur TV + PP stellt somit die SV + PP einen Fortschritt in der operativen Therapie des Ulcus duodeni dar. Schont man die extragastralen Vagusfasern, vermindert man das postoperative Auftreten von Diarrhoe, jedoch bei hoher Häufigkeit von Dumping.

Vergleich der selektiven Vagotomie mit Pyloroplastik und der selektiven proximalen Vagotomie

Die selektive proximale Vagotomie schont zusätzlich die vagale Innervation des Antrums, eine magenentleerungsverbessernde Drainageoperation wird nicht benötigt. In 5 randomisierten Studien [2, 4, 11, 23, 25, 32] werden die Ergebnisse nach SV + PP und SPV anhand von 950 Patienten verglichen (Tabelle 1). Der Beobachtungszeitraum lag zwischen 6 Monaten und 6 Jahren, jedoch wurden die meisten Patienten später als nach 2 Jahren nachuntersucht. Die Mortalität lag bei beiden Operationen unter 0,5%. Rezidivgeschwüre traten nach SPV doppelt so häufig (9,5%) auf als nach SV + PP ($p < 0{,}05$). Diarrhoen waren nach beiden Operationen selten, jedoch nach SPV geringer als nach SV + PP ($p < 0{,}05$). Dumping trat fünfmal so häufig nach SV + PP als nach SPV auf ($p < 0{,}001$). Bei der Einteilung nach dem Visick-Schema schnitt die SPV etwas besser ab, wobei der Unterschied jedoch nicht signifikant war. Nach dieser Untersuchung kann man schließen, daß die SPV der SV + PP hauptsächlich durch das geringere Auftreten von Dumping überlegen ist.

Vergleich der selektiv proximalen Vagotomie mit Pyloroplastik und der selektiven proximalen Vagotomie ohne Pyloroplastik

Das innerviert belassene Antrum nach SPV, der intakte Pylorussphincter oder beide Gründe können das geringere Auftreten von Dumping nach SPV als nach SV + PP erklären. SPV mit oder ohne Pyloroplastik wurden bei 214 Patienten in 3 randomisierten Studien [1, 27, 33] verglichen (Tabelle 1). Der Untersuchungszeitraum lag zwischen 1 und 6 Jahren. Postoperative Todesfälle traten in keiner Gruppe auf. Rezidivhäufigkeit bzw. das Auftreten von Diarrhoe war bei beiden Operationsmethoden gleich häufig, wohingegen Dumping nach SPV und Pyloroplastik 5mal häufiger auftrat als nach SPV ohne

Tabelle 1. Nicht-resezierende Chirurgie des Ulcus duodeni: Ergebnisvergleiche in randomisierten Studien

	Beobachtungs-zeitraum Jahre	Anzahl der Patienten	Mortalität %	Rezidiv-häufigkeit %	Diarrhoe %	Dumping %	Visick III–IV %
Lit. Nr. [7, 13, 17, 31] PG versus TV + D	2–10	584 577	1,2 0,5	3,5 6,3	13,9 21,0	21,1 18,8	14,7 19,8
X^2-Test			n.s.[a]	+	++	n.s.	n.s.
Lit. Nr. [18[b], 20[b], 22, 22, 24, 26] TV + PP versus SV + PP	1–5	188 193	2,7 0,5	6,5 2,8	20,6 6,8	13,3 19,2	22,9 12,4
X^2-Test			n.s.	n.s.	+++	n.s.	+
Lit. Nr. [2[c], 4[c], 11, 23, 25, 32] SV + PP versus SPV	0,5–6	515 435	0,4 0,5	4,8 9,5	6,6 2,7	23,1 4,6	19,7 13,7
X^2-Test			n.s.	+	+	+++	n.s.
Lit. Nr. [1, 27, 33] SPV + PP versus SPV	1–6	109 105	0 0	6,5 2,9	10,0 5,3	15,6 3,2	15,5 13,7
X^2-Test			n.s.	n.s.	n.s.	++	n.s.

[a] Nicht signifikant
[b] 50 aufeinander folgende Patienten in jeder Gruppe; die gleichen Patienten wie in den Arbeiten [18, 20]
[c] Die gleichen Patienten wie in den Arbeiten [2, 4]

Pyloroplastik ($p < 0{,}01$). Dieser Unterschied beruht jedoch auf dem häufigen Auftreten bei nur einer dieser Studien [33]. Das Hinzufügen oder Weglassen einer Pyloroplastik bei der SPV beeinflußt nicht das Ergebnis nach Einteilung nach dem Visick-Schema.

Die Einführung der SPV stellt einen bedeutenden Fortschritt in der operativen Therapie des Ulcus duodeni dar, vor allem bei Betrachtung der niedrigen Rate von Nebenwirkungen. Für eine endgültige Bewertung der Rezidivhäufigkeit nach SPV sind jedoch noch weitere Studien mit größeren Nachfolge-Untersuchungszeiträumen notwendig. Holle u. Mitarb. [5] berichteten über eine Rezidivhäufigkeit von 1,5% bei 915 Ulcus-duodeni-Patienten, die während des Zeitraums von 1964 bis 1976 mit SPV und Pyloroplastik operiert wurden. In der Aarhus-County-Studie [4] betrug die Rezidivhäufigkeit nach SPV bei 273 Patienten 11%, wobei jedoch kein Rezidivgeschwür nach einem Zeitraum von 30 Monaten postoperativ aufgetreten war. Bei 210 Ulcus-duodeni-Patienten, die 5–7 Jahre nach SPV nachuntersucht wurden, berichteten Liavag und Roland [29] eine Rezidivhäufigkeit von 9%. Wenn auch in weiteren Nachfolgeuntersuchungen Rezidivraten gefunden werden, die gleich oder nur gering höher sind als nach anderen Operationen, wird die SPV die Operationsmethode der Wahl bei der Behandlung des Ulcus duodeni sein.

Ulcus ventriculi

Die partielle Gastrektomie stellt die Standardoperation in der Behandlung des primären (Typ 1) Ulcus ventriculi dar. Neben anderen möglichen Ursachen für ein Magengeschwür, scheint eine erhöhte Rückdiffusion von Wasserstoffionen durch die Zellmembranen bei Patienten mit Ulcus ventriculi von Bedeutung zu sein. Der Grad der Rückdiffusion korreliert positiv mit dem Ausmaß der Säuresekretion. Eine Reduktion der Säuresekretion durch eine Vagotomie kann daher die Rückdiffusion von Säure vermindern und somit möglicherweise den Heilungsprozeß des Ulcus ventriculi fördern.

Es gibt nur wenige randomisierte Studien, die die Ergebnisse nach partieller Gastrektomie und nach Vagotomie in der Behandlung des Ulcus ventriculi vergleichen.

So verglichen Duthie und Kwong [10] und Madsen u. Mitarb. [30] Billroth I-Operationen mit TV + PP in randomisierten Studien. Faßt man die Ergebnisse beider Studien zusammen, so beträgt das Untersuchungsgut 145 Patienten (Tabelle 2). Unter Berücksichtigung der Rezidivhäufigkeit, des Auftretens von Diarhoe und der Einteilung nach dem Visick-Schema, scheint die Billroth I-Resektion bessere Ergebnisse zu bringen als die TV + PP, jedoch sind die Unterschiede nicht signifikant. In beiden Studien wurde die Schlußfolgerung gezogen, daß die TV + PP die Billroth I-Resektion nicht verdrängen könne, jedoch die Vagotomie bei Risikopatienten nützlich sei.

1970 berichteten Burge u. Mitarb. [6] bei 72 Patienten, die mit SV + PP wegen eines Geschwürs an der kleinen Kurvatur operiert worden waren, über eine Rezidivhäufigkeit von 3%. Der Nachuntersuchungszeitraum betrug 5–8 Jahre. Bei dieser Studie waren jedoch auch Fälle mit kombiniertem Ulcus ventriculi und duodeni miteinbezogen worden.

In einer randomisierten Vergleichsstudie mit Billroth I-Resektionen (30 Patienten) und SPV (26 Patienten) schlossen Duthie und Bransom [9], daß keine von beiden Opera-

Tabelle 2. Nicht-resezierende Chirurgie des Ulcus ventriculi: Ergebnisvergleich in randomisierten Studien

	Beobachtungs-zeitraum Jahre	Anzahl der Patienten	Mortalität %	Rezidiv-häufigkeit %	Diarrhoe %	Dumping %	Visick III–IV %
Lit. Nr. [10, 30] BI versus TV + PP	1,5–8	72 73	1,4 0	2,8 11,0[b]	18,3 21,9	23,9 17,8	16,9 28,8
X^2-Test			n.s.[a]	n.s.	n.s.	n.s.	n.s.

[a] Nicht signifikant
[b] Magencarcinom bei weiteren 3 Patienten in Arbeit [10]

tionen der anderen überlegen wäre. Der Nachuntersuchungszeitraum betrug durchschnittlich 4 Jahre.

Hedenstedt [15] behandelte 40 Ulcus ventriculi-Patienten mit alleiniger SPV und berichtete über 1 Rezidivgeschwür, wobei der postoperative Beobachtungszeitraum jedoch nicht angegeben wurde. Über die wohl größte Anzahl von Patienten, operiert mit SPV und PP, berichtete Holle u. Mitarb. [5] im Jahre 1976. In dem Zeitraum von 1964 bis 1976 wurden 188 Ulcus ventriculi-Patienten operiert, wobei Rezidivgeschwüre in 2,1% auftraten. Schlechte Ergebnisse nach dem Visick-Schema fanden sich lediglich in 6,7%.

Der Wert der SPV bei der Behandlung des Magengeschwürs kann jedoch noch nicht endgültig beurteilt werden. Die bisherigen Ergebnisse ermutigen jedoch zu weiteren Studien mit SPV. Selbstverständlich muß die Behandlung eines Magengeschwürs mit SPV mit einer Excision des Ulcus kombiniert werden, damit kein Magencarcinom übersehen wird.

Literatur

1. Aeberhard, P., Walter, M.: Results of a controlled randomized trial of proximal gastric vagotomy with and without pyloroplasty. Brit. J. Surg. *65,* 634–636 (1978)
2. Amdrup, E., Andersen, D., Hostrup, H.: The Aarhus county vagotomy trial. I. An interim report on primary results and incidence of sequele following parietal cell vagotomy and selective gastric vagotomy in 748 patients. World J. Surg. *2,* 85–90 (1978)
3. Amdrup, E., Jensen, H.-E.: Selective vagotomy of the parietal cell mass preserving innervation of the undrained antrum. A preliminary report of results in patients with duodenal ulcer. Gastroenterology *59,* 522–527 (1970)
4. Andersen, D., Hostrup, H., Amdrup, E.: The Aarhus county vagotomy trial. II. An interim report on reduction in acid secretion and ulcer recurrence rate following parietal cell vagotomy and selective gastric vagotomy. World J. Surg. *2,* 91–100 (1978)
5. Bauer, H., Brückner, W., Welsch, K.H., Holle, F.: Die nicht-resezierende Chirurgie des Gastro-Duodenalulkus. III. Klinische Resultate. Münch. med. Wschr. *118,* 785–792 (1976)
6. Burge, H., Morton Gill, A., MacLean, C., Stedeford, R.: Four-year to eight-year results of vagotomy and simple drainage for benign lesser curve gastric ulcer. Brit. Med. J. *3,* 376–378 (1970)
7. Cox, A.G.: Comparison of symptoms after vagotomy with gastrojejunostomy and partial gastrectomy. Brit. Med. J. *1,* 288–190 (1968)
8. Dragstedt, L.R., Owen, F.M. Jr.: Supra-diaphragmatic section of the vagus nerves in treatment of duodenal ulcer. Proc. Soc. Exp. Biol. Med. *53,* 152–154 (1943)
9. Duthie, H.L., Bransom, C.J.: Highly selective vagotomy with excision of the ulcer compared with gastrectomy for gastric ulcer in a randomized trial. Brit. J. Surg. *66,* 43–45 (1979)
10. Duthie, H.L., Kwong, N.K.: Vagotomy or gastrectomy for gastric ulcer. Brit. Med. J. *4,* 79–81 (1973)
11. Faxen, A., Kewenter, J., Stockbrügger, R.: Clinical results of parietal cell vagotomy and selective vagotomy with pyloroplasty in the treatment of duodenal ulcer. Two-year follow-up of a prospective randomized study. Scand. J. Gastroent. *13,* 741–745 (1978)

12. Frankson, C.: Selective abdominal vagotomy. Acta Chir. Scand. *96,* 409–412 (1948)
13. Goligher, J.C., Pulvertaft, C.N., de Dombal, F.T., Conyers, J.H., Duthie, H.L., Feather, D.B., Latchmore, A.J.C., Shoesmith, J.H., Smiddy, F.G., Willson-Pepper, J.: Five to eight-year results of Leeds/York controlled trial of elective surgery for duodenal ulcer. Brit. Med. J. *2,* 781–787 (1968)
14. Griffith, C.A., Harkins, H.N.: Partial gastric vagotomy: An experimental study. Gastroenterology *32,* 96–102 (1957)
15. Hedenstedt, S.: Experiences of selective proximal vagotomy – SPV – 400 cases of uncomplicated and complicated ulcers during 6 years. Chir. Gastroent. *9,* 205–213 (1975)
16. Holle, F., Hart, W.: Neue Wege der Chirurgie des Gastroduodenalulkus. Med. Klin. *62,* 441–450 (1967)
17. Howard, R.J., Murphy, W.R., Humphrey, E.W.: A prospective randomized study of the elective surgical treatment for duodenal ulcer: Two-to-ten-year follow-up study. Surgery *73,* 256–260 (1973)
18. Humphrey, C.S., Johnston, D., Walker, B.E., Pulvertaft, C.N., Goligher, J.C.: Incidence of dumping after truncal and selective vagotomy with pyloroplasty and highly selective vagotomy without drainage procedure. Brit. Med. J. *3,* 785–788 (1972)
19. Jackson, R.G.: Anatomic study of the vagus nerves with a technique of transabdominal selective gastric vagus resection. Ann. Surg. *37,* 333–352 (1948)
20. Johnston, D., Humphrey, C.S., Walker, B.E., Pulvertaft, C.N., Goligher, J.C.: Vagotomy without diarrhoea. Brit. Med. J. *3,* 788–790 (1972)
21. Johnston, D., Wilkinson, A.R.: Highly selective vagotomy without a drainage procedure in the treatment of duodenal ulcer. Brit. J. Surg. *57,* 289–296 (1970)
22. Kennedy, T., Connell, A.M., Love, A.H.G., MacRae, K.D., Spencer, E.F.A.: Selective or truncal vagotomy? Five-year results of a double blind, randomized, controlled trial. Brit. J. Surg. *60,* 944–948 (1973)
23. Kennedy, T., Johnston, G.W., MacRae, K.D., Spencer, E.F.A.: Proximal gastric vagotomy: Interim results of a randomized controlled trial. Brit. Med. J. *2,* 301–303 (1975)
24. Kraft, R.O., Fry, W.J., Wilhelm, K.G., Ranson, H.K.: Selective gastric vagotomy. A clinical reappraisal. Arch. Surg. *95,* 625–630 (1967)
25. Kronborg, O., Madsen, P.: A controlled, randomized trial of highly selective vagotomy versus selective vagotomy and pyloroplasty in the treatment of duodenal ulcer. Gut *16,* 268–271 (1975)
26. Kronborg, O., Malmström, J., Christiansen, P.M.: A comparison between the results of truncal and selective vagotomy in patients with duodenal ulcer. Scand. J. Gastroent. *5,* 519–524 (1970)
27. Largiadèr, F.: Proximal selective vagotomy without pyloroplasty. A randomized clinical study. Eur. surg. Res. *8,* 4–11 (1976)
28. Latarjet, M.A.: Resection des nerfs de l'estomach. Technique operative. Results cliniques. Bull Acad. Nat. Med. *87,* 681–691 (1922)
29. Liavag, I., Roland, M.: A seven-year follow-up of proximal gastric vagotomy. Clinical results. Scand. J. Gastroent. *14,* 49–56 (1979)
30. Madsen, P., Kronborg, O., Hansen, O.H., Pedersen, T.: Billroth I gastric resection versus truncal vagotomy and pyloroplasty in the treatment of gastric ulcer. Acta Chir. Scand. *146,* 151–153 (1976)
31. Postlethwait, R.W.: Five years follow-up results of operations for duodenal ulcer. Surg. Gynecol. Obstr. *137,* 387–392 (1973)

32. Sawyers, J.L., Herrington, J.L. Jr., Burney, P.D.: Proximal gastric vagotomy compared with vagotomy and antrectomy and selective gastric vagotomy and pyloroplasty. Ann. Surg. *186*, 510–517 (1977)
33. Wastell, C., Colin, J., Wilson, T., Walker, E., Gleeson, J., Zeegen, R.: Prospectively randomized trial of proximal gastric vagotomy either with or without pyloroplasty in treatment of uncomplicated duodenal ulcer. Brit. Med. J. *2*, 851–853 (1977)

Sachverzeichnis

Interdisziplinäre Gastroenterologie

Herausgeber:
J. R. Siewert, A. L. Blum

Ulcus-Therapie

Ulcus ventriculi und duodeni: Konservative und operative Therapie

Herausgeber: A. L. Blum, J. R. Siewert
Mit Beiträgen zahlreicher Fachwissenschaftler

1978. 104 Abbildungen, 62 Tabellen. XXV, 409 Seiten
DM 36,–
ISBN 3-540-08742-7

Die Therapie des Gastroduodenal-Ulcus hat sich in den letzten Jahren entscheidend geändert. Fast gleichzeitig sind neue Wege in der konservativen und operativen Behandlung beschritten worden. Die Ergebnisse sind noch widersprüchlich, alte scheinbar gesicherte Prinzipien jedoch schon in Frage gestellt. Eine neue Standortbestimmung ist somit notwendig geworden.
Dieser Aufgabe hat sich erstmals eine Gruppe von Gastroenterologen aus Klinik und Forschung gemeinsam gestellt. Die Fülle aktueller Informationen und ihre therapeutischen Konsequenzen sind in diesem Buch umfassend dargestellt. So ist ein modernes Konzept praktischer Ulcus-Therapie, dargeboten in einfacher und verständlicher Form, entstanden. Die Tatsache, daß der Therapieplan von Chirurgen und Internisten gemeinsam entworfen wurde, macht dieses Buch auch zu einer wertvollen Hilfe für die Allgemeinpraxis.

Postoperative Syndrome

Herausgeber: J. R. Siewert, A. L. Blum
Unter Mitarbeit zahlreicher Fachwissenschaftler

1980. 45 Abbildungen, 50 Tabellen. XXII, 385 Seiten
DM 46,–
ISBN 3-540-09137-8

Mit der wachsenden Bedeutung der organ- und funktionserhaltenden Chirurgie in der Gastroenterologie rücken auch die postoperativen Syndrome in den Mittelpunkt. Eine genaue Kenntnis dieser Syndrome ist unerläßlich für eine gezielte postoperative Betreuung durch Internisten und Chirurgen. Sie ist die Basis für die Planung chirurgischer Eingriffe wie auch für die Entwicklung neuer Operationsmethoden. In diesem Buch werden entsprechend ihrer praktischen Bedeutung sowohl solche Syndrome behandelt, die als unvermeidliche Folgen eines Eingriffes angesehen werden müssen, als auch solche, die bei richtiger Indikation und Technik vermieden werden können. Dabei liegt der Schwerpunkt vor allem auf den lange anhaltenden Störungen. Die praxisbezogene Darstellung der einzelnen Syndrome (Ursache, Diagnose und Therapie) macht dieses Buch zu einem unerläßlichen Vademecum für den klinischen Alltag.

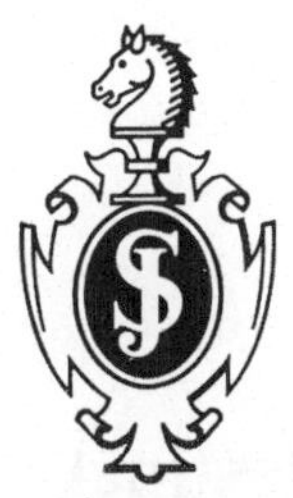

Springer-Verlag
Berlin
Heidelberg
New York